中国三七大全

三七质量分析与控制

胡旭佳　崔秀明　熊　吟等　编著

U0289562

科　学　出　版　社

北　京

内 容 简 介

三七来源于五加科植物三七 *Panax notoginseng* (Burk.) F. H. Chen 的干燥根和根茎，是我国的传统名贵中药，具有散瘀止血、消肿定痛的功效。三七质量优劣与其临床有效性及安全性息息相关，因此，如何对三七质量进行科学合理的控制，不仅是现代中药研究领域的热点，也是保证三七产业健康可持续发展的关键。本书从常用质量控制方法在三七质量研究中的应用出发，对三七药材、三七饮片、三七成药、三七花、三七茎叶等多个方面的质量标准和质量控制方法研究进行了系统的总结。

本书可为中西医药科研工作者、药品质量监督管理部门、药品加工生产企业及相关专业学生提供三七质量方面的参考。

图书在版编目（CIP）数据

三七质量分析与控制 / 胡旭佳等编著. —北京：科学出版社，2017.3
（中国三七大全）
 ISBN 978-7-03-052159-0

 I. ①三… Ⅱ. ①胡… Ⅲ. ①三七–质量分析②三七–质量控制
Ⅳ. ①R282.71

中国版本图书馆 CIP 数据核字（2017）第 053656 号

责任编辑：张 析　王立红 / 责任校对：何艳萍
责任印制：张　伟 / 封面设计：东方人华

科 学 出 版 社 出版
北京东黄城根北街 16 号
邮政编码：100717
http://www.sciencep.com

北京中石油彩色印刷有限责任公司 印刷
科学出版社发行　各地新华书店经销
*

2017 年 3 月第 一 版　开本：720×1000　B5
2018 年 11 月第三次印刷　印张：20 3/4
字数：395 000

定价：**98.00元**
（如有印装质量问题，我社负责调换）

"中国三七大全"丛书编委会名单

主 任 委 员　龙　江

副主任委员　蓝　峰　陈纪军　王峥涛　兰　磊　崔秀明

编　　　委　王承潇　冯光泉　何月秋　刘迪秋　曲　媛　陆　地

　　　　　　杨　野　杨晓艳　金　航　饶高雄　夏雪山　胡旭佳

　　　　　　张荣平　张金渝　徐天瑞　高明菊　董　丽　熊　吟

总　主　编　崔秀明　蓝　峰

各分册主编

《三七栽培学》主编　崔秀明　杨　野　董　丽

《三七植物保护学》主编　冯光泉　何月秋　刘迪秋

《三七资源与育种学》主编　金　航　张金渝

《三七植物化学》主编　陈纪军　曲　媛　杨晓艳

《三七药理学》主编　徐天瑞　夏雪山

《三七质量分析与控制》主编　胡旭佳　崔秀明　熊　吟

《三七临床研究》主编　张荣平　陆　地　陈纪军

《三七产品加工》主编　饶高雄　王承潇　高明菊

《三七质量分析与控制》编委会名单

主　编　胡旭佳　崔秀明　熊　吟

副主编　王承潇　曲　媛　朱　琳

编　者（按姓氏笔画排序）

卜淑涵　昆明理工大学

王承潇　昆明理工大学

曲　媛　昆明理工大学

朱　琳　文山学院

刘　英　昆明理工大学

李　琳　昆明理工大学

李昕睿　昆明理工大学

李绍平　澳门大学

杨　智　昆明理工大学

陈小双　昆明理工大学

陈丽娟　昆明理工大学

周　超　昆明理工大学

胡玉飘　昆明理工大学

胡旭佳　昆明理工大学

耿家玲　云南省食品药品检验所

黄裕怡　昆明理工大学

崔秀明　昆明理工大学

葛　进　昆明理工大学

熊　吟　昆明理工大学

序言一

三七是我国近几年发展最快的中药大品种，无论是在栽培技术、质量控制，还是在产品开发、临床应用等方面均取得了长足进步。三七是我国第一批通过国家GAP基地认证的品种之一。三七是我国被美国药典、欧洲药典和英国药典收载的为数不多的中药材品种，由昆明理工大学、澳门科技大学、中国中医科学院中药资源中心联合提交的《三七种子种苗》《三七药材》两个国际标准获得ISO立项；以血塞通（血栓通）为代表的三七产品已经成为销售上百亿元的中成药大品种；三七的临床应用已由传统的治疗跌打损伤扩展到心脑血管领域。以三七为原料或配方的中成药产品超过300种，生产厂家更是多达1000余家。通过近百年的努力，国内外科学家从三七中分离鉴定了120种左右的单体皂苷成分；三七栽培基本告别了传统的种植模式，正在向规范化、规模化、标准化和机械化方向转变；三七产品的开发已向新食品原料、日用品、保健食品等领域拓展。三七已经成为我国中药宝库中疗效确切、成分清楚、质量可控，规模化种植的大品种。

在"十三五"开局之年，喜闻昆明理工大学崔秀明研究员、昆明圣火药业（集团）有限公司蓝峰总裁邀请一批专家学者，耗时3年多，将国内外近20年三七各个领域的研究成果，整理、编写出版"中国三七大全"系列专著，这是三七研究史上的一件大事，也是三七产业发展中的一件喜事。"中国三七大全"的出版，不仅仅是总结前人的研究成果，展现三七在基础研究、开发应用等方面的风貌，更是为三七的进一步研究开发、科技成果的转化、市场拓展等提供了大量宝贵的资料和素材。"中国三七大全"必将为三七更大范围的推广应用、三七产业的创新和产业升级发挥重要的引领作用。

预祝三七产业目标早日实现，愿三七为全人类健康作出更大贡献。

是为序！

黄璐琦

中国工程院院士

中国中医科学院常务副院长

2016 年 10 月于北京

序言二

　　三七是五加科人参属植物，是我国名贵中药材，在我国中医药行业中有重要影响，是仅次于人参的中药材大品种，也是复方丹参滴丸、云南白药、血塞通、片仔癀等我国中成药大品种的主要原料。三七是我国第一批通过国家GAP认证的中药材品种之一。仅产于中国，其中云南、广西是三七主产地，云南占全国种植面积和产量的97%左右。三七及三七总皂苷广泛应用于预防和治疗心脑血管疾病。目前，我国使用三七作为产品原料的中药企业有1500余家，以三七为原料的中成药制剂有400多种，含有三七的中成药制剂批文3000多个，其中国家基本药物和中药保护品种目录中有10种，相关产品销售收入达500多亿元。

　　近10年来，国家和云南省持续对三七产业发展给予大力扶持，先后投入近亿元资金，支持三七科技创新和产业发展，制订了《地理标志产品　文山三七》国家标准，建立了云南省三七产业发展技术创新战略联盟和云南省三七标准化技术创新战略联盟；文山州在1997年就成立了三七管理局及三七研究院；建立了文山三七产业园区和三七国际交易市场；扶持发展了一批三七企业；中国科学院昆明植物研究所、云南农业大学、昆明理工大学、云南中医学院及国内外高校和科研单位从三七生产到不同环节对三七进行了研究，以科技创新带动了整个三七产业的快速发展。三七种植面积从 2010 年的不到 8.5 万亩发展到 2015 年的 79 万亩，产量从 450 万公斤增加到 4500 万公斤；三七主产地云南文山三七产值从 2010 年的 50 亿元增长到 2015 年的 149 亿元，成为我国发展最迅速的中药材品种。

　　云南省人民政府 2015 年提出通过 5~10 年的发展，要把三七产业打造成为 1000 亿产值的中药材大品种。正是在这样的背景下，昆明理工大学崔秀明研究员、昆明圣火药业（集团）有限公司蓝峰总裁邀请一批专家学者，将近 20 年三七各个领域的研究成果，整理、编写出版"中国三七大全"共 8 部专著，为三七产业的发展提供了依据。希望该系列专著的出版，能为实现三七产业发展目标，推动三七在更大范围的应用、促进三七产业升级发挥重要作用。

　　　　　　　　　　　　　　　　　　　　　　　　朱有勇

　　　　　　　　　　　　　　　　　　　　　　中国工程院院士

　　　　　　　　　　　　　　　　　　云南省科学技术协会主席

　　　　　　　　　　　　　　　　　　　2016 年 3 月于昆明

总前言

　　三七是我国中药材大品种，也是云南优势特色品种，在云药产业中具有举足轻重的地位。最近几年，在各级政府有关部门的大力支持下，三七产业取得了快速发展，成为国内外相关领域学者关注的研究品种，每年发表的论文近500篇。越来越多的患者认识到了三七独特的功效，使用三七的人群也越来越多。三七的社会需求量从20世纪90年代的120万公斤增加到目前的1000万公斤左右；三七的种植面积也发展到几十万亩的规模；从三七中提取三七总皂苷产品血塞通（血栓通）销售已经超过百亿元大关。三七取得的成效得到了国家、云南省政府的高度重视，云南省政府提出了要把三七产业打造成为1000亿元产业的发展目标。

　　2015年，我国科学家，中国中医科学院屠呦呦研究员获得诺贝尔生理学或医学奖；国务院批准了《中医药法》草案征求意见稿；中医药发展战略上升为国家发展战略。这一系列里程碑式的事件给我国中医药产业带来了历史上发展的春天。三七作为我国驰名中外的中药材大品种，无疑同样面临历史发展良机。

　　在这样的历史背景下，昆明理工大学与昆明圣火药业（集团）有限公司合作，利用云南省三七标准化技术创新战略联盟的平台，邀请一批国内著名的专家学者，通过近3

年的努力，编写了"中国三七大全"系列专著，由科学出版社出版，目的是整理总结近 20 年来三七在各个领域的研究成果，为三七的进一步研究开发提供科学资料和依据。

本丛书的编写是各位主编、副主编及编写人员共同努力的结果。黄璐琦院士、朱有勇院士在百忙中为"中国三七大全"审稿，写序；科学出版社编辑对本丛书的出版付出了辛勤的劳动；昆明圣火药业（集团）有限公司提供了出版经费；云南省三七资源可持续利用重点实验室、国家中药材产业技术体系昆明综合试验站提供了支持；云南省科技厅龙江厅长担任丛书编委会主任。对于大家的支持和帮助，我们在此表示衷心感谢！

本丛书由于涉及领域多，知识面广，不好做统一要求，编写风格由各主编把控，所收集的资料时间、范围均由各主编自行决定。所以，本丛书在完整性、系统性方面存在一些缺失，不足之处在所难免，敬请各位专家、同行及读者批评指正。

崔秀明　蓝　峰

2016 年 2 月

前 言

　　我国是患心脑血管疾病人数最多的国家，全国有接近 3 亿人患有心脑血管疾病，死亡率位居首位。预防和治疗心脑血管系统疾病是我国卫生事业的头等大事。三七的主要功效是预防和治疗心脑血管系统疾病。所以，近 10 年来，三七迅速发展成为我国中药材大品种，在我国中医药产业中有着越来越重要的地位。云南省"十三五"生物医药和大健康产业发展规划和行动计划提出要把三七打造成为全国最大的中药材品种，这并非是不可实现的目标，而且可能在 5 ~ 10 年就会成为现实。

　　三七质量是保障临床用药安全有效的基础，也是三七产业发展的关键所在。近年来，随着人民生活水平的提高，人们的健康意识也日益增强，三七的社会需求量也呈快速增长趋势。三七的质量控制和标准制订也成为人们普遍关注的焦点，科学技术的进步不仅带来了三七质量控制技术的提升，也使三七等中药材质量检测手段也越来越先进、越来越方便快捷。三七的质量控制、分析方法、标准制订等也成为国内外科学家对三七研究的重要内容。为了更好地总结三七在质量分析与控制方面的研究成果，我们组织云南省相关专家编写了《三七质量分析与控制》一书，旨在为从事三七研究、生产和消费的学者、企业家和消费者提供一定的帮助和使用便利。

本书的编写工作得到了昆明理工大学生命科学与技术学院、昆明圣火药业（集团）有限公司、云南省三七资源可持续利用重点实验室（筹）、国家中医药管理局三七资源可持续利用重点研究室（筹）、云南省三七标准化技术创新战略联盟等单位的大力支持和各编委的密切合作；得到了云南省科技厅生物医药重大科技专项、云南省科技厅中药现代化项目的支持；得到了中国中医科学院常务副院长黄璐琦院士、云南农业大学朱有勇院士、澳门科技大学校长刘良教授、上海中医药大学王峥涛教授等一批专家的指导，在此一并表示感谢。由于编者水平有限，书中不足之处在所难免，敬请广大专家及读者批评指正。

《三七质量分析与控制》编委会

2016 年 9 月 30 日于昆明理工大学

目 录

第1章

概　　述

1.1　建立质量控制及标准体系对三七产业发展的作用

1.1.1　质量控制和标准制订是三七生产的基础

三七 [*Panax notoginseng*（Burk.）F. H. Chen] 为五加科人参属多年生草本植物，以根及根茎入药，在我国中医药行业中有重要地位，同人参一样是我国的中药材大品种，也是复方丹参滴丸、云南白药、血塞通、片仔癀等我国著名中成药大品种的主要原料。三七的主要功效是预防和治疗心脑血管系统疾病。

三七质量直接关系到临床用药的安全有效，不仅是医生和消费者关心的重点，也是三七产业得以健康可持续发展的基础与关键。三七本身所含化学成分较多，包括皂苷、黄酮、多糖、三七素等多种成分。三七化学成分的复杂性决定了它多靶点、整合调节的优势和特色，却也因此给三七的质量控制带来了挑战。随着科学技术的发展，国内外科学工作者近年来在三七质量控制方法方面做出了大量的工作，取得了一系列成果，将三七的质量控制由简单地根据药材大小及外观特征提升到了以有效成分、有害成分控制相结合的层次。

国家高度重视生物医药大健康产业的发展，已经将中医药发展上升到国家发展战略层面。2016 年，国务院常务会通过了《中医药法》草案；中国中医科学院中药研究所的屠呦呦研究员获得我国第一个自然科学诺贝尔奖；国家中医药管理局发布了《中医药发展"十三五"规划》，我国的中医药迎来了历史上最好的发展时期。同年，云南省委省政府出台了《中共云南省委、云南省人民政府关于着力推进重点产业发展的若干意见》，将生物医药大健康产业作为云南第一大重点发展的产业；云南省科技厅牵头制订了《云南省生物医药和大健康产业"十三五"规划》，制订了《云南省生物医药和大健康产业发展"十三五"行动计划》；提出了"打造一个中心，建设四大基地，实施七项工程"的发展思路；制订了到2020年，主营业务收入达到3800亿元，年均增长15%以上的发展目标。其中，三七产业要达到1000亿元的规模。

三七产业在云南生物医药产业中占有重要地位，三七已经成为我国最重要的中药材大品种。但目前存在质量不稳定，种植过快发展，产量供大于求，市场价值偏低，深度开发不够，产业结构不合理，标准化程度低等问题。2015年，云南省三七主产地文山州的三七产业总产值已达到149亿元；全国三七种植面积达到了79万亩，产量为4500万公斤，严重的供过于求使市场价格大幅度下滑，低价又进一步导致产品质量控制难度加大。

我国现阶段以三七为主要药用组成的中成药品种达400余种，三七片、复方丹参片、血塞通滴丸、血塞通软胶囊、云南白药、沈阳红药、片仔癀、三七血伤宁胶囊、三七总皂苷肠溶微丸、三七分散片等，如血栓通粉针、血塞通粉针已经成为超过100亿的心脑血管用药。

因此，建立系统、完善的三七种植、产地加工、中成药制剂的质量技术标准及评价体系，不仅是目前三七产业发展中急需解决的关键技术问题，也是扩大三七市场份额，提高三七知名度，确保三七产品质量，增加三七经济效益，调整三七产业结构，实现三七产业标准化、国际化和可持续的有效手段。

1.1.2 质量控制和标准制订是实现三七产业可持续发展的保障

中药材质量受到产地环境、栽培品种、栽培技术、加工方法、药用部位等因素的影响。近5年三七种植发展迅速，种植面积过快增长及种植区域的扩大，导致药材产品质量参差不齐，种植及产地加工不规范的现象突出。

三七是我国中药材大品种，云南是三七的主产地，产量占到全国三七总产量的97%。目前，云南除文山州外，红河、玉溪、昆明、曲靖、大理等州市有三七种植，广西、贵州、四川、广东等省区已有种植。现阶段，国内外对三七的社会需求量在 1200 万公斤左右，其中国内需求 1000 万公斤，出口 200 万公斤以上。由于相关标准的缺失和滞后，三七市场拓展缓慢，在国内外的影响力还不高，国际化程度低。因此，研究和制订相关标准，实施标准化发展战略，对打造云南三七品牌、促进三七的国际化发展、提高三七市场占有率至关重要。

云南是三七种植大省，但对三七原料的利用率还不到 30%，现阶段产业结构依然是种植业占大头，深加工占小头。三七主产区文山州 2015 年三七产值 149 亿元，其中农业产值 120 亿元，加工产值 29 亿元。三七资源优势还没有转化为经济优势，经过多年的发展，云南三七产业依然没有摆脱资源大省的地位，距离三七产业强身还有一定差距。

1.1.3　质量控制和标准制订是打造三七品牌、促进三七的国际化发展、提高三七市场占有率的需要

随着经济全球化的加快和技术创新的深刻变化，国际竞争已逐渐转化为标准的竞争。特别是在高新技术产业，谁掌握了标准的话语权，谁就掌握了市场的主动权。"得标准者得天下"已逐渐成为一种共识。标准竞争作为一种新的竞争方式，在各产业领域依次兴起，并日益成为首要的和基本的竞争形式。标准具有技术支撑和引领发展的双重作用，标准是质量的基础，制订和实施标准的过程，是解决产业技术领域标准缺失、滞后，提升管理水平，提高产品市场竞争力的过程。

三七不仅是我国的名贵品种，也是我国种植面积最大，疗效确切、成分清楚、使用广泛的中药材大品种。是我国近几年中医药产业中发展最快的品种之一，2011 年，三七及其相关产品全国销售收入已经超过 300 亿元，血塞通系列销售收入超过 100 亿元，成为我国最大的中成药品种。三七产业近几年发展迅速，现阶段三七种植面积已达 30 万亩，种植业销售收入超过 100 亿元。三七药材出口到日本、韩国、泰国、马来西亚、新加坡、英国、美国等国家，是我国出口最大的中药材品种之一，每年出口量达到 100 万公斤以上，因此，相关质量标准的制订，不仅是我国发展三七产业、提升三七种植的标准化和规范化的迫切要求，也是促进三七走向国际化的必然选择，对提高三七市场占有率均具有重要意义。

1.1.4　质量控制和标准制订是促进三七产业结构升级、提升三七产业核心竞争力的需要

通过一批国内外标准的制订和实施，特别是深加工产品标准的提升，一方面，引导三七产业向深加工领域发展，拓展三七的应用领域；另一方面，通过推行标准准入制度，淘汰落后的生产方式，促进三七产业升级，提高三七的核心竞争力。

综上所述，根据三七产业发展要求，运用现代科学技术，尤其是现代分析仪器和分析技术，建立三七从种质要求、种植规范、药材分级、饮片生产规范及相关标准、重要大宗产品的质量标准研究的质量控制和系列标准体系，在确保种植、产地加工规范、可控、可追溯，且明确中药有效成分和药理活性的基础上，进一步从专属性鉴别方法的建立、有毒有害物质的限量检查、与药效和毒性相关的多指标和多组分检测、有效成分的含量限定、指纹图谱整体控制等方面，研究建立三七药材、饮片与制剂的综合质量评价方法、控制技术和国际、国内三七产业全产业链系列质量标准，对三七产业实施标准化发展战略。

1.2　国内外中药材质量控制和标准发展现状及趋势

1.2.1　我国中医药标准发展及政策环境

中医药标准化根基于中医药学术的进步，而中医药学科发展也离不开中医药标准化。我国中医药标准化的探索之路，始于20世纪70年代末，发展于90年代后。在党中央、国务院的大力支持下，中医药标准化已成为中医药事业发展的重要组成部分，对引领和支撑中医药事业发展、促进中医药全球化具有重要意义。

1. 标准化促进中医药学科发展

标准是建立在科学、技术和经验的成果基础上的，是衡量学科成熟度的重要标志，是体现学术发展和技术水平的重要指标，也是推动学术进步和国际交流的有效方式。中医药标准化根基于中医药学术的进步，而中医药学科发展也离不开中医药标准化，两者相辅相成。中医药标准的制修订，将科学技术的成

果和从实践中积累的先进经验，加以总结和提炼，汇集了行业专家的经验，展示了最新的学术进展；同时，中医药标准的研究制订、实施、修订、再实施、再修订的过程中，新的成果和经验不断被吸收、保存下来，将会推动中医药学科的继承创新、学术的进步。

2. 标准化进一步推动中医药现代化

标准是科研得以转化为应用的有效途径，而科研成果则是标准形成的基础。科研成果一旦纳入相应标准，就能迅速得到推广和应用。科学研究有助于提高标准的技术含量，而标准化又使新技术和新科研成果得到推广应用，有效促进了科研成果转化成生产力。标准为科研成就了出路。作为中药资源大国，我国的中药规范化、标准化管理亦是重中之重。《中华人民共和国药典》（简称《中国药典》）是我国药品标准化工作的代表，作为保证药品质量的法典，具有法律效力。自卫生部发行第一部《中国药典》（1953年版），经过60年的发展，到现行的《中国药典》（2015年版），整体上基本达到或接近国际先进水平。在此过程中，中药的现代化、标准化和法制化都有了重大进步，为我国合理用药和中药科研产业发展提供了标准指引。

3. 标准化推动中医药全球化

随着中医药国际化的深入，2009年，国际标准化组织（ISO）成立了中医药技术委员会（暂定名），正式开展ISO中医药国际标准的研制。该技术委员会编号249，缩写为ISO/TC249。ISO/TC249共有原药材、中成药、针灸、中医医疗设备和中医信息5个国际工作组，以及1个与ISO/TC215的联合工作组；到2015年6月30日止，国际上已经有中国、日本、韩国、美国、德国等成员国向ISO/TC249提交了60个提案，中方项目共40余项，批准出版3项，其余30余个提案还分别处于预阶段、提案阶段、准备阶段和委员会阶段。目前，我国向ISO/TC249提交的提案占到了全部提案的2/3。2014年上半年，由我国专家主导制订的ISO中医药国际标准《一次性使用无菌针灸针》和《中医药——人参种子种苗——第一部分：亚洲人参》顺利出版，成为ISO率先出版的中医药国际标准。

随着中药产品走向国际的步伐越来越快，国际社会对建立中药国际规范的需求日益强烈。中国药典委员会启动了与各国药典制订机构的合作，尝试建立国际通用的传统中草药药典标准。我国药典分别与美国药典、欧洲药典签订了一系列协议。国际药典标准互认为中药产业国际化提供了良好的基础。

4. 标准化进一步提高中医药服务能力

中医药标准对中医临床实践、中药产品、中医诊疗设备产品从技术研发、原材料采购、生产加工，到产品销售、售后服务及行业内部管理的各个环节进行规范，从而保证产品质量可控。标准是规范行业管理的有效手段，中医药标准可以作为相关法律法规的完善和补充，成为政府推进依法行政、履行管理职能、加强市场监管、强化行业管理、提供优质高效的公共服务的依据。通过规范中医医疗行为，保证中医临床疗效；通过规范中医药教育活动、科研设计及研究过程，提高中医药教育及科研的质量和水平。

标准化使中医药的管理更加科学、公开、公正、透明，进一步提高政府公信力，为中医药事业提供良好的发展环境。中医药已制订的国家标准、行业标准、地方标准、医院/企业标准等，均为中医药行业的规范化发展打下了坚实的基础，同时也切实服务于我国的社会民众。此外，中药材质量的标准、针灸及其他中医药医疗设备的规格和安全性标准，以及规范中医药名词术语的标准等，这些现行的、在研的及修订的中医药标准，为促进中医药学科发展、提高中医药服务民生打下了坚实的基础。

5. 标准化推动科研创新与政府管理高效统一

中医药标准化工作，作为科研创新和政府管理高效配合、高度统一的过程，其发展受到了来自科研和政府部门的关注。标准化工作既需要科研创新成果的积累，也需要政府管理部门的组织协调和战略指引。中医药标准化已然成了中医药发展战略的具体要求之一，是我国标准战略的重要组成部分。国家发展和改革委员会牵头制订的《中华人民共和国国民经济和社会发展第十一个五年规划纲要》将"推进中医药标准化、规范化"纳入新时期的重点任务。科技部在《中医药创新发展规划纲要（2006—2020年）》将中医药标准化作为优先领域，并在"十一五"国家科技支撑计划设立中医药标准化研究专项。国家标准化管理委员会将中医药作为国际突破的重点领域给予支持，《全国服务标准2005年—2008年发展规划》将43项中医药标准列入国家标准计划，《全国服务业标准2009年—2013年发展规划》将74项中医药标准列入国家标准计划。此外，国家中医药管理局发布《中医药标准化中长期发展规划纲要

（2011—2020年）》，作为"十二五"及今后一个时期指导中医药标准化工作的基本依据。2009年，国家中医药管理局成立中医药标准化工作办公室，专门负责中医药标准化相关工作的组织与实施。近期，中医药标准化办公室在国家标准化管理委员会和国家中医药管理局的指导下，开展了中医药国家标准和行业标准制订、修订程序的规范化研究，此项工作将为中医药国家标准和行业标准的制订提供规范化、清晰化的工作程序。2010年，为落实《国家标准化"十一五"发展规划》，进一步推进国家标准化战略实施，国家标准化管理委员会批准建立了5个全国中医药专业标准化技术委员会［全国中医标准化技术委员会、全国中药标准化技术委员会、全国针灸标准化技术委员会、全国中西医结合标准化技术委员会和全国中药材种子（种苗）标准化技术委员会］，为中医药标准的制修订提供技术保障。

1.2.2 三七标准研究制订的基本情况

1. 三七标准体系基本情况

到目前为止，三七现有各类相关标准33项及云南省三七系列地方标准14项。

国外标准5项，分别是欧洲药典三七标准1项，英国药典三七标准1项，美国药典三七药材、粉末、提取物3项标准。

国家标准15项，分别是中国药典收载三七药材标准1项、提取物标准2项（三七总皂苷、三七三醇皂苷）、以三七为原料的制剂标准11项（血塞通、血栓通粉针剂等）、推荐性国家标准1项（GB19086—2008《地理标志产品 文山三七》）（表1.1）。

地方中药材标准12项，分别是香港中药材标准1项（三七）、云南中药材标准6项（三七根、三七须根、冻干三七、新鲜三七、三七花、三七茎叶）、广西中药材标准2项（三七叶、三七花）、四川中药材标准1项（三七花）、贵州中药材标准1项（三七花）、上海中药材标准1项（三七叶）。

云南省三七系列地方标准14项，包括三七质量标准等8项强制性地方标准，以及三七育苗技术规范等6项技术规范。

云南省地方饮片标准共收载有三七粉、超微三七粉、熟三七粉、三七须根4项饮片标准（表1.2）。

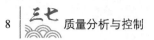

表 1.1   三七现有各类相关标准

相关标准33项	国外标准5项	欧洲药典1项	*Notoginseng* root
		英国药典1项	*Notoginseng* root
		美国药典3项	*Panax notoginseng* Root and Rhizome
			Panax notoginseng Root and Rhizome Dry Extract
			Panax notoginseng Root and Rhizome Powder
	国家标准15项	中国药典14项	三七
			三七总皂苷
			三七三醇皂苷
			血塞通
			血栓通粉针剂
			血塞通粉针剂
			血塞通片
			三七片
			三七伤药片
			三七伤药胶囊
			三七伤药颗粒
			三七血伤宁胶囊
			三七通舒胶囊
			羊藿三七胶囊
		推荐性国家标准1项	地理标志产品 文山三七 GB/T19086—2008
	地方中药材标准9项	香港中药材标准1项	三七
		云南中药材标准3项	三七
			三七须根
			冻干三七
		广西中药材标准2项	三七叶
			三七花
		四川中药材标准1项	三七花
		贵州中药材标准1项	三七花
		上海中药材标准1项	三七叶
	地方饮片标准4项	云南省中药饮片标准4项	三七粉
			超微三七粉
			熟三七粉
			三七须根

表 1.2   云南省技术监督局 2000 年颁布的云南省三七系列地方标准情况

序号	标准名称	标准代号	实施年限
1	三七质量标准	DB53055.1—1999	2000年

序号	标准名称	标准代号	实施年限
2	三七种子质量标准	DB53055.2—1999	2000年
3	三七种苗质量标准	DB53055.3—1999	2000年
4	三七花质量标准	DB53055.4—1999	2000年
5	三七茎叶质量标准	DB53055.5—1999	2000年
6	三七切片质量标准	DB53055.6—1999	2000年
7	生三七粉质量标准	DB53055.7—1999	2000年
8	三七农药使用准则	DB53055.8—1999	2000年
9	三七育苗技术规范	DB53/T 055.9—1999	2000年
10	三七栽培技术规范	DB53/T 055.10—1999	2000年
11	三七病虫草鼠害综合防治技术规范	DB53/T 055.11—1999	2000年
12	三七初制品加工规程	DB53/T 055.12—1999	2000年
13	三七茎叶加工规程	DB53/T 055.13—1999	2000年
14	三七花加工规程	DB53/T 055.14—1999	2000年

2. 三七标准与人参标准研究制订差距

在标准制订方面，人参、三七、西洋参为人参属三大药材品种。人参的标准化研究不但开展得早，而且制订得较为完善。截至目前，人参有国际、国家、行业及地方标准155项，其中国际标准10项、国外标准9项、国家标准18项、行业标准14项、地方标准73项、企业联盟标准31项；企业标准1000多项；正在制订国家标准有《人参及制品中农药残留限量标准及检测方法第一部分：有机氯农药》等2项；正在制订的农业行业标准有《人参及制品中农药残留限量标准》等20项；现行有效的强制性地方标准有《人参中六六六、滴滴涕、五氯硝基苯最高残留限量和测定方法》（DB12183—2003）。2015年3月，由中国中医科学院中药研究所、中国农业科学院特产研究所牵头组织提交的国际标准提案《人参种子种苗》(Ginseng seeds and seedlings)获得国际标准批准，成为我国第一个中药材国际标准。韩国则研究制订了《亚洲人参产品》国际标准，《红参加工规程》已经取得国际标准组织 ISO 国际立项。

这些标准内容涉及人参的种子种苗质量、种植方法、产品质量安全规定、检测方法和加工产品质量要求等方面。标准制订的大体情况是国家标准的标龄较短，平均不超过5年；行业标准的标龄较长，平均接近10年；地方标准的标龄平均接近8年。这些标准在保证人参原料质量、丰富加工产品类型、创建人参民族品牌等方面提供了基础性支撑，为引领、带动和规范我国人参产业的发展发挥了重要作用。

在标准化基地建设方面,我国人参产业十分重视人参标准化实施推广,全国已建设国家级农业标准化示范区 4 个,包括国家级吉林长白山绿色人参标准化种植示范区、国家级无公害人参栽培农业标准化示范区、国家级人参深加工农业标准化示范区、国家级人参农业标准化示范区。吉林省已在 15 个人参重点县建设了 20 个省级人参标准化生产示范基地,全面推行标准化栽培技术规程。

在标准化组织方面,全国先后成立了与人参相关全国标准化技术委员会,全国参茸产品标准化技术委员会 (TC403,秘书处挂靠单位为国家参茸产品质量监督检验中心);开展相关的技术研究机构很多。包括中国标准化研究院、食品与农业标准化研究所,专注于人参的感官质量评价和标准样品样照等研究,如质量分等分级及其样照等研究与制备,不涉及其功能成分的分析和检测,如人参质量鉴定、野山参的鉴定等。2014 年成立了人参国际标准科技联盟。与人参产业标准化工作相比,三七产业无论在标准管理机构、研究机构、标准数量、标准化示范基地建设、标准化组织等方面均存在巨大差距。

1.3 三七药材传统质量规格等级

中药在商品流通过程中,自古以来就形成了"看货评级,分档议价"的经验评鉴方法,商品规格等级也是区分其质量优劣的传统标准,是当今中药质量评控体系的重要组成部分。中药材商品规格等级是在商品交易过程中逐步形成的,其形成是人们追求优质商品的结果,其变化过程反映了人们对优质药材认识的变化过程。所谓规格,指某一中药材流通过程中形成,用于区分不同交易品类的标准,一个交易品类称为一个规格;所谓等级,指在一个规格下,用于区分质量优劣的交易品种的标准,一个交易品种成为一个等级(杨光等,2014)。三七为我国药材市场上的传统大宗名贵药材,需求量大,市场流通过程中也形成了一套独特的规格等级标准。三七等级是按每 500 克中完整三七的个数来划分,一头算一个,每500 克三七的个数越少,单个三七质量越大,三七等级也就越高。

1.3.1 药材性状

三七商品呈类圆形,长 1~6 cm,直径 1~4 cm。表面灰褐色或灰黄色,有断续的纵皱纹及支根痕。顶端有茎痕,周围有瘤状突起。体重、质坚,断面灰绿色、或灰白色，木质部呈放射状排列。味苦、微甜。

筋条三七呈圆柱形，长 2～6 cm，上端直径约 0.8 cm，下端直径约 0.3 cm。

剪口三七呈不规则的皱缩状及条状，表面有数个明显的茎痕及环纹，断面中心灰白色，边缘灰色。

加工出的"春七"商品，体重、饱满、坚实，质量最佳；而"冬七"，体轻、松泡，质量稍次。此外，由于生产上的多种原因，造成主根上细下粗，悬殊大，商品习称"疙瘩七"；主根上下粗细均匀，称"萝卜七"。两者质量稍差。

1.3.2　规格标准的变迁

三七是名贵药材，传统上三七就有分等销售和使用的习惯。什么时候实行分等标准已无从考证，最早有据可查的是 1984 年由国家医药管理局和卫生部联合颁布的《76 种药材商品规格标准》，其中，将三七分为春三七及冬三七两个规格，每类根据部位、大小、重量等特征各分为 13 个等级（王淑琴等，1993）（图 1.1）。

春三七（干货）的分等如下：

一等（20 头）。呈圆锥形或圆柱形。表面灰黄色或黄褐色。质坚实，体重。断面灰褐色或灰绿色。味苦、微甜。每 500 g 20 头以内。长不超过 6 cm。无杂质、虫蛀、霉变。

二等（30 头）。呈圆锥形或圆柱形。表面灰黄色或黄褐色。质坚实，体重。断面灰褐色或灰绿色。味苦、微甜。每 500 g 30 头以内。长不超过 6 cm。无杂质、虫蛀、霉变。

三等（40 头）。干货呈圆锥形或圆柱形。表面灰黄色或黄褐色。质坚实，体重。断面灰褐色或灰绿色。味苦、微甜。每 500 g 40 头以内。长不超过 5 cm。无杂质、虫蛀、霉变。

四等（60 头）。呈圆锥形或圆柱形。表面灰黄色或黄褐色。质坚实，体重。断面灰褐色或灰绿色。味苦、微甜。每 500 g 60 头以内。长不超过 4 cm。无杂质、虫蛀、霉变。

五等（80 头）。呈圆锥形或圆柱形。表面灰黄色或黄褐色。质坚实，体重。断面灰褐色或灰绿色。味苦、微甜。每 500 g 80 头以内。长不超过 3 cm。无杂质、虫蛀、霉变。

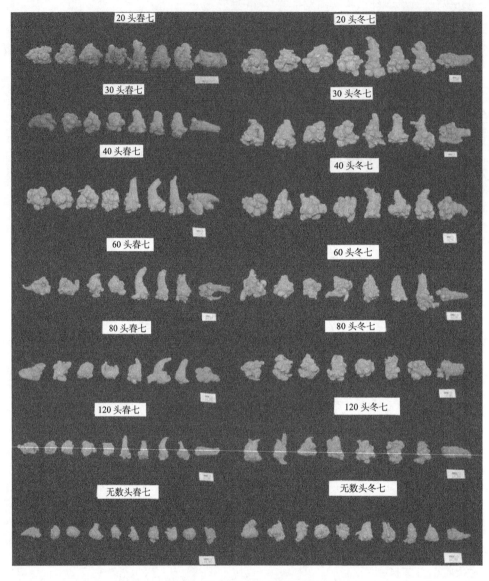

20 头春七　20 头冬七
30 头春七　30 头冬七
40 头春七　40 头冬七
60 头春七　60 头冬七
80 头春七　80 头冬七
120 头春七　120 头冬七
无数头春七　无数头冬七

图 1.1　商品三七分等规格

六等（120 头）。呈圆锥形或圆柱形。表面灰黄色或黄褐色。质坚实，体重。断面灰褐色或灰绿色。味苦、微甜。每 500 g 120 头以内。长不超过 3 cm。无杂质、虫蛀、霉变。

七等（160 头）。呈圆锥形或圆柱形。表面灰黄色或黄褐色。质坚实，体重。断面灰褐色或灰绿色。味苦、微甜。每 500 g 160 头以内。长不超过 2 cm。无杂质、虫蛀、霉变。

八等（200头）。呈圆锥形或圆柱形。表面灰黄色或黄褐色。质坚实，体重。断面灰褐色或灰绿色。味苦、微甜。长不超过 2 cm。每 500 g 200 头以内。无杂质、虫蛀、霉变。

九等（大二外）。呈圆锥形或圆柱形。表面灰黄色或黄褐色。质坚实，体重。断面灰褐色或灰绿色。味苦、微甜。长不超过 1.5 cm。每 500 g 250 头以内。无杂质、虫蛀、霉变。

十等（小二外）。呈圆锥形或圆柱形。表面灰黄色或黄褐色。质坚实，体重。断面灰褐色或灰绿色。味苦、微甜。长不超过 1.5 cm。每 500 g 300 头以内。无杂质、虫蛀、霉变。

十一等（无数头）。呈圆锥形或圆柱形。表面灰黄色或黄褐色。质坚实，体重。断面灰褐色或灰绿色。味苦、微甜。长不超过 1.5 cm。每 500 g 450 头以内。无杂质、虫蛀、霉变。

十二等（筋条）。呈圆锥形或类圆柱形。系从主根上剪下的支根，表面灰黄色或黄褐色。质坚实，体重。断面灰褐色或灰绿色。味苦、微甜。不分春七、冬七，每 500 g 450～600 根以内。支根上端直径不低于 0.8 cm，下端直径不低于 0.5 cm。无杂质、虫蛀、霉变。

十三等（剪口）。不分春、冬七。为三七地下茎干燥品。无杂质、虫蛀、霉变。

冬三七各等头数与春三七相同，但冬三七的表面灰黄色。有皱纹或拉槽，外形不饱满，体稍轻。断面灰褐色或灰绿色。无杂质、虫蛀、霉变。

这一标准实行了多年，三七市场交易和出口基本按照这一标准实行。但这一标准将三七筋条和剪口作为最末等级，从有效成分含量等内在品质来衡量，显然是不科学的。

1995 年，云南省药材公司在《76 种药材商品规格标准》（三七）的基础上，制订了三七云南地方标准，分级基本参照上述标准执行。

1999 年，云南省文山州三七研究所制订了《云南三七综合标准》（崔秀明等，2000），并于 2000 年发布实施。其中包括《三七质量标准》（表 1.3）DB53055.1—1999、《三七花质量标准》DB53055.4—1999、《三七茎叶质量标准》DB53055.5—1999、《三七切片质量标准》DB53055.6—1999、《三七粉质量标准》DB53057.1—1999 等系列标准。

表 1.3 《三七质量标准》分级表

等级	部位	头数/500 g	长度（cm）
一等	主根	≤20	≤6
二等	主根	≤30	≤6
三等	主根	≤40	≤5
四等	主根	≤60	≤4
五等	主根	≤80	≤3
六等	主根	≤120	≤2.5
七等	主根	≤160	≤2
八等	主根	≤200	—
九等	主根	≤250	≤1.5
十等	主根	≤300	≤1.5
十一等	主根	≤450	≤1.5
十二等	筋条	450~600	上端≥0.8，下端≥0.5
十三等	剪口	—	—

2002 年，《地理标志产品 文山三七》标准发布实施，该标准将三七分为 13 个等级，但包括三七花、三七须根等。

该规格等级标准制订年代较久远，由于多年以来三七产地、种植、加工、流通等环节均发生了变化，尤其是农药化肥的使用和水土大气条件的改变，对三七规格等级产生了很大的影响，此标准已不能较好体现三七在当前市场流通中的实际状况及特征。例如，十三等的划分中 160 头至小二外在现今市场已较为少见；加上对三七药效及活性成分的研究，发现剪口（根茎）中的皂苷类成分含量高于主根中含量，在 2010 年版及 2015 年版《中国药典》中，三七的法定药用部位将根茎纳入。结合三七皂苷类成分和卫生指标，国家标准《地理标志产品 文山三七》（GB/T 19086—2008）（崔秀明等，2008）进一步将三七品种及规格分为"10头、20 头、30 头、40 头、60 头、80 头、无数头、剪口、筋条、毛根、三七花、茎叶、三七粉、三七切片"14 类。该标准简化了三七药用部位的分级，将剪口、筋条、三七花等独立划分，现在市场上基本是按照这一标准执行。

杨光等（2014）调查了三七在流通中的商品规格等级问题，认为可以将三七分等适当简化为 20 头、40 头、60 头、80 头、120 头、200 头、无数头（每500 g 400 个三七主根）、等外（每 500 g 400 个以上三七主根）。刘大会等（2016）修订了三七药材商品规格等级标准。该研究将三七药材按照不同部位和采收时间划分为主根（春七和冬七）、筋条和剪口共 4 个规格，春七和冬七又按个头大小简化为 20 头、30 头、40 头、60 头、80 头、120 头、无数头和等外 8 个等级。杨光和刘大会都没有了解到无数头、等外三七基本是一年生三七（俗称仔秧）

或者二年生三七（俗称姑娘七），其皂苷含量很低，基本上都达不到药典的质量要求，属于不合格品，不应该作为等级划分依据。

崔秀明等（2015）制订的团体标准《文山三七道地药材》依然采用了《地理标志产品　文山三七》（GB/T 19086—2008）的分级标准。之后，崔秀明课题组在制订三七药材 ISO 国际标准时，考虑到出口需要，将三七等级评定标准进一步简化，而且将三七主根与根茎分开，主根以根重、根长及头数作为划分依据，将三七主根合格品分为 20 头、30 头、40 头、60 头、80 头、120 头、200头共 7 个等级，小于 200 头的作为不合格品处理。筋条由于出口不多，没有纳入等级分类（表1.4）。

表 1.4　三七分级标准（崔秀明等，2015）

等级	根重(g)	根长(cm)	根数/500g
一等	≥25.0	≤6.5	≤20
二等	≥17.0	≤6.0	≤30
三等	≥12.5	≤5.5	≤40
四等	≥8.5	≤4.5	≤60
五等	≥6.5	≤3.5	≤80
六等	≥4.5	≤3.0	≤120
七等	≥2.5	≤2.5	≤200
不合格	<2.5	>2.5	>200

参 考 文 献

崔秀明，黄璐琦，刘大会，等．2015.道地药材 |（ZGZYXH/T 11-36—2015）.北京：中国中医药出版社．

崔秀明，雷绍武，王朝梁，等．2008.地理标志产品　文山三七（GB/T 19086—2008）.北京：中国标准出版社．

崔秀明，王朝梁，袁文成，等．2000.三七综合标准.云南省质量监督检验局．

国家药典委员会.2010.中华人民共和国药典.一部 [S].北京：中国医药科技出版社．

国家药典委员会.2015.中华人民共和国药典.一部 [S].北京：中国医药科技出版社．

刘大会，徐娜，郭兰萍，等．2016.三七药材质量特征和商品规格等级标准研究.中国中药杂志，41(5): 776-785.

王淑琴，于洪军，官廷荆．1993.中国三七.昆明：云南民族出版社．

杨光，曾燕，郭兰萍，等．2014.中药材商品规格等级标准研究现状及几个关键问题的商榷.中国中药杂志，39(9): 1733-1738.

第2章

一般质量控制方法

2.1　概　　述

　　三七的一般质量控制方法包括水分、灰分、浸出物、重金属、农药残留，黄曲霉毒素等，一般质量控制方法基本上能准确评价三七的品质优劣，是三七质量控制的重要组成部分，本章分别进行论述。

2.2　水分测定法

　　取三七粉末约 2 g，精密称定，平铺于干燥至恒重的扁形称量瓶中，厚度不超过 5 mm；疏松供试品不超过 10 mm，打开瓶盖在 105 ℃干燥 5 h，将瓶盖盖好，移至干燥器中冷却干燥 30 min，精密称定质量，再在上述温度干燥 1 h，冷却，称量，至连续 2 次称量的差异不超过 5 mg 为止。根据减失的质量，计算供试品中含水量（%）。不得超过 14.0%。部分三七样品水分含量见表 2.1、图 2.1。

表 2.1　三七水分测定结果

编号	根部水分（%）	根茎部水分（%）	编号	根部水分（%）	根茎部水分（%）
1	12.32	10.2	7	10.07	10.47
2	11.77	10.94	8	9.81	9.73
3	12.91	10.01	9	12.01	8.36
4	10.35	10.18	10	9.65	9.53
5	9.97	11.06	11	10.51	12.14
6	11.45	9.92	12	10.22	8.61

续表

编号	根部水分（%）	根茎部水分（%）	编号	根部水分（%）	根茎部水分（%）
13	12.91	11.09	17	10.14	9.33
14	10.24	10.25	18	11.93	10.07
15	11.28	10.12	19	10.31	11.35
16	12.09	13.05	20	12.01	10.28

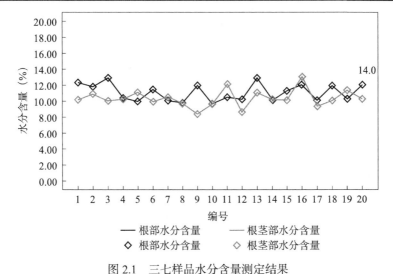

图 2.1　三七样品水分含量测定结果

2.3　灰分测定法

灰分测定分为总灰分测定和酸不溶性灰分测定。

2.3.1　总灰分测定

取三七粉末过二号筛，混合均匀后，取供试品约 3 g 置炽灼至恒重的坩埚中，称定质量（准确至 0.01 g），缓缓炽热，注意避免燃烧，至完全碳化时，置马弗炉内逐渐升高温度至 600 ℃，使完全灰化并至恒重。根据残渣质量，计算供试品中总灰分的含量（％），不得超过 6.0%。部分三七样品总灰分含量见表 2.2、图 2.2。

表 2.2　三七总灰分测定结果

编号	根部总灰分(%)	根茎部总灰分(%)	编号	根部总灰分(%)	根茎部总灰分(%)
1	3.57	4.79	3	3.36	7.20
2	3.37	7.5	4	3.20	7.06

续表

编号	根部总灰分(%)	根茎部总灰分(%)	编号	根部总灰分(%)	根茎部总灰分(%)
5	3.88	4.84	13	3.39	6.49
6	3.10	6.47	14	3.69	4.89
7	3.80	4.14	15	2.87	5.51
8	3.15	9.96	16	3.52	5.28
9	3.16	8.73	17	3.22	4.07
10	3.66	4.66	18	2.53	6.02
11	3.69	4.34	19	2.67	6.17
12	3.74	7.5	20	2.71	4.58

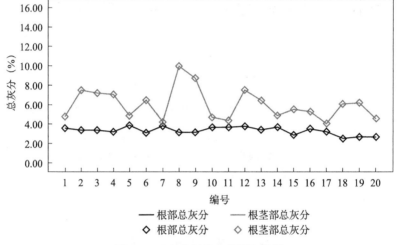

图 2.2　三七总灰分含量测定结果

实验结果显示三七的总灰分含量为 2.53%～3.88%。

2.3.2　酸不溶性灰分测定

取上项所得的灰分，在坩埚中小心加入稀盐酸约 10 mL，用表面皿覆盖坩埚，置水浴上加热 10 min，表面皿用热水 5 mL 冲洗，洗液倒入坩埚中，用无灰滤纸过滤，坩埚内的残渣用水洗于滤纸上，并洗涤至洗液不显氯化物反应为止。滤渣连同滤纸移至同一坩埚中，干燥，缓缓炽灼，至完全碳化时，置马弗炉内逐渐升高温度至 600 ℃，使完全灰化并至恒重。根据残渣质量，计算供试品中酸不溶性灰分的含量（％）。不得超过 3.0%。部分三七样品总灰分含量见表 2.3、图 2.3。

表 2.3 三七酸不溶性灰分测定结果

编号	根部酸不溶性灰分 (%)	根茎部酸不溶性灰分 (%)	编号	根部酸不溶性灰分 (%)	根茎部酸不溶性灰分 (%)
1	0.86	0.72	11	0.57	0.78
2	0.79	1.54	12	0.86	3.17
3	0.79	2.2	13	0.73	1.45
4	0.55	2.54	14	0.97	1.41
5	1.03	0.79	15	0.6	1.2
6	0.43	1.61	16	0.63	0.91
7	1.18	0.76	17	1.03	0.83
8	0.6	5.59	18	0.49	2.4
9	0.43	3.93	19	0.42	1.08
10	1.16	1.27	20	0.66	0.85

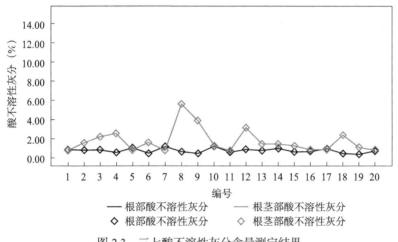

图 2.3 三七酸不溶性灰分含量测定结果

实验结果显示三七的总灰分含量为 0.43%~1.18%。

2.4 浸出物测定法

浸出物测定分为水溶性浸出物测定和醇溶性浸出物测定。

2.4.1 水溶性浸出物测定

将三七粉末过二号筛，并混合均匀。取供试品约 2 g，精密称定，置 250 mL 的锥形瓶中，精密加水 50 mL，密塞，精密称定质量，静置 1 h 后，连接回流冷凝管,加热至沸腾,并保持微沸 1 h。放冷后,取下锥形瓶,密塞,再称定质量,用水补足减失的质量,摇匀,用干燥滤器过滤,精密量取滤液 25 mL,置已干燥至恒重的蒸发皿中,在水浴上蒸干后,于 105 ℃干燥 3 h,置干燥器中冷却 30 min,迅速精密称定质量。以干燥品计算供试品中水溶性浸出物的含量(%)。

2.4.2 醇溶性浸出物测定

将三七粉末过二号筛,并混合均匀。取供试品约 2 g,精密称定,置 250 mL 的锥形瓶中,精密加醇 50 mL,密塞,精密称定质量,静置 1 h 后,连接回流冷凝管,加热至沸腾,并保持微沸 1 h。放冷后,取下锥形瓶,密塞,再称定质量,用醇补足减失的质量,摇匀,用干燥滤器过滤,精密量取滤液 25 mL,置已干燥至恒重的蒸发皿中,在水浴上蒸干后,于 105℃干燥 3 h,置干燥器中冷却 30 min,迅速精密称定质量。以干燥品计算供试品中醇溶性浸出物的含量(%)(表 2.4、表 2.5、图 2.4)。

表 2.4　三七甲醇浸出物结果

序号	取样(g)	水分(%)	蒸发皿质量(g)	总质量(g)	浸出物(%)
1	2.0385	0.102042850	62.9898	63.2087	23.92
2	2.0031	0.103534470	50.5314	50.6809	16.65
3	2.0069	0.100708452	54.4203	54.7692	38.66
4	2.1002	0.114461994	56.6745	56.8774	21.82
5	2.1221	0.130508559	58.5343	58.8784	37.30
6	2.0030	0.129096723	52.4020	52.6204	25.04

表 2.5　三七 70% 乙醇浸出物

序号	取样(g)	水分(%)	蒸发皿质量(g)	总质量(g)	浸出物(%)
1	2.0072	0.102042850	57.2822	57.7133	47.84
2	2.0140	0.103534470	56.8729	57.0869	23.71
3	2.0023	0.100708452	56.3808	56.7815	44.51
4	2.0169	0.114461994	58.1979	58.4519	28.44
5	2.0067	0.130508559	55.9000	56.2979	45.61
6	2.0256	0.129096723	58.7259	59.0014	31.23

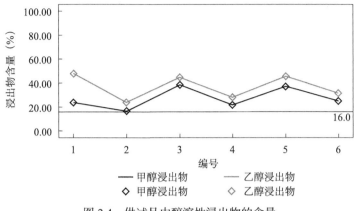

图 2.4　供试品中醇溶性浸出物的含量

2.5　重金属的检测

三七作为名贵中药材，在栽培过程中常常遭受到各种病虫害的危害，因此常通过施用农药防治病虫害来提高三七产量（隋晓斐，2008），但其残留不仅影响三七质量而且污染环境（Yang et al.，2011）。解决并控制好中药农药及重金属的残留含量，对于提高中药质量、保证用药安全，以及开拓中药的国际市场等均具有重要意义（刘佳等，2015）。

1. 仪器与试剂

电感耦合等离子体质谱仪、微波消解仪、硝酸（优级纯）、去离子水、单元素标准溶液（铜、砷、铅、汞各 100 μg/mL）、内标溶液（锂、钪、锗、铟、铋各 10 μg/mL）。

2. 供试品溶液的制备

取供试品约 0.5 g，加硝酸 5～10 mL，密闭，按设定的消解程序进行样品消解，完成后冷却，将消解后的溶液转移至 50 mL 的容量瓶中，用水少量洗涤消解罐 3 次，洗液并入容量瓶中，加入 1 μg/mL 的标准金溶液 200 μL，用水稀释至刻度，混匀，即得。

3. 对照品溶液的制备

分别精密量取标准砷、镉、铅、铜单元素标准溶液适量，用 10% 硝酸溶液稀释制成每 1 mL 含砷、铅 0 ng、1 ng、5 ng、10 ng、20 ng，含镉 0 ng、0.5 ng、2.5 ng、5 ng、10 ng，含铜 0 ng、50 ng、100 ng、200 ng、500 ng 的混合溶液。另精密吸取汞单元素标准溶液适量，用 10% 硝酸溶液制成每 1 mL 含汞 0 ng、0.2 ng、0.5 ng、1 ng、2 ng、5 ng 的溶液，即得（本液应临用新制）。

4. 测定法

测定时选取的同位素质量数为 ^{63}Cu、^{75}As、^{114}Cd、^{202}Hg 和 ^{208}Pb，其中 ^{63}Cu、^{75}As 以 ^{72}Ge 作为内标，^{114}Cd 以 ^{115}In 作为内标，^{202}Hg、^{208}Pb 以 ^{209}Bi 作为内标，并根据不同仪器的要求选用适宜校正方程对测定的元素进行校正。

用标准曲线进行测定。以对照品每一浓度测得的读数与内标读数的比值为纵坐标，相应浓度为横坐标，分别绘制各元素标准曲线。测定供试品读数与内标读数比值，从标准曲线上计算得相应的浓度；同时进行空白试验。样品浓度应扣除相应空白溶液的浓度，分别得出各元素的含量（表 2.6）。

表 2.6　不同地区三七重金属残留（mg/kg）

编号	铜	铅	镉	砷	汞
1	12.4566	0.415	0.0031	1.689	0.0005
2	8.8796	1.867	0.0023	2.589	0.0005
3	5.0446	0.002	0.0064	0.913	0.0002
4	12.7986	1.591	0.0026	2.468	0.0003
5	9.6381	0.508	0.0028	1.970	0.0003
6	9.6355	1.343	0.0979	2.413	0.0002
7	6.7131	4.284	0.0021	2.672	0.0004
8	8.3951	0.001	0.0019	1.152	0.0003
9	9.1426	0.004	0.0007	1.904	0.0003
10	9.4288	—	0.0010	1.751	0.0004
11	10.1211	0.534	0.0017	2.170	0.0003
12	9.1447	—	0.1906	1.547	0.0003
13	8.6706	0.340	0.2086	2.461	0.0003
14	9.9113	0.396	0.1029	1.575	0.0002
15	10.8769	0.864	0.8046	1.136	0.0002
16	9.3154	1.922	0.5648	0.326	0.0003
17	6.2770	0.789	0.0018	1.723	0.0002

续表

编号	铜	铅	镉	砷	汞
18	11.4657	1.689	0.1624	3.155	0.0006
19	7.4918	0.934	0.2078	2.262	0.0004
20	9.2954	1.014	0.0034	0.977	0.0003

2.6　农药残留的检测
（有机氯、有机磷、拟除虫菊酯类）

农药残留（pesticide residue）是指农药使用后残存于生物体、农副产品和环境中的微量农药原体、有毒代谢和杂质的总称：残存的数量称残留量，以每千克样本中有多少毫克（或微克、纳克等）表示。中药来源于自然界，而农药在中药材的栽培中使用历史较长、使用范围较广，农药残留量过量，易造成对自然环境的污染。

本节着重介绍近年来三七药材中有机氯、有机磷及拟除虫菊酯类农药的测定方法。

2.6.1　有机氯类农药残留量

1. 仪器与试剂

气相色谱仪（带 ^{63}Ni-ECD 电子捕获检测器）、旋转蒸发仪、超声波清洗器、离心机、氮吹仪、氯化钠（分析纯）、无水硫酸钠（分析纯）、二氯甲烷（农残级）、丙酮（农残级）、石油醚（60～90℃）（农残级）、硫酸（分析纯）。

2. 供试品溶液制备方法

取供试品于 60 ℃干燥 4 h，粉碎成细粉，取约 2 g，精密称定，置 100 mL 具塞锥形瓶中，加水 20 mL 浸泡过夜，精密加丙酮 40 mL，称定质量，超声处理 30 min，放冷，再称定质量，用丙酮补足减失的质量，再加氯化钠约 6 g，精密加二氯甲烷 30 mL，称定质量，超声处理 15 min，再称定质量，用二氯甲烷补足减失的质量，静置（使分层），将有机相迅速移入装有适量无水硫酸钠的 100 mL 具塞锥形瓶中，放置 4 h。精密量取 35 mL，于 40 ℃水浴上减压浓缩至近干，加少量石油醚（60～90℃），如前反复操作至二氯甲烷及丙酮除净，用石油醚

（60～90 ℃）溶解并转移至 10 mL 具塞刻度离心管中，加石油醚（60～90 ℃）精密稀释至 5 mL，小心加入硫酸 1 mL，振摇 1 min，离心（3000 r/min）10 min，精密量取上清液 2 mL，置具刻度的浓缩瓶中，连接旋转蒸发器，40 ℃下（或用氮气）将溶液浓缩至适量，精密稀释至 1 mL，即得。

3. 对照品溶液的制备方法

精密称取六六六（BHC）（α-BHC，β-BHC，γ-BHC，γ-BHC）、滴滴涕（DDT）（p,p'-DDE，p,p'-DDD，o,p'-DDT，p,p'-DDT）及五氯硝基苯（PCNB）农药对照品适量，用石油醚（沸点范围 60～90 ℃）分别制成每 1 L 含 0 μg、1 μg、5 μg、10 μg、50 μg、100 μg、500 μg 浓度系列，即得。

4. 测定法

弹性石英毛细管柱 SE-54（30 m × 0.32 mm × 0.25 μm）（或 DB-1701），^{63}Ni-ECD 电子捕获检测器。进样口温度 230 ℃，检测器温度为 300 ℃，不分流进样。程序升温：初始 100 ℃，每分钟 10 ℃升至 220 ℃，每分钟 8 ℃升至 250 ℃，保持 10 min。理论板数按 α-BHC 峰计算应不低于 1×10^6，两个相邻色谱峰的分离度应大于 1.5。

分别精密吸取供试品溶液和与之相对应浓度的混合对照品溶液各 1 μL，分别连续进样 3 次，取 3 次平均值，按外标法计算供试品中有机氯农药残留量（表 2.7、表 2.8）。

表 2.7 不同地区土壤及三七根中 BHC 和 DDT 含量（mg/kg）

编号	BHCs	DDTs	编号	BHCs	DDTs
1	—	—	11	—	0.003
2	0.017	—	12	—	—
3	0.029	—	13	0.002	0.008
4	0.057	—	14	0.103	—
5	0.026	—	15	—	—
6	—	0.011	16	—	—
7	0.007	—	17	0.075	—
8	0.073	—	18	—	—
9	0.008	—	19	0.051	0.003
10	0.091	—	20	—	—

表 2.8　不同地区三七根及根茎中五氯硝基苯含量（mg/kg）

编号	样品量	含量	编号	样品量	含量
1	2.0013	—	11	2.0022	—
2	1.9987	—	12	2.0015	0.045
3	2.0008	—	13	1.9991	—
4	1.9983	0.113	14	2.0007	—
5	2.0032	—	15	1.9995	—
6	2.0006	—	16	1.9988	0.048
7	1.9989	—	17	2.0015	—
8	2.0016	—	18	2.0004	—
9	1.9997	—	19	1.9993	—
10	2.0003	0.070	20	1.9986	—

2.6.2　有机磷类农药残留量

1. 仪器与试剂

气相色谱仪（带 NPD 氮磷检测器）、旋转蒸发仪、多功能真空样品处理器、活性炭小柱（120/400 目石墨碳填料 0.25 g，内径 0.9 cm 小柱，3 mL）、氮吹仪、无水硫酸钠（分析纯）、乙酸乙酯（农残级）、正己烷（农残级）。

2. 供试品溶液制备方法

取供试品粉末（过二号筛）约 5 g，精密称定，加无水硫酸钠 5 g，加入乙酸乙酯 50～100 mL，冰浴超声处理 3 min，放置，取上层液过滤，药渣加乙酸乙酯 30～50 mL，冰浴超声处理 2 min，放置，过滤，合并 2 次滤液，用少量乙酸乙酯洗涤滤纸及残渣，与上述滤液合并。取滤液于 40 ℃以下减压浓缩至近干，用乙酸乙酯转移至 5 mL 量瓶中，并稀释至刻度，精密量取 1 mL，置活性炭小柱［120～400 目，0.25 g，内径 0.9 cm（如 Supelclean ENVI-Carb SPE Tubes，3 mL 活性炭小柱），用乙酸乙酯 5 mL］预洗后，置多功能真空样品处理器上，用正己烷 - 乙酸乙酯（1∶1）混合溶液 5 mL 洗脱，收集洗脱液，置氮吹仪上浓缩至近干，精密加入乙酸乙酯 1 mL 使溶解，即得。

3. 对照品溶液制备方法

精密称取对硫磷、甲基对硫磷、乐果、氧化乐果、甲胺磷、久效磷、二嗪农、乙硫磷、马拉硫磷、杀扑磷、敌敌畏、乙酰甲胺磷农药对照品适量，用乙酸乙酯分别制成每 1 mL 约含 100 μg 的对照品储备液。再精密量取上述各对照品储备液 1 mL，置 20 mL 棕色量瓶中，加乙酸乙酯稀释至刻度，摇匀，制得混合对照品储备液。再精密量取上述混合对照品储备液，用乙酸乙酯制成每 1 mL 分别含 0.1 μg、0.5 μg、1 μg、2 μg、5 μg 的溶液系列，即得。

4. 测定法

弹性石英毛细管柱（30 m × 0.25 mm × 0.25 μm）DB-17 MS（或 HP-5），氮磷检测器（NPD）。进样口温度 220 ℃，检测器温度 300 ℃，不分流进样。程序升温：初始 120 ℃，每分钟 10 ℃升至 200 ℃，每分钟 5 ℃升至 240 ℃，保持 2 min，每分钟 20 ℃升至 270 ℃，保持 0.5 min。理论板数按敌敌畏峰计算应不低于 6000，两个相邻色谱峰的分离度应大于 1.5。

分别精密吸取供试品溶液和与之相对应浓度的混合对照品溶液各 1 μL，分别连续进样 3 次，取 3 次平均值，按外标法计算供试品中有机磷农药残留量。

2.6.3 拟除虫菊酯类农药残留量

1. 仪器与试剂

气相色谱仪（带 ^{63}Ni-ECD 电子捕获检测器）、旋转蒸发仪、超声波清洗器、无水硫酸钠（分析纯）、氧化铝（分析纯）、微晶纤维素（分析纯）、弗罗里硅土（分析纯）、二氯甲烷（农残级）、丙酮（农残级）、石油醚（60～90 ℃）（农残级）、乙醚（农残级）。

2. 供试品溶液的制备

取供试品于 60 ℃干燥 4 h，粉碎成细粉（过五号筛），取 1～2 g，精密称定，置 100 mL 具塞锥形瓶中，加石油醚（沸点范围 60～90 ℃）- 丙酮（4：1）混合溶液 30 mL，超声处理 15 min，过滤，药渣再重复上述操作 2 次后，合并滤液。滤液加入适量无水硫酸钠脱水后，于 40～45 ℃减压浓缩至近干，用少量石油醚（沸点范围 60～90 ℃）反复操作至丙酮除净，残渣加适量石油醚（沸点范围 60～90 ℃）溶解，置混合小柱［从下至上依次为无水硫酸钠 2 g，弗罗里硅土 4 g，微晶纤维素 1 g，氧化铝 1 g，无水硫酸钠 2 g，用石油醚（沸点范围

60～90 ℃）- 乙醚（4∶1）混合溶液 20 mL 预洗] 上，用石油醚（沸点范围 60～90 ℃）- 乙醚（4∶1）混合溶液 90 mL 洗脱，收集洗脱液，于 40～45 ℃ 减压浓缩至近干，再用石油醚（沸点范围 60～90 ℃）3～4 mL 重复操作至乙醚除净，用石油醚（沸点范围 60～90 ℃）溶解转移至 5 mL 量瓶中，并稀释至刻度，摇匀，即得。

3. 对照品溶液制备

精密称取氯氰菊酯、氰戊菊酯及溴氰菊酯农药对照品适量，用石油醚（沸点范围 60～90 ℃）分别制成每 1 mL 含 20～25 μg 的对照品储备溶液；再精密量取上述各对照品储备液 1 mL，置 10 mL 量瓶中，用石油醚（沸点范围 60～90 ℃）稀释至刻度，摇匀，制得混合对照品储备液；再精密量取上述混合对照品储备液，用石油醚（沸点范围 60～90 ℃）稀释制成每 1 L 分别含 0 μg、4 μg、8 μg、40 μg、200 μg 的溶液，即得。

4. 测定法

弹性石英毛细管柱（30 m × 0.32 mm × 0.25 μm）SE-54（或 DB-5），^{63}Ni-ECD 电子捕获检测器。进样口温度 270 ℃，检测器温度 330 ℃。分流比 20∶1 或 5∶1（或根据仪器设置选择最佳的分流比）。程序升温：初始 160 ℃，保持 1 min，每分钟 10 ℃升至 278 ℃，保持 0.5 min，每分钟 1 ℃升至 290 ℃，保持 5 min。理论板数按溴氰菊酯峰计算应不低于 $1 × 10^5$，两个相邻色谱峰的分离度应大于 1.5。

分别精密吸取供试品溶液和与之相对应浓度的混合对照品溶液各 1μL，分别连续进样 3 次，取 3 次平均值，按外标法计算供试品中拟除虫菊酯农药残留量。

2.7　黄曲霉毒素的检测

黄曲霉毒素 (AFT) 是一类化学结构类似的化合物，均为二氢呋喃香豆素的衍生物（张雪辉等，2005）。黄曲霉素是由曲霉菌黄曲霉、寄生曲霉、集封曲霉和伪溜曲霉 4 种真菌产生的次生代谢产物（李云龙，2010），是一种致癌性物质，是目前为止发现的毒性最大的真菌毒素，其毒性相当于氰化钾的 10 倍，砒霜的 68 倍，其诱发肝癌的能力比二甲基亚硝酸胺大 75 倍。黄曲霉素主要有 4 种，即 G2、G1、B2 和 B1。其中 B1 被公认为主要的有毒物质，主要存在于农产品、饲料和中药产品中（李鹏等，2012）。当前，国内外关于黄曲霉素的测定对象主要集中在粮食、花生及其制品等各种食品中。而在中药中进行相关检测，至今在法定标准上仍是一片空白。但中药也存在着因存放时间和条件等易发霉的现象，因此也需要这方面的检测。本节主要介绍高效液相色谱 - 免疫亲和柱 - 柱后衍生的方法，这种方法操作简便，专一性强，灵敏度高，与目前食品检测国家标准、香港政府化验所食品药品检测标准基本一致，属于目前国际上较为通行的检测手段，在专属性上优于美国药典目前执行的薄层色谱法。

1. 仪器与试剂

高效液相色谱仪（带荧光检测器）、柱后衍生系统、高速均质器、黄曲霉素免疫亲和柱、甲醇（分析纯）、乙腈（分析纯）、去离子水、碘（分析纯）、氯化钠（分析纯）。

2. 供试品溶液的制备

取供试品粉末约 15 g（过二号筛），精密称定，加入氯化钠 3 g，置于均质瓶中，精密加入 70%甲醇溶液 75 mL，高速搅拌 2 min（搅拌速率大于 11000 r/min），离心 5 min（离心速率 2500 r/min），精密量取上清液 15 mL，置 50 mL 容量瓶中，用水稀释至刻度，摇匀，用微孔滤膜（0.45 μm）过滤，量取续滤液 20.0 mL，通过免疫亲和柱（AflaT-est @ P），流速每分钟 3 mL，用水 20 mL 洗脱，洗脱液弃去，使空气进入柱子，将水挤出柱子，再用适量甲醇洗脱，收集洗脱液，置 2 mL 量瓶中，并用甲醇稀释至刻度，摇匀，即得。

3. 混合对照品溶液的制备

精密量取黄曲霉毒素混合标准品（黄曲霉毒素 B1、黄曲霉毒素 B2、黄曲霉毒素 G1、黄曲霉毒素 G2 标示浓度分别为 1.0 μg/ mL、0.3 μg/ mL、1.0 μg/ mL、0.3 μg/ mL）0.5 mL，置 10 mL 量瓶中，用甲醇稀释至刻度，作为储备液。精密量取储备液 1 mL，置 25 mL 量瓶中，用甲醇稀释至刻度，即得。

4. 测定法

以十八烷基硅烷键合硅胶为填充剂；以甲醇 - 乙腈 - 水（40 ： 18 ： 42）为流动相，流速每分钟 0.8 mL；采用柱后衍生法检测，衍生溶液为 0.05% 的碘溶液（取碘 0.5g，加入甲醇 100 mL 使溶解，用水稀释至 100 mL 制成），衍生化泵流速每分钟 0.3 mL，衍生化温度 70 ℃；以荧光检测器检测，激发波长 λ_{ex}= 360 nm（或 365 nm），发射波长 λ_{em}=450 nm。两个相邻色谱峰的分离度应大于 1.5。

　　分别精密吸取上述混合对照品溶液 5 μL、10 μL、15 μL、20 μL、25 μL，注入液相色谱仪，测定峰面积，以峰面积为纵坐标，进样量为横坐标，绘制标准曲线。另精密吸取上述供试品溶液 20～25 μL，注入液相色谱仪，测定峰面积，从标准曲线上读出供试品中相当于黄曲霉毒素 B1、黄曲霉毒素 B2、黄曲霉毒素 G1、黄曲霉毒素 G2 的量，计算，即得。

参 考 文 献

李鹏，贺澎，欧国静 .2012. 中药黄曲霉毒素检测方法学的改良研究 . 中国医疗前沿，7（6）：71.

李云龙 . 2010. 黄曲霉素毒测定法 // 中国药品检验标准操作规范 2010 版 . 北京：中国医药科技出版社 .

刘佳 . 王丽，陆雪萍，等 . 2015. 三七药材中农药及重金属残留特征研究 . 中国药房，（21）：2975-2977.

隋晓斐 .2008. 三七及其土壤中农药残留状况和降解动态 . 杭州：浙江大学 .

张雪辉，陈建民 .2005. 免疫亲和柱净化 HPLC 柱后溴衍生化方法检测中药中黄曲霉毒素 . 中国中药杂志，（2）：182-184.

Yang X, Zhang H, Liu Y, et al.2011. Multiresidue method for determination of 88 pesticides in berry fruits using solid-phase extraction and gas chromatography- mass spectrometry：determination of 88 pesticides in berries using SPE and GC- MS. Food Chem，127（2）：8555.

第3章

三七药材质量标准及质量控制研究

3.1 概 述

客观规范的质量评价标准是确保三七药材有效性、稳定性和可控性的重要途径，是使三七在国际市场上占据一席之地的有效保障。进行三七质量控制，明确药材基源是保证质量的前提，要对三七主要产区及全国主要药市进行样品采集及商品调查，搜集、购买、鉴定药材标本，包括三七的采收时间、产地、气候、海拔分布、药用部位、性状形态等。因为受这些因素的影响，中药材的成分和质量等级也有差异性（陈硕等，2013）。三七药材的质量控制定性方法主要有性状鉴别、显微鉴别、理化鉴别、薄层鉴别、光谱鉴别和分子鉴别。定量方法主要是高效液相色谱法。

3.2 三七药材鉴别

3.2.1 性状鉴别

本品为五加科植物三七［*Panax notoginseng* (Burk.) F. H. Chen］的干燥根和根茎。秋季花开前采挖，洗净，分开主根、支根及根茎，干燥。支根习称"筋条"，根茎习称"剪口"。

主根呈类圆锥形或圆柱形，长 1～6 cm，直径 1～4 cm。表面灰褐色或灰黄色，有断续的纵皱纹和支根痕。顶端有茎痕，周围有瘤状突起。体重，质坚实，断面灰绿色、黄绿色或灰白色，木质部呈放射状排列。气微，味苦回甜。

筋条呈圆柱形或圆锥形，长 2～6 cm，上端直径约 0.8 cm，下端直径约 0.3 cm。

剪口呈不规则的皱缩块状或条状，表面有数个明显的茎痕及环纹，断面中心灰绿色或白色，边缘深绿色或灰色（《中国药典》一部，2010）（图 3.1）。

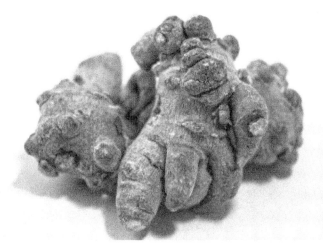

图 3.1　三七药材

3.2.2　显微鉴别

1. 根横切面

木栓层为数列细胞，栓内层不明显。韧皮部有树脂道；形成层成环；木质部导管 1～2 列径向排列；射线宽广，薄壁细胞含淀粉粒，草酸钙簇晶稀少（《中药鉴定学》，1995）（图 3.2）。

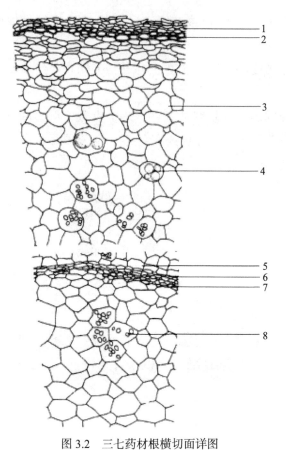

图 3.2　三七药材根横切面详图

1. 木栓层；2. 石细胞；3. 皮层；4. 油细胞；5. 内皮层；
6. 中柱鞘；7. 维管束；8. 淀粉粒

2. 粉末特征

本品粉末灰黄色。淀粉粒甚多，单粒圆形、半圆形或圆多角形，直径 4～30 μm；复粒由 2～10 余分粒组成。树脂道碎片含黄色分泌物。梯纹导管、网纹导管及螺纹导管直径 15～55 μm。草酸钙簇晶少见，直径 50～80 μm（《中国药典》一部，2015）（图 3.3）。

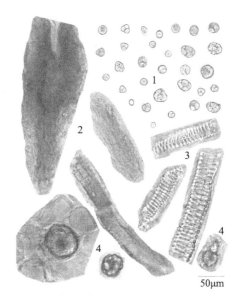

图 3.3　三七（根）粉末图（中国药典中药材显微鉴别彩色图鉴）

1. 淀粉粒；2. 树脂道；3. 导管；4. 草酸钙簇晶

3.2.3　理化鉴别

1. 颜色反应

取三七粉末 2 g，加甲醇 15 mL 在 50～60 ℃水浴中温浸 30 min(或冷浸振摇 1 h)，过滤。取滤液 1 mL，置水浴上蒸干，加乙酐 1 mL 与硫酸 1～2 滴，显黄色，渐渐变为红色、紫色、青色、污绿色。

2. 荧光反应

取 1 项下滤液数滴点于滤纸上，干后置紫外光灯下观察，显淡蓝色荧光，滴加硼酸的丙酮饱和溶液与 10% 枸橼酸溶液各 6 滴，干后，置紫外光灯（365 nm）下观察，有强烈的黄绿色荧光。

3. 泡沫反应

取本品粉末 0.5 g，加水 5 mL，温浸 30 min(或冷浸振摇 1 h)，过滤，取滤液适量，置试管中，塞紧，用力振摇 1 min，产生持久性泡沫且 10 min 不消。

3.2.4　薄层色谱鉴别

1）取三七粉末 0.5 g，置 150 mL 平底烧瓶中，加入石油醚（30～60 ℃）80 mL，加热回流 1 h，过滤，滤渣挥干溶剂，加入 70% 乙醇 80 mL，加热回流 1 h。过滤，滤液蒸干，残渣加水适量使溶解，过 C_{18} 小柱。依次用水、25% 甲醇、甲醇各 10 mL 洗脱，收集甲醇洗脱液，蒸干，残渣用甲醇 5 mL 溶解，作为供试品溶液。另取人参皂苷 Rb_1 对照品、人参皂苷 Re 对照品、人参皂苷 Rg_1 对照品及三七皂苷 R_1 对照品，加甲醇制成每 1 mL 各含 0.5mg 的混合溶液，作为对照品溶液。吸取上述两种溶液各 1 μL，分别点于同一硅胶 G 薄层板上，以三氯甲烷 - 乙酸乙酯 - 甲醇 - 水 (15 ∶ 40 ∶ 22 ∶ 10)10 ℃以下放置的下层溶液为展开剂，展开，取出，晾干，喷以硫酸乙醇溶液 (1→10)，在 105 ℃加热至斑点显色清晰。供试品色谱中，在与对照品色谱相应的位置上，显相同颜色的斑点；置紫外光灯 (365 nm) 下检视，显相同的荧光斑点（卫生部药典委员会，2009）（图 3.4 ）。

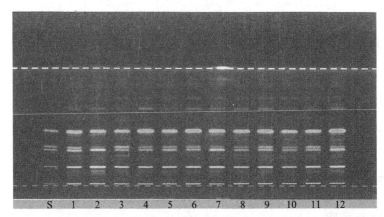

图 3.4　三七的薄层鉴别图谱 (365 nm)（中国药典中药材薄层色谱彩色图集）

S. 由上至下分别为人参皂苷 Rg_1、人参皂苷 Re、三七皂苷 R_1、人参皂苷 Rb_1；

1. 三七（产于云南）；2. ~ 10. 三七（产于云南文山）；

11. 三七（产于云南）；12. 三七（产于广东信宜）

2）取三七粉末 0.5 g，加水 5 滴，搅匀，再加以水饱和的正丁醇 5 mL，密塞，振摇 10 min，放置 2 h，离心，取上清液，加 3 倍量以正丁醇饱和的水，摇匀，放置使分层（必要时离心），取正丁醇层，蒸干，残渣加甲醇 1 mL 使溶解，点样 3 μL。吸附剂：硅胶 60 高效预制薄层板，显色条件：紫外光灯（366 nm）。

以氯仿 - 甲醇 - 水（65 ∶ 35 ∶ 10；10 ℃以下放置过夜分层，取下层）（Ⅰ）作为第一次展开剂，可分离出人参皂苷 Rb$_1$、Rd 和 Rg$_1$，先用（Ⅰ）展开后，再以氯仿 - 正丁醇 - 甲醇 - 水（4 ∶ 8 ∶ 3 ∶ 4；10 ℃以下放置过夜分层，取下层）作为第二次展开剂，可分离三七皂苷 R$_1$ 和人参皂苷 Re（马妮等，2009）。

　　3）张慧燕等（2001）对西洋参、人参和三七的鉴别进行研究：取西洋参及人参对照药材各 1 g、三七对照药 0.5 g，分别加甲醇 30 mL，超声处理 30 min，过滤，滤液加于中性氧化铝柱（100～200 目，10 g，内径 2 cm）上，用 40% 甲醇 50 mL 洗脱，收集洗脱液，蒸干，残渣加水 30 mL 溶解，用水饱和的正丁醇振摇提取 3 次（20 mL、15 mL、15 mL），合并正丁醇液，加 0.5% 氢氧化钠溶液 25 mL 洗涤，弃去洗液，正丁醇液水洗至中性，蒸干，加甲醇 1 mL 使溶解。另取人参皂苷 Rg$_1$、Re、Rb$_1$ 对照品，加甲醇制成每 1 mL 各含 1 mg 的混合溶液。取供试品与对照品溶液各 2～4 μL，以硅胶 G 为薄层板，以正丁醇 - 乙酸乙酯 - 水（4∶2∶5）放置后的上层溶液为展开剂，预平衡 30 min，展开，取出，晾干，以 1% 硫酸乙醇溶液浸板，加热至斑点显色清晰，置日光或紫外光灯（365 nm）下检视。

　　4）于建等（2012）对复方丹参片和复方丹参颗粒中三七的薄层色谱鉴别进行研究：取供试品片剂 10 片，除去包衣，或取供试品颗粒剂适量，研细，取约 1 g，加入 70% 甲醇 20 mL，超声处理 30 min，过滤，滤液蒸干，残渣加水 10 mL 使溶解，过滤，滤液通过 C$_{18}$ 小柱（0.5 g，分别用甲醇 5 mL 和水 5 mL 预处理），先后用水 10 mL，25% 甲醇 10 mL 洗脱，再用甲醇 10 mL 洗脱，收集甲醇洗脱液，蒸干，残渣加甲醇 2 mL 使溶解，取三七皂苷 R$_1$ 对照品、人参皂苷 Rb$_1$ 对照品、人参皂苷 Rg$_1$ 对照品及人参皂苷 Re 对照品，分别加甲醇制成每 1 mL 含 1 mg 的溶液。采用硅胶 G 高效预制薄层板，二氯甲烷 - 无水乙醇 - 水（70 ∶ 45 ∶ 6.5）为展开剂，在日光，紫外光（365 nm）下检视。

3.2.5　光谱鉴别

1. 紫外光谱的鉴别

1）取三七粉末（过 4 号筛）0.6 g，精密称定，精密加入甲醇 50 mL，称定质量，放置过夜，置 80 ℃水浴上保持微沸 2 h，放冷，再称定质量，用甲醇补足减失的质量，摇匀，过滤，取续滤液，置 80 ℃水浴锅上挥干溶剂，精密加入新配制的 5% 香草醛冰醋酸溶液 0.2 mL 和高氯酸 0.8 mL，摇匀。混合液在 60 ℃ 恒温水浴加热 15 min，置冷水浴中冷却 5 min，以空白试剂做参比，于 400～800 nm 进行全波长扫描，最大吸收波长为 548 nm（陈旭等，2013）。

2）取三七粉末约 0.5 g，精密称定，置索氏提取器中，加乙醚 80 mL，水浴上提取 2 h，取出，弃去乙醚液，再加甲醇 80 mL 提取 4 h，甲醇提取液蒸干，残渣加水 15 mL 使溶解，水溶液置分液漏斗中，用水饱和的正丁醇萃取 5 次，每次 15 mL，正丁醇提取液用正丁醇饱和的水洗涤 5 次，每次 15 mL，正丁醇液蒸干，残渣加甲醇溶解，置 50 mL 量瓶中，加甲醇稀释至刻度，摇匀，在紫外分光光度计上扫描，最大吸收波长为 268 nm（江英桥等，2000）。

3）三七主根、须根、根茎样品粉末各 0.4 g，分别加 8 mL 70% 甲醇，振荡，超声提取 3 次，每次 15 min，3500 r/ min 离心 15 min，收集 3 次离心所得上清液，定容至 25 mL 容量瓶中，以相应试剂甲醇作为空白对照，经紫外分光光度计扫描，在 256 nm 处有一明显吸收峰（刘英等，2015）。

4）孙燕君等（2000）用紫外分光光度法测定人参及三七中总皂苷含量，取约 0.5 g 三七于具塞锥形瓶中，精密加入 20 mL 水饱和正丁醇，密塞，超声波提取 30 min。精密量取 2.0 mL 提取液，水浴蒸干后，以 5 mL 水溶解残渣，转移至 D₁₀₁ 大孔吸附树脂柱上。先以 50 mL 水洗净糖分等水溶性杂质，再以 75% 乙醇（流速约为 2 mL/ min) 洗脱人参皂苷并定容至 25 mL。精密量取 2.0 mL 洗脱液，水浴蒸干，以浓硫酸溶解残渣并定容至 10 mL。60 ℃水浴 2 h，冷至室温后，用紫外分光光度计在 190～400 nm 范围内进行扫描，该体系在紫外 322 nm 和 256 nm 处有特征吸收峰。

5）李海涛等（2012）测定了三七乙醇、蒸馏水、乙酸乙酯、石油醚、氯仿提取液的紫外吸收光谱。

2. 红外光谱鉴别

1）从三七的断面取少许样品研磨成粉，掺入溴化钾粉末压片测其红外光谱，吸收峰在 3406 cm⁻¹、2928 cm⁻¹、1636 cm⁻¹、1415 cm⁻¹、1372 cm⁻¹、1240 cm⁻¹、1157 cm⁻¹、1081 cm⁻¹、1022 cm⁻¹、928 cm⁻¹、856 cm⁻¹、762 cm⁻¹、706 cm⁻¹ 处（刘飞等，2010）。

2）刘飞等（2015）利用傅里叶变换红外光谱结合判别分析对三七的道地性及产地进行鉴别研究，测试了 11 个县 13 个种植点的 136 株三七主根样品的红外光谱。测试的样品在 45 ℃ 恒温下烘干至恒重，用中药粉碎机粉碎待测。测试时取三七主根粉末样品放入玛瑙研钵磨为均匀的细粉，再加入溴化钾搅磨均匀，光谱扫描范围 4000～400 cm^{-1}，累加扫描次数为 16 次，分辨率为 4 cm^{-1}。利用 Omnic 8.0 软件计算了每个样品红外光谱的二阶导数光谱，采用判别分析中的逐步判别分析法对这些样品的道地性和产地进行了鉴别研究。结果表明，三七中的主要成分为淀粉等多糖类物质和苷类物质。二阶导数光谱结合逐步判别分析方法可在实际中运用于三七药材道地性的初步预测。

3）取三七不同部位、组织的粉末适量，分别与溴化钾（KBr）研磨，压片，经傅里叶变换红外光谱仪测定红外光谱；三七不同部位及组织红外光谱的整体峰形相似，在 3400 cm^{-1}、2930 cm^{-1}、1645 cm^{-1}、1155 cm^{-1}、1080 cm^{-1} 和 1020 cm^{-1} 附近有淀粉的特征吸收峰，其主体成分均为淀粉。但各部位和组织的红外光谱及其特征性化学成分有差异 (李建蕊等，2014)。

4）从人工种植三七分 20 头、40 头、60 头、80 头、100 头三七的断面取少许样品研磨成粉，掺入溴化钾粉末压片测其红外光谱，不同头数三七的光谱图非常相似，但主要吸收峰的吸光度比有差异。红外光谱可以为三七的分级、三七品质鉴定提供依据（刘飞等，2010 ）。

5）张志信等（2012）对三七及其三个近缘种的红外光谱进行分析研究，应用该技术鉴别了三七及其伪品。

3.2.6　分子鉴别

1）实验所获得的三七 ITS2 序列经过 Codon Code Aligner 软件拼接，与 GenBank 中下载的人参属序列一起导入 ME GA 6.0 软件中，使用 MUSCLE 方法进行比对，查找三七所特有的序列片段。从 GenBank 中下载人参属物种 ITS2 序列 248 条，三七及同属物种单倍型序列比对后长度为 287 bp，从其中查找得到一段三七特有的序列片段 : 20～54 bp: 5'-AACCCATCATTCCCTCGCGGGAGTCGATGCGGAGG-3'。这段序列存在于三七物种中并种内保守，种间特异，可作为三七分子身份证序列，可用于三七药材、粉末的快速鉴定（廖保生等，2015 ）。

2）张英等（2005）对中药三七的 18S rRNA 和 matK 基因的分子特征进行研究，所测单链序列经序列阅读软件 Chromas (2.0 版本) 读序并经人工校阅，采用序列拼接 Contig 软件（上海生工公司）进行 DNA 双向排序，并以手工调整以减少空位（gap）数目，排好的序列采用 Clustal W 软件进行 DNA 序列变异位点比较和同源性分析。三七原植物与购于不同药材市场的商品药材间的 18S rRNA 基因序列完全相同，而三七与其伪品间的 18S rRNA 基因序列有很大差异。

3）赵熙等（2006）对文山三七和广西三七进行 DNA 指纹图谱的鉴别研究。

4）三七中含有大量的酚类和黄酮类物质，因此提取三七的基因组 DNA 具有一定难度，常规方法提取会使这些物质与 DNA 发生不可逆的结合而使 DNA 呈褐色、黏稠，影响 DNA 的质量。在提取缓冲液中加入了 2% PVP 和 2%β- 巯基乙醇，结果能较好地防止氧化褐变的发生，使 DNA 溶液的颜色明显变浅，试验研究了提取三七基因组 DNA 的方法：用 CTAB(十六烷基三甲基溴化铵) 法、高盐低 pH 法、尿素法、SDS(十二烷基磺酸钠) 法、PVP(聚乙烯吡咯烷酮) 法提取一年生三七叶的基因组 DNA，用紫外分光光度法测定提取的 DNA 浓度，用琼脂糖凝胶电泳法测定提取的 DNA 质量。结果表明：用改良的 CTAB 法提取的基因组 DNA 含量、得率最高。利用一个或少数几个 DNA 片段对三七进行识别和鉴定的 DNA 条形码 (DNA barcoding) 技术的研究，选取了叶绿体基因组，比较研究三七叶绿体基因组和同属的人参的叶绿体基因组。三七的叶绿体基因组有 156 387 bp，与人参叶绿体基因只有 464 bp (0.30%) 的差异。比较研究了内含子系列 rps16 和编码系列 ycf1，ycf1a，ycf1b 作为候选系列，研究结果认为 60 bp 的 ycf1a、100 bp 的 ycf1b 和 280 bp 的 rps16 可作为三七 DAN 鉴定的条形码（Dong et al.，2014）。

3.3　三七药材皂苷含量分析

皂苷类成分是三七中最主要的活性成分之一，三七总皂苷含量是评价三七质量的一个重要指标。迄今为止，已从三七的不同部位（根、茎叶、花蕾、种子等）分离得到 70 余种单体皂苷，大多数可分为达玛烷型的 20(S)- 原人参二醇 [20(S)-protopanaxadiol] 和 20(S)- 原人参三醇 [20(S)-protopanaxatriol]2 种类型。其中人参皂苷 Rb$_1$ 是主要的原人参二醇型皂苷，人参皂苷 Re、Rg$_1$ 和三七皂苷 R$_1$ 是主要的原人参三醇型皂苷成分，该 4 种成分也是当前《中国药典》中对三七进行鉴别的指标性成分。其中人参皂苷 Rg$_1$、Rb$_1$ 和三七皂苷 R$_1$ 在维持血液循环、改善心肌缺血、抗衰老、抗氧化、抗心律失常、抗休克、镇静、抗细胞增殖和抗肿瘤等方面具有一定的药效活性（杨秋娅等，2013；杨逸等，2012；Shi et al.，2012）。

在三七不同部位中，三七根和根茎是提取皂苷成分的重要部位，也是药典中规定三七药材的来源。三七药材味苦涩、性凉，具有扩张冠状动脉、增加冠状动脉血流量、改善心肌功能、降低心肌耗氧量等功能，是心绞痛和冠心病患者的有效良药，许多新型三七皂苷类成分均从其中获得。尽管三七中皂苷成分种类繁多，但有的皂苷成分由于量极少很难获得，主要成分依然为人参皂苷 Rg_1、Rb_1、Rb_2、Rc、Rd、Re 和三七皂苷 R_1。

三七皂苷类成分是衡量三七药材质量的重要指标，因此，本节对紫外分光光度法测定三七总皂苷含量，以及 HPLC 法测定不同产地、规格和采收期三七单体皂苷的含量进行以下介绍。

3.3.1 总皂苷含量分析

1. 仪器与材料

仪器：UV-2600 紫外分光光度计，CP114 电子天平，UPT-I-20T 优普系列超纯水器，FLB-200 万能高速粉碎机，TD25-WS 台式低速离心机。

试剂：甲醇、香兰素、冰醋酸及高氯酸均为分析纯。

对照品：三七总皂苷。

2. 供试品溶液的制备

称取三七药材粉末 1.5 g，加 20 mL 70% 乙醇溶液浸泡过夜，加热回流提取 3 次，时间分别为 2 h、1 h、2 h。收集提取液，于 3500 r/min 离心 15 min，旋干上清液，加 20 mL 水溶解，加 30 mL 石油醚萃取 2 次，收集水层。待水层旋干至 6 mL，过 D_{101} 型大孔吸附树脂柱 (内径 2 cm，长 30 cm)，以 70% 乙醇洗脱，合并洗脱液，旋干，残渣加甲醇溶解并定容至 25 mL 量瓶中，混合均匀，即得供试品溶液。

3. 吸收波长的确定

精密吸取三七总皂苷对照品溶液及供试品溶液适量至具塞磨口试管中，待甲醇挥干后，加入 0.2 mL 新鲜配制的 5% 香兰素 - 冰醋酸试剂、0.8 mL 高氯酸，于 60 ℃ 水浴加热 15 min，冰水浴冷却后，加 5 mL 冰醋酸摇匀。经紫外分光光度计扫描，三七总皂苷对照品溶液、供试品溶液于 545 nm 处有一明显吸收峰。

因此，确定 545 nm 为三七花总皂苷的吸收波长。

4. 标准曲线的绘制

精密称取一定量的三七总皂苷对照品，用甲醇配制成浓度为 10 mg/mL 的对照品溶液。精密吸取 4 μL、6 μL、10 μL、15 μL、25 μL、40 μL 标准品溶液加入具塞磨口试管中，挥干甲醇后，按照"3. 吸收波长的确定"中方法进行处理，于 545 nm 处测定并记录其吸收值。以吸光度 A 为横坐标，浓度 c 为纵坐标，进行线性回归，得到回归方程 $c=23.8744+0.0133$ $(r^2=0.9998)$，线性范围为 $0.04\sim0.4$ mg/mL。

5. 样品测定

按上述方法，分别对 2 个不同产地三七药材中的总皂苷含量进行测定（表3.1）。

表 3.1 文山州三七中总皂苷含量

编号	产地	总皂苷含量（%）
1	文山州西畴县西洒镇	9.79
2	文山州文山市东山乡	8.87
	平均值	9.33

6. 方法学考察

精密吸取不同浓度的对照品溶液连续进样 5 次，计算得精密度试验 RSD 为 2.38%，表明仪器精密度良好。

按"2. 供试品溶液的制备"中方法平行制备 5 份供试品溶液并测定其含量，测得百分含量的 RSD 为 2.97%，表明该方法重现性良好。

取供试品溶液，分别在 0 h、2 h、4 h、6 h、8 h、12 h、24 h 进行紫外测定，计算所测总皂苷成分的百分含量，其 RSD 值为 1.96%。

取已知含量的样品 15 μL，精密加入三七总皂苷适量，按照"3. 吸收波长的确定"中方法进行制备与测定。所测结果代入线性方程进行计算，得到平均加样回收率为 98.52%，RSD 值为 3.1%。

3.3.2 不同产地单体皂苷含量分析

1. 仪器与材料

仪器：LC-20A 高效液相色谱仪，FLB-200 型万能高速粉碎机，系列超纯水器 UPT-I-20T，CP114 电子天平，TD25-WS 台式低速离心机。

试剂：甲醇为分析纯，乙腈为色谱纯。

对照品：三七皂苷 R_1，人参皂苷 Rg_1、Re、Rb_1 和 Rd。

2. 色谱条件

色谱柱：Thermo Scientific Hypersil GOLD C_{18} 色谱柱（5 μm，250 mm × 4.6 mm）。流动相：水（A）- 乙腈（B），进行线性洗脱：0 min 19% B，12 min 19% B，60 min 36% B，67 min 100% B。流速：1 mL/min。柱温：30 ℃。检测波长：203 nm。

3. 对照品溶液的制备

精密量取三七皂苷 R_1，人参皂苷 Rg_1、Re、Rb_1 和 Rd，加甲醇溶液配置成每毫升含三七皂苷 R_1 和人参皂苷 Rg_1、Re、Rb_1、Rd 分别为 0.94 mg、0.80 mg、0.96 mg、1.12 mg、0.96 mg 的溶液，作为对照品溶液。

4. 供试品溶液制备

粉碎干燥三七主根，精密称取 0.6 g 粉末，加 50 mL 甲醇浸泡，静置过夜，75 ℃水浴 2 h，保持微沸，冷却，混匀，离心，经 0.45 μm 滤芯过滤，加甲醇定容至 50 mL，作为供试品溶液。

5. 标准曲线的绘制

精密称取一定量的单体皂苷对照品，用甲醇配制成一系列不同浓度的对照品溶液，按"2. 色谱条件"中方法进行含量测定，得到各皂苷标准曲线回归方程，见表 3.2。

表 3.2　单体皂苷标准曲线的回归方程

名称	线性范围（mmol/L）	回归方程	r^2
R_1	0.002 ~1	$Y=4 \times 10^6 X-116.01$	1.0000
Rg_1	0.002 ~1	$Y=3 \times 10^6 X+4703.7$	0.9997
Re	0.002 ~1	$Y=4 \times 10^6 X-5925.58$	0.9999
Rb_1	0.002 ~1	$Y=3 \times 10^6 X+2027.5$	0.9997
Rd	0.002 ~1	$Y=3 \times 10^6 X-6389.5$	0.9990

6. 样品测定

按上述方法，分别对 10 个不同产地的三七药材进行单体皂苷（R_1、Rg_1、Re、Rb_1、Rd）含量测定（表 3.3）。结果显示，不同产地三七中 5 种单体皂苷的平均含量均为 Rg_1> Rb_1>Rd> R_1> Re，分别为 3.29%、3.14%、0.81%、0.68%、0.42%。而不同产地 5 种皂苷含量之和相比，文山州各地含量为 7.11%～9.17%，红河州各地为 8.19%～8.56%，文山州与红河州含量相差不大。

表 3.3 不同产地三年生三七单体特征皂苷含量测定结果

产地	R_1(%)	Rg_1(%)	Re(%)	Rb_1(%)	Rd(%)	5种皂苷含量之和(%)
文山州文山县东山乡	0.41	2.98	0.32	2.71	0.69	7.11
文山州文山市平坝镇	0.65	3.15	0.57	3.51	0.96	8.84
文山州马关县仁合镇	0.70	3.53	0.54	3.45	0.95	9.17
文山州马关县马白镇龙树脚	0.58	3.77	0.44	2.94	0.71	8.44
文山州马关县马白镇大龙潭	0.56	3.18	0.55	3.33	0.90	8.52
文山州西畴县西洒镇	0.81	2.98	0.40	2.97	0.87	8.03
红河州屏边县	0.81	3.45	0.32	3.18	0.80	8.56
红河州屏边县绕瓦塘乡	0.77	2.92	0.39	3.40	0.86	8.34
红河州建水县官厅镇	0.68	3.51	0.32	2.98	0.70	8.19
红河州砚山县盘龙江	0.86	3.44	0.37	2.92	0.65	8.24
平均值	0.68	3.29	0.42	3.14	0.81	

7. 方法学考察

三七单体皂苷精密度试验 RSD 范围为 0.16%～4.01%，稳定性试验 RSD 范围为 1.37%～2.53%，重现性试验 RSD 范围为 1.52%～6.10%，回收率试验采用加样回收法，单体皂苷回收率范围为 98.11%～106.00%，RSD 范围为 0.70%～1.33%。

3.3.3 不同规格单体皂苷含量分析

本节含量测定方法参考文献（王雁，2005）。

1. 仪器与材料

仪器：LC-20A 高效液相色谱仪，FLB-200 型万能高速粉碎机，系列超纯水器 UPT-I-20T，CP114 电子天平，TD25-WS 台式低速离心机。

试剂：磷酸为分析纯，乙腈为色谱纯。

对照品：三七皂苷 R_1，人参皂苷 Rg_1 和 Rb_1。

2. 色谱条件

色谱柱：Thermo Scientific Hypersil GOLD C_{18} 色谱柱（5 μm，250 mm × 4.6 mm）。流动相：水（A）- 乙腈（B）0.05% 磷酸二元线性梯度洗脱：0～8 min（20% A；80% B），8～20 min（20% A～40% A；80% B～60% B），20～30 min（40% A～20% A；60% B～80% B）。流速：1 mL/min。柱温：30 ℃。检测波长：203 nm。

3. 供试品溶液制备

精密称取三七细粉（过80目筛）约0.5 g，加入甲醇50 mL，超声波（50 Hz）提取30 min，过滤，取续滤液经0.45 μm滤膜过滤，即得。

4. 样品测定

按上述方法，分别对4种不同规格（30头、40头、60头、120头）的三七药材进行单体皂苷含量测定（表3.4）。结果显示，三七生长规格不同，其皂苷含量也会呈现一定的差异性。通过对比分析发现，尽管生长规格不同，但均以人参皂苷 Rg_1 含量最高，Rb_1 次之，R_1 最低。三种皂苷含量随着三七头数的增加，呈现递减趋势。

表 3.4　不同商品规格三七中三七皂苷 R_1、人参皂苷 Rg_1 和 Rb_1 含量测定结果

样品号	R_1(%)	RSD(%)	Rg_1(%)	RSD(%)	Rb_1(%)	RSD(%)
1(30头)	0.5672	0.9	5.196	0.2	3.962	0.6
3(40头)	0.5539	2.0	2.704	0.8	3.992	1.1
5(60头)	0.3360	2.1	2.342	1.1	2.317	0.6
6(120头)	0.3924	1.5	2.528	0.3	1.876	0.7

3.3.4　不同采收期皂苷含量分析

1. 仪器与材料

仪器：LC-20A 高效液相色谱仪，FLB-200 型万能高速粉碎机，系列超纯水器 UPT-I-20T，CP114 电子天平，TD25-WS 台式低速离心机。

试剂：甲醇为分析纯，乙腈为色谱纯。

对照品：三七皂苷 R_1，人参皂苷 Rg_1、Re、Rb_1 和 Rd。

2. 色谱条件

色谱柱：Vision HT C$_{18}$色谱柱（5 μm，250 mm × 4.6 mm）。流动相：水（A）- 乙腈（B），进行线性洗脱：0 min 19% B，12 min 19% B，60 min 36% B，67 min 100% B。流速：1 mL/min。柱温：30 ℃。检测波长：203 nm。

3. 对照品溶液的制备

精密量取三七皂苷 R$_1$，人参皂苷 Rg$_1$、Re、Rb$_1$ 和 Rd，加甲醇溶液配置成每毫升含三七皂苷 R$_1$ 和人参皂苷 Rg$_1$、Re、Rb$_1$、Rd 分别为 0.94 mg、0.80 mg、0.96 mg、1.12 mg、0.96 mg 的溶液，作为对照品溶液。

4. 供试品溶液制备

粉碎干燥三七主根，精密称取 0.6 g 粉末，加 50 mL 甲醇浸泡，静置过夜，75 ℃水浴 2 h，保持微沸，冷却，混匀，离心，经 0.45 μm 滤芯过滤，加甲醇定容至 50 mL，作为供试品溶液。

5. 样品测定

按上述方法，分别对不同生长年限（一年生、二年生、三年生）的三七药材进行单体皂苷含量测定（表 3.5）。结果显示，三七药材单体皂苷含量三年生＞二年生＞一年生，其结果符合民间常以三年生三七入药的习惯，说明采收期的不同也是造成三七皂苷含量有所差异的因素之一。

表 3.5 不同生长年限三七中 5 种单体皂苷含量

三七部位	生长年限	R$_1$(%)	Rg$_1$(%)	Re(%)	Rb$_1$(%)	Rd(%)
籽条	一年生	0.12	0.49	0.26	1.10	0.07
籽条	一年生	0.08	0.40	0.26	0.95	0.06
籽条	一年生	0.11	0.50	0.27	1.02	0.06
	平均值	0.10	0.46	0.26	1.02	0.06
主根	二年生	0.19	0.66	0.20	2.10	0.15
主根	二年生	0.26	0.70	0.30	2.26	0.11
主根	二年生	0.22	0.83	0.20	1.53	0.09
	平均值	0.22	0.73	0.23	1.96	0.12
主根	三年生	0.52	2.90	0.51	3.39	0.93
主根	三年生	0.75	3.49	0.43	2.90	0.87
主根	三年生	0.69	3.28	0.45	3.11	0.79
	平均值	0.65	3.22	0.46	3.13	0.86

3.4　三七素含量分析

三七素（dencichine），又名田七氨酸，为水溶性非蛋白质氨基酸，是五加科人参属三七的主要止血活性成分。其最早由日本学者小菅卓夫（Kosuge et al.，1981）从三七根中分离，后来在人参、西洋参、高丽参等药材中均发现了这一成分。三七素为水溶性非蛋白质氨基酸，目前应用于其含量分析的方法很多，如比色法、高效液相色谱 - 紫外法、气相色谱 - 质谱联用法、毛细管电泳法、电化学分析法、^{14}C 发射标记法和液相色谱串联质谱法。本节采用高效液相色谱法对三七不同产地、规格及采收期的三七素含量分析进行介绍。

3.4.1　样品测定方法

1. 仪器与材料

仪器：LC-20A 高效液相色谱仪，日本岛津公司；Thermo Scientific Hypersil GOLD C$_{18}$ 色谱柱，美国 Thermo Scientific 公司；FLB-200 型万能高速粉碎机，上海菲力博食品机械有限公司；优普系列超纯水器 UPT-I-20T，成都超纯科技有限公司；CP114 电子天平，上海奥豪斯仪器有限公司；TD25-WS 台式低速离心机，湖南湘仪实验室仪器开发有限公司。

试剂：乙腈（色谱级），美国 Sigma 公司；甲醇（色谱级），美国 Sigma 公司；四丁基氢氧化铵（分析级），Aladin 试剂公司；磷酸二氢钠（分析级），天津市东天正精细化学试剂厂；超纯水，来自优普系列超纯水器。

对照品：三七素（HPLC 纯度 >98%），上海铭睿生物有限公司。

2. 色谱条件

色谱柱：Thermo Scientific Hypersil GOLD C$_{18}$ 柱（5 μm，250 mm × 4.6 mm）。流动相：0.3% 四丁基氢氧化铵（A）- 甲醇（B）（磷酸调 pH 值为 4.0）。梯度洗脱：0.01～ 15 min（15%～20%A；85%～80%），15～25 min（20%～15%A；80%～85%B）。流速：1 mL/min，进样量：10 μL，柱温：25 ℃，检测波长：220 nm。

3. 对照品溶液的制备

精密称取适量三七素对照品（分子质量为 176.13 Da），用水配成浓度为 10 mmol/L 三七素对照品储备液。

4. 供试品溶液的制备

取三七粉末适量，按物液比 1 : 20 溶于超纯水中，连续超声提取 2 次，每次 15 min，3500 r/min 离心 15 min，取上清液用微孔滤膜（0.45 μm）过滤，取续滤液，即得。

5. 标准曲线的绘制

精密称取适量三七素标准品（分子质量为 176.13 Da），用水配成浓度为 10 mmol/L 三七素标准品储备液，从中分别取 2 μL、5 μL、100 μL、200 μL、500 μL、1000 μL 分别置于 1 mL 容量瓶中，配成浓度为 0.2 mmol/L、1 mmol/L、2 mmol/L、5 mmol/L、10 mmol/L 三七素标准品。按上述液相条件检测不同浓度三七素标准品，记录峰面积，计算三七素回归方程为 $A=2 \times 10^6 X-218\,414$，$r=0.9999$，线性范围 0.2～10 mmol/L。

6. 样品测定

按上述方法，分别对 15 个不同产地、采收期及加工方式的三七药材样品进行三七素的含量测定，样品信息见表 3.6。

表 3.6　三七药材采集信息表

编号	生长年限	产地	加工方式
1	三年生	文山州西畴县	自然晾干
2	三年生	文山州马关县1	自然晾干
3	三年生	文山州马关县2	自然晾干
4	三年生	文山州马关县3	自然晾干
5	三年生	文山州文山县1	自然晾干
6	三年生	文山州文山县2	自然晾干
7	三年生	红河州屏边县1	自然晾干
8	三年生	红河州屏边县2	自然晾干
9	三年生	红河州建水县	自然晾干
10	三年生	红河州砚山县	自然晾干
11	一年生	文山州文山县	自然晾干
12	二年生	文山州文山县	自然晾干

编号	生长年限	产地	加工方式
13	三年生	文山州文山县	自然晾干
14	三年生	文山州文山县	蒸炙
15	三年生	文山州文山县	真空冷冻干燥

7. 方法学考察

精密度试验：取已知浓度三七素标准品连续进样 6 次，分别算出含量为 1.3235%、1.3217%、1.3241%、1.3564%、1.3276%、1.3300%，计算 RSD 值为 0.98%，表明该仪器的精密度比较好。

重复性试验：测得 5 份 3 号样品主根的含量分别为 0.6816%、0.6810%、0.6807%、0.6796%、0.6807%，计算 RSD 为 0.16%，表明本方法重现性良好。

稳定性试验：准确称取 3 号样品主根 5 份，按上述供试品溶液制备，分别在放置 0 h、1 h、2 h、4 h、6 h、8 h、10 h、12 h、24 h、48 h 后，按上述色谱条件进样 10 μL，记录峰面积，测得的 3 号样品主根三七素含量为 0.6833%、0.6898%、0.7096%、0.6758%、0.6752%、0.6680%、0.7116%、0.7168%、0.7107%、0.7110%，计算 RSD 为 3.58%（n=10），表明三七素在 48 h 内稳定性良好。

加样回收率：精密量取编号为 3 的主根已知含量的样品，分别精密加入三七素对照品质量为 0.0085 mg、0.0165 mg、0.0270 mg，按上述供试品溶液制备，按上述色谱条件进样 10 μL，记录峰面积，计算加样回收率均值为 101.6%，RSD 均值为 3.70%。

3.4.2　样品测定结果

1. 不同产地不同部位三七素含量分析

取药材来源编号为 1～10 中的药材不同部位，制备供试品溶液，按照上述色谱条件进样 10 μL，记录各色谱峰的相对保留时间和相对峰面积。计算不同产地中三七素含量。结果见表 3.7。由表 3.7 可知，不同产地三七素的含量（不同部位累加值）为 2.0%～2.8%。其中文山州马关县 2 含量最高，文山州西畴县的含量最低。通过比较不同部位主根、须根、剪口、茎叶中发现三七素含量变化为剪口＞须根＞主根＞茎叶，可以看出红河州和文山州的药材质量之间无显著差异。

表 3.7 不同产地不同部位三七中三七素含量（%）（ $\overline{\chi} \pm s$ ，$n=3$ ）

编号	产地	部位	含量（%）	总含量（%）
1	文山州西畴县	主根	0.487 ± 0.03	2.207 ± 0.05
		须根	0.599 ± 0.01	
		剪口	0.705 ± 0.05	
		茎叶	0.416 ± 0.02	
2	文山州马关县1	主根	0.490 ± 0.03	2.725 ± 0.06
		须根	0.696 ± 0.03	
		剪口	1.084 ± 0.06	
		茎叶	0.455 ± 0.05	
3	文山州马关县2	主根	0.686 ± 0.02	2.729 ± 0.06
		须根	0.767 ± 0.01	
		剪口	0.850 ± 0.06	
		茎叶	0.426 ± 0.04	
4	文山州马关县3	主根	0.618 ± 0.04	2.625 ± 0.07
		须根	0.696 ± 0.02	
		剪口	0.856 ± 0.07	
		茎叶	0.455 ± 0.04	
5	文山州文山县1	主根	0.462 ± 0.02	2.701 ± 0.07
		须根	0.881 ± 0.03	
		剪口	0.965 ± 0.07	
		茎叶	0.393 ± 0.05	
6	文山州文山县2	主根	0.462 ± 0.04	2.494 ± 0.07
		须根	0.768 ± 0.07	
		剪口	0.828 ± 0.03	
		茎叶	0.436 ± 0.04	
7	红河州屏边县1	主根	0.512 ± 0.04	2.430 ± 0.05
		须根	0.688 ± 0.05	
		剪口	0.747 ± 0.03	
		茎叶	0.483 ± 0.01	
8	红河州屏边县2	主根	0.462 ± 0.03	2.344 ± 0.07
		须根	0.652 ± 0.04	
		剪口	0.888 ± 0.06	
		茎叶	0.342 ± 0.07	
9	红河州建水县	主根	0.573 ± 0.08	2.583 ± 0.09
		须根	0.727 ± 0.06	
		剪口	0.953 ± 0.09	
		茎叶	0.330 ± 0.07	
10	红河州砚山县	主根	0.607 ± 0.05	2.544 ± 0.05
		须根	0.641 ± 0.04	
		剪口	0.725 ± 0.05	
		茎叶	0.571 ± 0.03	

2. 不同年限不同部位三七素含量测定

由表 3.8 所示，通过比较三七的生长年限，发现一年生三七茎叶含量高达 2.064%，二年生和三年生花的含量高于其他部位，地下部位剪口最高。

表 3.8　不同年限不同部位三七中三七素含量（$\bar{\chi} \pm s$, $n=3$）

编号	生长年限	含量（%）				
		主根	须根	剪口	茎叶	花
11	一年生	0.909 ± 0.03	—	—	2.064 ± 0.04	—
12	二年生	0.816 ± 0.01	0.571 ± 0.03	1.314 ± 0.05	0.592 ± 0.03	1.544 ± 0.04
13	三年生	0.618 ± 0.08	0.696 ± 0.06	0.856 ± 0.08	0.455 ± 0.04	1.744 ± 0.08

3. 不同加工方式不同部位三七素含量分析

由表 3.9 可知，3 种加工方式比较可得：真空冷冻干燥（-30～50 ℃）＞自然晾干＞蒸炙。且 3 种加工方式中不同部位三七素含量比较，发现加工方式中的不同部位含量比均为：花＞剪口＞须根＞主根＞茎叶。

表 3.9　不同加工方式中三七素含量（$\bar{\chi} \pm s$, $n=3$）

编号	加工方式	含量（%）				
		主根	须根	剪口	茎叶	花
13	自然晾干	0.618 ± 0.08	0.696 ± 0.06	0.856 ± 0.08	0.455 ± 0.04	1.744 ± 0.08
14	蒸炙	0.531 ± 0.03	0.579 ± 0.05	0.625 ± 0.07	0.307 ± 0.05	0.960 ± 0.03
15	真空冷冻干燥	0.711 ± 0.04	0.742 ± 0.02	0.992 ± 0.03	0.512 ± 0.04	1.760 ± 0.04

3.5　三七多糖含量分析

三七多糖作为继三七总皂苷后三七产业链的又一重要原料，在增强机体免疫力、抗肿瘤、抗衰老等方便的作用日益受到人们的关注。从三七中分离的三七多糖，用于早期肠内营养研究显示，可提高创伤机体的免疫功能，改善机体的免疫状况，有利于创伤机体免疫抑制的全面恢复（蔡瑛等，2006）。用三七多糖水溶液作用于白血病细胞株 NALM 的体外细胞，抑制率为 68.3%（Sasaki et al.，1990）。采用三七多糖喂养大鼠 30 天，病例检查主要脏器时未发现与实验有关的病理性改变，说明三七多糖属无毒级物质，可作为安全可靠的保健食品原料（刁勇等，2009）。作为极性大分子化合物，三七多糖不溶于乙醇，提取多先采用乙醇或甲醇回流，除去皂苷等杂质后，再采用热水提取，并用醇沉法粗分离多糖（Ohtani et al.，1987）。而多糖类成分的含量测定主要采用比色法：

采用蒽酮 - 硫酸法反应后，在 625 nm 处测定吸光度；采用苯酚 - 硫酸法反应后，在 490 nm 处测定吸光度。

崔秀明等采用苯酚 - 硫酸法，对不同产地，不同采收期及不同规格的三七多糖含量进行了测定与比较。样品制备方法为取待测样品 1 g，加入 10 mL 乙腈：水（80：20）溶液，BRANSON5200 超声提取 2 h，4000 r/min 离心，取上清液，过 0.2 μm 滤膜，滤液为供试样品溶液。标准曲线的制备方法为精密吸取 1 mg/mL 标准葡聚糖（M_w=188）溶液 20 μL、40 μL、60 μL、80 μL、100 μL，于具塞试管中、分别补加水至 0.4 mL，加入 5% 苯酚 0.2 mL 混匀，迅速加入浓硫酸 1 mL，振摇，沸水浴加热 20 min，取出，迅速在冰上冷却，用 Beckman650 UV/V 分光光度计于 490 nm 处测定吸光度，以吸光度对标准葡聚糖溶液的加入量做回归处理，得回归方程。样品测定方法为：取样品溶液 0.3 mL、加水至 0.4 mL，按葡聚糖"标准曲线制备"项下的方法处理并测定多糖含量。样品测定结果如表 3.10 所示（崔秀明等，2003）。

表 3.10　不同产地、不同采收期、不同规格的三七中多糖含量的比较

产地	多糖含量(%)	采收期	多糖含量(%)	规格（头）	多糖含量(%)
文山追栗街	0.06 ± 0.00	3月	0.05 ± 0.00	20	0.14 ± 0.00
文山乐诗冲	0.06 ± 0.00	4月	0.16 ± 0.00	30	0.10 ± 0.00
蒙自名就	0.14 ± 0.00	5月	0.07 ± 0.00	40	0.08 ± 0.00
蒙自老寨	0.08 ± 0.00	6月	0.05 ± 0.00	60	0.10 ± 0.00
文山平坝	0.08 ± 0.00	7月	0.03 ± 0.00	80	0.12 ± 0.00
文山小街	0.05 ± 0.00	8月	0.12 ± 0.03	120	0.05 ± 0.00
马关八寨	0.02 ± 0.00	9月	0.05 ± 0.0002	160	0.04 ± 0.00
马关马白	0.16 ± 0.00	10月	0.11 ± 0.00	<160	0.05 ± 0.00
砚山者腊	0.18 ± 0.00	11月	0.08 ± 0.00		
砚山郊址	0.06 ± 0.00				
文山坝心	0.05 ± 0.00				
文山马塘	0.07 ± 0.00				
丘北八大哨	0.02 ± 0.00				
砚山盘龙	0.11 ± 0.00				
广西靖西	0.01 ± 0.00				

熊艺花等（2011）采用 3,5 - 二硝基水杨酸比色法（DNS），测定三七中的还原糖和总糖的含量，并计算总多糖的含量。DNS 试剂的配制方法为称取 3,5 - 二硝基水杨酸 3.15 g，溶于 131 mL 2 mol/L NaOH 溶液中，再将其加入到 250 mL 含 91 g 酒石酸钾钠的热水溶液中，搅拌使其溶解，然后加入 2.5 g 苯酚和 2.5 g 亚硫酸钠，充分搅拌，溶解，冷却后定容至 500 mL 棕色容量瓶中储存，室温放

置 1 周稳定后使用。三七总多糖及其水解液样品制备方法为：精密称取三七粉末 5.0 g，置 250 mL 容量瓶中，加入蒸馏水 200 mL，超声提取 2 h，冷却至室温，加蒸馏水至刻度，4000 r/min 离心 10 min。精密移取上清液 100.0 mL，置 250 mL 茄型瓶中减压回收至干，用蒸馏水少量多次将其溶解至 10 mL 容量瓶中，加水定容至刻度。将浓缩液用 40.0 mL 无水乙醇洗至 100 mL 三角锥形瓶中，充分振摇混匀，置冰箱中冷藏放置过夜。将上述溶液转至离心管中 4000 r/min 离心 5 min，残渣用 80% 乙醇洗涤 4 次，每次 10 mL。将上述残渣用蒸馏水溶解至 100 mL 容量瓶中，加蒸馏水定容至刻度，即得总多糖样品。精密移取三七多糖样品溶液 20.0 mL 置于三角锥形瓶中，加入 10 mL 6 mol/L HCl 溶液（现配），封口，于沸水浴上加热 30 min，取出冷却至室温，用 6 mol/L NaOH 溶液调 pH 值至 8.0，4000 r/min 离心 5 min，残渣用水洗涤，上清液与水洗涤液一并置 50 mL 容量瓶中，用蒸馏水定容至刻度，摇匀即得三七多糖水解液样品。三七供试品总多糖含量测定方法为：精密移取不同等级的三七多糖水解液样品 1.0 mL（根据实验结果调整取样量），置具塞试管中，加水至 2.0 mL，加入 1.5 mL DNS 试剂，摇匀，于沸水浴中加热 5 min，取出后迅速冷却，以 2.0 mL 蒸馏水做空白，用紫外 - 可见分光光度计于 510 nm 测定吸光度。

赵嵩月等（2011）采用硫酸 - 蒽酮显色法对醇提三七总皂苷副产物三七多糖进行了含量测定。蒽酮 - 硫酸试剂及对照液的配制方法为：精密称取 0.1 g 蒽酮，加入 100 mL 80% 的硫酸溶液，搅拌溶解，摇匀，即得蒽酮 - 硫酸试剂，临用新配。取 105 ℃干燥至恒重的无水 D- 葡萄糖约 10 mg，精密称定，置 50 mL 容量瓶中，加水溶解定容，即得对照品溶液。三七多糖的含量测定方法为：取约 50 mg 样品多糖，精密称定，置于 250 mL 容量瓶中，加水适量，在 50 ℃温水浴中溶解，放置至室温，加水定容，过滤，精密吸取续滤液 1 mL 于试管中，加水至 2.0 mL，精密加入 6 mL 硫酸蒽酮溶液，摇匀，置沸水浴中加热 15 min。取出后立即放入冰水浴中冷却 15 min，取出。在 625 nm 处测定吸光度。

刘岩等（2012）采用蒽酮 - 硫酸比色法与 528 nm 波长处用分光光度法测定不同部位三七多糖的含量。蒽酮 - 浓硫酸溶液的配制方法为：取 98% 的浓硫酸 76 mL，稀释成 100 mL 溶液；称取蒽酮 0.2 g，放入 100 mL 容量瓶中，逐渐加入上述配制的硫酸溶液至刻度并摇匀，冷却至室温，备用（现配）。三七多糖溶液的制备方法：① 取 2 g 三七药材细粉，精密称定，置圆底烧瓶中，加 80% 乙醇 50 mL，置水浴中回流 1.5 h，趁热过滤，残渣用 80% 热乙醇洗涤 3 次，

10 mL/次，将残渣及滤纸置于烧瓶中，加水 150 mL，置沸水浴中加热回流 2 h，取回流液离心 20 min（4000 r/min），上清液即为三七多糖溶液 1。② 取 2 g 三七药材细粉，精密称定，置圆底烧瓶中，加水 150 mL 置沸水浴中加热回流 2 h，取回流液离心 20 min（4000 r/min），上清液即为三七多糖溶液 2。三七多糖含量测定方法为：精密吸取三七多糖溶液，且做一定倍数的稀释，取 0.3 mL 于 10 mL 具塞比色管中且都用蒸馏水补至 2.0 mL，在冰水浴中缓缓滴加 0.2% 蒽酮 - 硫酸溶液至刻度，摇匀，放冷后置沸水浴中保温 15 min，取出，立即置冰水浴中冷却 15 min，取出，以相应试剂为空白，于 528 nm 处测吸光度。

3.6 三七黄酮含量分析

三七总黄酮是三七活性成分之一，三七中含有的少量山奈酚、槲皮素和槲皮素 -3-O- 槐糖等都为黄酮类化合物。三七黄酮类成分能直接扩张动脉血管，增强心肌收缩力和稳定心率，改善血液循环及防治血栓等（魏均娴等，1996）。另有实验表明三七黄酮类成分能对抗垂体后叶素引起的 T 波改变，因此，可以对缺血心肌起到保护作用（颜正华，1999）。魏均娴等（1980）指出三七黄酮类成分与皂苷合用，生理活性最强，分开使用则证明黄酮类成分能显著增加心肌冠脉流量。槲皮素不仅对多种致癌剂、促癌剂有拮抗作用，而且可以抑制多类恶性肿瘤细胞的生长（孔令泉，1999）。此外，三七黄酮类成分对人肝癌 SMMC-7721 有一定的抑制作用，并呈时间及剂量依赖性关系（蔡瑛等，2006；张志信，2005）。三七总黄酮的提取需根据其在植物中的不同部位采取不同的提取方法，主要包括溶剂提取法、碱水提取法、微波 - 碱水提取法等；而分离纯化方法主要有大孔树脂吸附法、各种柱层析法、HPLC 法、离心薄层层析法等（渠桂荣等，2000）。

李忠英等（2010）采用超声波提取、亚硝酸钠 - 硝酸铝分光光度法测定了三七中总黄酮的含量。标准曲线的绘制方法为：准确称取于 100 ℃下干燥至恒重的芦丁标准品 10.5 mg，用 50% 乙醇溶解并定容至 50 mL，得到浓度为 0.21 mg/mL 的芦丁标准溶液。准确吸取上述标准溶液 0 mL、1.0 mL、2.0 mL、3.0 mL、4.0 mL、5.0 mL 于 25 mL 容量瓶中，加入 1.0 mL 5%NaNO$_2$ 溶液，摇匀静置 5 min 后再加入 1.0 mL 10% Al(NO$_3$)$_3$ 溶液，摇匀，放置 5 min 后加入 10 mL 4%NaOH 溶液，用 30% 乙醇定容。以 50% 乙醇为空白对照，在波长 510 nm 处测定样品的吸光度。

以吸光度值为纵坐标，样品浓度为横坐标绘制标准曲线。样品制备方法为：将三七粉置于恒温箱中 90 ℃干燥 1 h，然后置于干燥器中备用。准确称取三七样品 0.6015 g 于 25 mL 容量瓶中，加入 50% 乙醇溶解后定容至刻度。采用超声波提取 2 次，每次提取 10 min。然后 3500 r/min 离心 15 min，上清液备用。准确移取 1 mL 上清液于 25 mL 容量瓶中，按照测定芦丁标准溶液吸光度的方法测定三七粉的吸光度。

崔秀明等（2002）采用紫外分光光度法对不同产地、不同采收期和不同规格的三年生三七进行了黄酮的含量测定。标准曲线的绘制方法为：精密称取 50 μg 槲皮素对照品，加甲醇配制成 1 μg/mL 槲皮素对照溶液，精密吸取 5.2 μL、6.0 μL、7.8 μL、10.4 μL、13.0 μL，于 249 nm 处测定吸光度，试剂为空白参比，以吸光度与槲皮素对照品溶液的加入量做回归处理，计算回归方程。样品测定方法为：取待测样品 5 g，加入 50 mL 70% 甲醇溶液，超声提取 2 h，4000 r/min 离心，取上清液 1 mL，稀释 12 倍为供试样品溶液，取 5 mL 于 249 nm 处测定吸光度，计算样品中总黄酮的含量，结果见表 3.11~ 表 3.13。

表 3.11　不同产地三七中的总黄酮含量 (n= 3) (%)

样品	总黄酮（%）	RSD（%）	样品	总黄酮（%）	RSD（%）
1	0.1438	0.40	22	0.0990	0.32
2	0.1490	0.07	23	0.1062	0.59
3	0.1483	0.26	24	0.1187	0.42
4	0.1282	0.21	25	0.1466	0.28
5	0.1071	0.19	26	0.1290	0.16
6	0.1259	0.21	27	0.1318	0.40
7	0.1072	0.16	28	0.1258	0.35
8	0.1282	0.23	29	0.1469	0.18
9	0.1207	0.36	30	0.1008	0.45
10	0.1221	0.08	31	0.1086	0.40
11	0.1142	0.18	32	0.0953	0.64
12	0.1275	0.62	33	0.1369	0.40
13	0.1251	0.17	34	0.1461	0.10
14	0.1468	0.30	35	0.1228	0.25
15	0.1086	0.45	36	0.1251	0.17
16	0.1371	0.26	37	0.1287	0.16
17	0.1403	0.26	38	0.1531	0.21
18	0.1266	0.34	39	0.1266	0.24
19	0.1188	0.32	40	0.1265	0.30
20	0.1303	0.28	41	0.1490	0.25
21	0.1321	0.47	42	0.1497	0.28

续表

样品	总黄酮（%）	RSD（%）	样品	总黄酮（%）	RSD（%）
43	0.1567	0.30	49	0.1581	0.28
44	0.1332	0.28	50	0.1547	1.00
45	0.1287	0.24	51	0.1504	0.50
46	0.1304	0.22	52	0.1327	0.77
47	0.1321	0.29	53	0.1304	0.55
48	0.1321	0.35	—	—	—

注：样品来源：1~49号云南文山；50~52号广西；53号广东。

表 3.12　不同采收期三七中黄酮含量 (%)

采收期	黄酮含量	采收期	黄酮含量
3月	0.210	7月	0.136
4月	0.173	8月	0.215
5月	0.187	9月	0.188
6月	0.227	10月	0.171

表 3.13　不同规格三七中黄酮含量 (%)

规格	黄酮含量	规格	黄酮含量
20头	0.058	80头	0.058
30头	0.060	120头	0.038
40头	0.059	160头	0.068
60头	0.055	无数头	0.071

　　刘英等（2015）也采用类似分光光度法对不同产地和不同部位的三七进行了总黄酮的含量测定，结果如表 3.14 所示。

表 3.14　不同产地三年生三七主根、须根、根茎总黄酮含量测定结果

产地	总黄酮含量（%）		
	主根	须根	根茎
文山州文山市东山乡	0.22	0.25	0.70
文山州文山市平坝乡	0.19	0.43	0.53
文山州马关县仁合镇	0.16	0.22	0.36
文山州马关县马白镇马安山	0.13	0.37	0.40
文山州马关县马白镇大龙潭	0.22	0.38	0.45
文山州西畴县西洒镇	0.25	0.36	0.45
红河州屏边县湾塘乡	0.13	0.31	0.42
红河州屏边县绕瓦塘乡	0.20	0.24	0.29
红河州建水县磨玉村	0.14	0.41	0.48
红河州砚山县盘龙江	0.24	0.43	0.47
平均值	0.19	0.34	0.50

3.7　挥发性成分含量分析

三七中的挥发性成分使其具有特殊的气味、生物活性及镇痛、抗菌等作用。侯冬岩（1993）认为三七的止血祛癖、消肿止痛功效与其挥发油成分的组成及含量有一定关系，因此采用毛细管气相色谱 - 质谱联用技术和毛细管气相色谱 - 傅里叶变换红外光谱联用技术联合分析的方法，对吉林省野生三七挥发油的化学成分进行了分离和鉴定，鉴定出 35 种化合物的结构。鲁岐等（1987）从三七根中分离并鉴定出 34 种挥发油化合物，包括脂肪酸、倍半萜类、苯取代物、萘取代物、烷烃、烯烃等；其中，γ- 依兰油烯、莎草烯尚未在人参中发现。李毛全等（2009）采用超临界 CO_2 提取三七中挥发油，具有分离效率高、操作周期短等优点。

李丽明等（2013）采用 HS-SPME- GC/MS 联用法对不同规格三七挥发性成分进行分析。前处理方法为将不同规格的三七用小型粉碎机分别粉碎，迅速各取 5 g 样品装入 15 mL 专用样品瓶内，制备后加盖封口，待测。色谱条件为 DB-WAX 毛细管色谱柱（30 m × 0.32 mm，0.5 μm），氦气 He，流速：1.46 mL/min，进样口温度：250 ℃，起始柱温：80 ℃，不保留，先以 2 ℃升至 180 ℃，再以 4 ℃升至 210 ℃，最后以 30 ℃升至 280 ℃，保持 1 min，不分流进样。质谱条件为离子源温度 200 ℃，电离方式 EI，电子能量 70 eV。质量扫描 m/z 35～400，谱图采用 NIST08s. LIB 质谱库进行检索，结果如表 3.15 所示。

表 3.15　不同规格三七挥发成分比较分析

保留时间（min）	化合物	相对含量（%）						
		20头	30头	40头	60头	80头	100头	120头
1.580	丙基丙二酸二乙酯	0.12	0.07	—	—	—	0.06	—
1.620	酮丙二酸	—	—	—	0.07	—	—	—
2.195	2,3-丁二醇	—	—	—	0.10	—	—	—
4.855	正辛醛	0.72	0.22	0.16	0.30	0.19	0.10	0.65
5.275	松油烯	0.07	0.03	—	0.02	0.19	0.03	0.48
5.480	邻异丙基甲苯	1.03	—	—	—	—	—	—
5.588	天然蓋三烯	2.01	1.98	0.66	2.85	0.51	1.81	0.55
6.342	1,4-环己二烯	2.04	1.49	0.58	2.04	0.30	1.27	0.15
7.223	环己烯	0.58	0.38	0.15	0.52	0.05	0.29	0.05
7.593	壬醛	0.46	0.09	0.05	0.15	—	0.31	0.18
8.944	3-壬烯-2-酮	—	—	—	0.17	—	—	—
9.191	樟脑	0.65	0.50	0.09	0.19	—	—	—
9.491	—	0.17	—	—	—	—	—	—

保留时间 （min）	化合物	相对含量（%）						
		20头	30头	40头	60头	80头	100头	120头
9.596	反式-2-壬烯醛	0.18	0.11	0.08	0.24	—	0.02	—
10.221	辛酸	0.14	0.63	0.08	0.24	—	0.02	—
10.492	（－）-4-萜品醇	2.20	1.37	0.79	2.39	0.28	0.64	0.21
11.065	α-松油醇	0.17	0.13	0.11	0.53	0.07	0.04	0.06
11.310	4-烯丙基苯甲醚	0.09	0.04	—	—	—	0.04	—
11.608	癸醛	0.10	0.03	0.02	0.10	—	0.02	—
11.900	噻吩	—	—	—	0.03	—	—	—
13.237	2-异丙基-5-甲基茴香醚	2.17	—	—	0.04	—	—	—
14.016	乙酸芳樟酯	0.33	0.17	0.10	0.34	—	0.08	—
14.722	糠酸	0.04	0.07	0.02	0.54	0.02	0.05	0.01
15.100	1-(2H)-萘酚酮	0.05	—	—	—	—	—	—
15.350	呋喃	0.10	0.09	0.02	—	—	0.03	
15.510	茴香脑	0.81	0.73	0.20	1.43	—	0.52	—
15.863	香芹酚	0.07	—	—	—	—	—	—
16.313	—	0.05	—	—	0.06	—	—	—
17.812	α-松油烯	0.23	—	0.96	0.06	1.33	0.68	1.42
18.076	—	0.18	0.11	—	0.27	—	—	—
18.344	环己烷	2.66	9.50	8.47	1.03	9.27	5.83	8.86
19.000	α-荜澄茄油烯	0.82	0.73	1.04	1.74	1.00	1.76	1.33
19.451	乙酸	—	0.07	—	—	—	—	—
19.823	乙酸橙花酯	0.06	0.04	0.10	—	0.07	0.04	0.07
20.028	4-叔丁基环己基乙酸脂	0.12	0.06	—	—	—	—	—
20.203	α-依兰烯	0.42	0.13	—	0.87	—	0.20	—
20.451	α-蒎烯	1.18	0.71	1.78	0.81	1.50	2.95	2.42
20.936	乙酸橙花酯	0.29	0.08	0.21	—	—	0.14	—
21.143	异喇叭烯	0.78	0.76	—	1.17	—	2.32	—
21.366		0.69	0.98	0.77	0.15	3.28	—	4.00
22.036	α-古芸烯	1.01	1.21	2.84	0.60	—	0.70	0
22.345	β-橄榄烯	1.84	1.92	1.10	1.32	2.87	1.23	2.43
22.701	—	3.64	3.32	—	1.93	—	—	—
22.907	石竹烯	0.76	1.48	6.80	2.02	—	6.84	8.11
23.160	环庚烷	0.18	0.19	—	0.24	7.65	—	—
23.427	—	0.80	1.39	3.10	1.02	3.46	3.10	4.12
24.002	1,1,4,7-四甲基-1H-环丙薁	3.68	4.60	3.58	3.85	4.09	3.42	2.34
24.284		0.95	0.70	1.96	0.85	1.52	1.36	1.48
24.609	（＋）-莒蒲烯	1.88	1.26	3.39	8.68	—	2.70	1.69
25.419	α-愈创木烯	28.10	27.19	17.09	17.79	22.65	16.67	19.12
25.608	1,3-环己二烯	—	—	—	0.11	—	—	—
26.266	α-蒎烯	1.77	7.24	18.00	7.71	—	17.96	—

续表

保留时间 （min）	化合物	相对含量（%）						
		20头	30头	40头	60头	80头	100头	120头
26.477	1,6-二烯环十烷	0.52	0.47	—	4.16	—	—	—
26.726	苷菊环烃	—	—	—	0.55	—	—	—
27.036	（－）-水芹烯	—	—	—	0.36	—	—	—
27.384	喇叭烯	4.53	13.36	12.82	4.73	16.21	10.35	16.36
27.572	α-丁香烯	0.49	—	—	1.59	—	—	—
27.920	—	0.54	0.36	—	0.56	—	—	—
28.353	（-）-马兜铃烯	0.81	0.64	2.02	3.06	13.76	2.42	12.77
28.925	萘	2.58	1.65	2.84	6.66	1.21	4.41	1.30
29.278	β-橙椒烯	0.33	—	—	0.52	2.50	—	2.68
29.473	1, 2, 3-三甲基-烯环戊基-2-烯酮甲醛	0.19	0.47					
29.645	—	0.11	0.14	—	0.34	—	1.02	1.10
30.036	α-去二氢菖蒲烯	0.62	0.39	1.21.	0.55	1.29	0.22	0.19
30.546	4, 7-十八烷二酸	0.29	0.12	—	0.24	0.10	0.20	—
30.819	（+）-香橙烯	0.27	0.09	0.17	0.08	—	—	0.13
31.246	异香橙烯环氧化物	1.40	0.37	0.21	0.67	0.19	0.24	0.20
31.625	新丁子香烯氧化物	—	—	—	0.13	—	—	—
32.058	匙叶桉油烯醇	10.66	4.73	3.64	3.33	2.93	4.78	2.74
32.189	表蓝桉醇	—	0.54	—	0.53	—	—	—
32.470	异香橙烯环氧化物	0.13	—	—	0.11	—	—	—
32.788	2-丁醇, 4-(2, 2-双甲基)-6-甲基己酮	0.71	0.22	0.39	0.80	0.26	0.57	0.36
33.062	2-(1, 4, 4-三甲基-2-环己烯基) 乙醇	0.27	—	—	0.10	—	—	—
33.282	喇叭茶醇	0.71	0.43	0.22	0.30	0.16	0.19	0.21
33.654	［1 R-(1 R, 4 R, 6 R, 10S)］-4, 12, 12-三甲基-9-亚甲基-5-氧杂三环［8. 2. 0. 04, 6］十二烷	0.39	0.09	0.18	0.22	0.16	0.30	0.24
33.816	穿心莲内酯	—	0.06	—	0.15	—	—	—
34.071	α-荜澄茄醇	0.13	0.05	—	0.28	0.01	—	—
34.351	异长叶烯	0.09	0.02	—	0.11	—	0.03	—
34.754	10, 12-十八烷二酸	0.20	0.66	0.20	0.45	0.03	0.08	0.09
35.095	2-苯基-2-乙基丁酸	0.13	—	—	0.06	—	—	—
35.303	三环［5. 2. 2. 0，(1, 6)］十一烷-3-醇	0.67	0.46	0.43	0.39	0.36	0.52	0.49
35.543	6-丙烯-4, 8a-二甲基-1, 2, 3, 5, 6, 7, 8, 8a-八氢-萘-2-醇	0.16	0.09	—	0.26	—	—	—
35.763	罗汉柏烯	0.17	0.06	0.05	0.19	—	0.07	0.04

保留时间（min）	化合物	相对含量（%）						
		20头	30头	40头	60头	80头	100头	120头
36.108	1-十八酸	0.36	0.13	0.20	0.29	—	0.27	0.14
36.543	2, 2′, 5, 5′-四甲基联苯基	0.22	—	—	0.10	0.04	—	0.03
37.013	绿花白千层烯	0.42	0.15	0.12	0.11	—	0.33	0.12
37.229	乙酸(Z)-5-十二烯醇酯	—	0.09	—	0.43	—	—	—
37.501	3, 3′, 5, 5′-四甲基联苯	0.40	0.11	0.18	0.25	0.22	—	0.13
37.900	1-(2-乙基)-1-乙苯	0.31	0.08	—	0.24	—	0.16	—
38.491	十七烷	0.11	0.02	—	0.03	0.03	—	0.02
38.963	1, 3-二苯基-1-丁烯	0.25	—	—	—	—	—	—
39.204	3, 4-二甲基联苯	0.31	0.05	0.07	0.12	0.02	0.05	0.03
39.562	肉豆蔻醛	0.09	0.11	0.04	0.07	0.03	—	0.19
39.795	1, 11-十六二炔	0.05	0.03	—	0.03	—	—	—
40.352	二十一碳烷酸甲酯	0.07	0.02	—	—	—	—	0.02
40.783	甲顺丁烯二酸二甲酯	0.06	—	—	0.08	—	—	—
41.374	甲顺丁烯二酸二甲酯	0.03	0.11	—	2.02	—	0.02	0.02
42.214	15-胡椒醇	0.13	0.03	—	0.02	0.02	0.05	0.01
42.495	甲基甜菊素	0.05	0.02	—	0.10	—	0.02	0.03
42.495	甲基甜菊素	0.05	0.02	—	0.10	—	0.02	0.03
42.769	—	0.04	—	—	0.03	—	0.02	0.01
44.355	二十一烷	0.30	—	—	—	—	0.02	0.03
44.858	7-羟基-6, 9a-双甲基-3-亚甲基-十氢-薁醇［4, 5-b］呋喃-2, 9-二酮	0.28	—	—	0.07	—	—	0.02
46.266	双环［3.3.1］壬烷-2,6-二醇	0.03	0.04	—	0.07	—	—	0.04
47.707	邻苯二甲酸二异丁酯	0.17	0.05	—	0.24	0.02	0.05	0.03
49.130	二十烷	0.05	0.01	—	—	—	0.01	0.01
49.538	二十一烷	0.36	0.02	—	—	—	—	0.01
50.819	7, 9-二叔丁基-1-氧杂螺(4.5)-6, 9-二烯-1, 8-二酮	0.15	0.25	0.24	0.02	—	—	0.08
52.476	十六酸甲酯	0.03	0.01	—	0.16	—	—	—
53.770	十五烷酸甲酯	0.16	0.08	0.12	0.09	—	0.02	0.14
53.975	二十一烷	0.42	0.01	—	—	—	—	—
53.975	二十一烷	0.42	0.01	—	—	—	—	—
55.199	(Z)-(—)-1, 9-二烯-4, 6-二炔-3-醇	—	0.18	0.32	—	—	0.32	0.12
56.686	镰叶芹醇	0.05	0.06	—	0.09	—	—	—

　　经过分析可以发现，三七规格不同，其含有挥发油的种类数量也不尽相同。20头三七中共分离出挥发油成分的化合物最多，高达100种，而40头、100头、

120头三七中分离出化合物最少，分别为 52 种、62 种、60 种。在不同规格三七中检测出的挥发油成分，以萜烯类化合物所占比例较大，α- 愈创木烯含量较高，并且所含的挥发油成分在种类、含量和数量上，不同规格三七的不尽相同。

3.8　农药残留分析

三七作为我国传统名贵中药材，其独特功效享誉国内外，开发前景广阔。但由于三七病虫害较为严重，生长周期长，频繁施用农药难免导致农药残留问题，其中有机氯农药与有机磷农药是使用较为广泛的一类。由于两者均易引起人体中毒症状，严重威胁人体健康，因此是重要的检测对象。有研究（周家明等，2007）采用毛细管气相色谱法测定不同三七饮片中有机氯农药六六六、滴滴涕的残留含量，结果见表 3.16 所示。2010 版《中国药典》规定：六六六（总 BHC）$\leqslant 0.2 \times 10^{-6}$，滴滴涕（DDT）$\leqslant 0.2 \times 10^{-6}$，五氯硝基苯（PCNB）$\leqslant 0.1 \times 10^{-6}$。通过对比分析，发现生三七粉 (100 目)、超细三七粉 (1250 目)、三七配方颗粒 (20～40 目) 中仅三七配方颗粒 (20～40 目) 中的六六六、DDT 的农药残留量符合《中国药典》规定。

表 3.16　三七不同饮片中六六六、DDT 的农药残留量（mg/kg）

样品编号	生三七粉		样品编号	超细三七粉		样品编号	三七配方颗料	
	六六六	DDT		六六六	DDT		六六六	DDT
1	0.214	0	10	0.034	0	19	0	0.055
2	0.046	0.013	11	0.033	0	20	0	0
3	0.023	0	12	0.106	0.035	21	0.044	0.013
4	0.066	0.010	13	0.028	0	22	0	0
平均值	0.087	0.012	平均值	0.050	0.009	平均值	0.011	0.017

还有研究（罗莉等，2012）参照《中国药典》2010 年版一部附录 IXQ 农药残留量测定法，建立了 12 种有机磷农药（对硫磷、甲基对硫磷、乐果、氧化乐果、甲胺磷、久效磷、二嗪农、乙硫磷、马拉硫磷、杀扑磷、敌敌畏、乙酰甲胺磷）残留量同时测定的方法，不同产地三七根部有机磷农药残留含量测定结果见表 3.17。从三七根部中共检测出 2 种有机磷农药残留，即马拉硫磷和对硫磷，其余 10 种均未检测出。在文山大根中检测出马拉硫磷，残留量为 0.03 mg/kg；在文山和泸西的三七中均检出对硫磷，含量范围为 0.05～0.26 mg/kg。在农产品

中农药最大残留限量 (MRL) 的国家标准中，规定了马拉硫磷允许残留最大的是在原粮、大豆、葡萄中不得超过 8 mg/kg；规定了对硫磷不得使用于蔬菜、水果中，允许残留量最大的是在原粮、棉籽油中不得超过 0.1 mg/kg。通过数据对比可以发现，不同产地三七根部中马拉硫磷、对硫磷残留含量基本符合以上标准规定。

显然，为了保证药材的安全性，三七的农药残留应引起必要的重视。

表 3.17　样品 12 种有机磷农药残留量测定结果

产地	部位	马拉硫磷(mg/kg)	对硫磷(mg/kg)
泸西	剪口	—	0.26
	主根	—	0.06
弥勒	剪口	—	—
	主根	—	—
文山	剪口	—	0.05
	大根	0.03	0.06
	头子	—	0.06

3.9　重金属及有害成分分析

中药材重金属含量的高低直接影响了药用安全性，因此国内外对于药材中的有毒重金属含量进行了严格的限制。2010 版《中国药典》规定，中药材中的重金属含量须符合：铅≤5/100万，镉≤3/1000万，汞≤2/1000万，铜≤20/100万，砷≤2/100万。

有研究（王丽等，2014）取不同部位的干燥三七样品，参照《中国药典》附录 IXB 对 5 种重金属含量进行测定，其中铅、镉的测定采用 Savant AAZ 原子吸收分光光度仪，而砷、汞、铜的测定采用 7AS-990 原子吸收分光光度计。测定结果如表 3.18 所示。三七主根中 5 种重金属铅、镉、砷、汞、铜的含量均低于剪口与须根的含量，且仅有三七主根所测含量符合药典中的规定。

表 3.18　干燥三七不同部位重金属残留量对比 (mg/kg)

三七部位	铅	镉	砷	汞	铜
主根	0.12	0.26	0.29	0.10	1.50
剪口	0.17	0.29	0.48	0.15	2.20
须根	0.15	0.41	0.30	0.09	8.60

参 考 文 献

蔡瑛，黄青青，张朝贵.2006.肠内营养加三七多糖对创伤大鼠CD4⁺/CD8⁺和白细胞介素2水平的影响治疗.中国危重病急救医学，18(10):698-701.

崔秀明，董婷霞，黄文哲，等.2002.三七中黄酮成分的含量测定.中草药，33(7):611-612.

崔秀明，徐珞珊，王强，等.2003.三七糖类成分的含量及其变化.现代中药研究与实践，增刊：21-24.

陈硕，周小雷，王硕，等.2013.中药材质量控制技术现代研究概述.现代中药研究与实践，2013(3):72-77.

陈旭，党晓芳，曹飒丽，等.2013.三七中总皂苷含量测定的对照品筛选.中国实验方剂学杂志，19(7):66-68.

刁勇，赵爱，朱琳，等.2009.三七多糖毒性试验研究.中国文山三七等云南特色药物国际论坛论文集：202-204.

国家药典委员会.2010.中华人民共和国药典.一部.北京：中国医药科技出版社.

侯冬岩.1993.三七挥发性成分研究.鞍山师专学报，(3):62-65.

江英桥，王强，马世平，等.2000.HPLC-ELSD及紫外分光光度法测定三七中皂苷的含量.中草药，31(10):737-739.

孔令泉.1999.槲皮素抗肿瘤作用的研究进展.四川医学，20(1):56-58.

孔燕君，洪美凤.2000.紫外分光光度法测定人参及三七中总皂苷含量.中国现代应用药学，17(1):51-52.

李海涛，徐红欣，张娜，等.2012.三七及其混伪品的紫外谱线组法鉴别研究.保定：河北大学，40(9): 5161-5163.

李建蕊，陈建波，周群，等.2014.中药三七不同部位和组织的红外光谱分析.光谱学与光谱分析，2014(3):634-637.

李丽明，任斌，郭洁文，等.2013.不同规格三七挥发性成分研究.中药材，36(6):934-938.

李毛全，夏伦祝，章俊如，等.2009.超临界CO_2萃取三七中挥发油及皂苷的工艺研究.安徽医药，13(3):261-263.

李忠英，罗跃中.2010.三七粉中总黄酮的检测.安徽农业科学，38(27):14942-14943.

廖保生，王丽丽，王晓玥，等.2015.基于分子身份证的三七药材快速鉴定方法.中国药学杂志，(22):1954-1959.

刘飞，邱武跃，刘刚.2010.三七的傅里叶变换红外光谱鉴别技术.安徽农业科学，38(17):8835-8836.

刘飞，王元忠，杨春艳，等 .2015. 红外光谱结合判别分析对三七道地性及产地的鉴别研究 . 光谱学与光谱分析，(1):108-112.

刘岩，范开，李龙军，等 .2012. 三七多糖的含量测定方法及不同 . 部位多糖的含量变化研究 . 中国实验方剂学杂志，18(19):118-120.

刘英，曲媛，王承潇，等 .2015. 不同产地不同部位三七中总黄酮的含量测定 . 安徽农业科学，(15):54-55.

鲁岐，李向高 .1987. 三七挥发油成分的研究 . 药学通报，22(9):528-530.

罗莉，陈荣洁，丁艳芬，等 .2012. 三七有机磷、农药残留的气相分析 . 云南中医学院学报，35(4):37-39.

马妮，张紫佳，曾江，等 .2009. 三七中皂苷类成分 TLC 指纹图谱研究 . 现代中药研究与实践，(4):50-51.

渠桂荣，郭海明 .2000. 黄酮苷类化合物分离鉴定的研究进展 . 中草药，31(4):72-74.

王丽，符德欢 .2014. 三七重金属含量影响因素的初步研究 . 云南中医学院学报，37(5):13-15.

王雁 .2005. 不同商品规格三七中 3 种皂苷的高效液相色谱法含量测定 . 中药材，28(1): 33-34.

魏均娴，杜元冲 .1996. 三七——现代科学研究及应用 . 昆明 : 云南科技出版社 .

魏均娴，王菊芬，张良玉，等 .1980. 三七的化学研究——Ⅰ . 三七绒根的成份研究 . 药学学报，15(6):359-364.

卫生部药典委员会 .2009. 中华人民共和国药典中药薄层色谱彩色图集 . 广州 : 广东科技出版社 .

熊艺花，李婧，黄松，等 .2011.DNS 法对三七总多糖含量测定 . 亚太传统医药，7(7):7-9.

颜正华 .1999. 中药学 . 北京 : 人民卫生出版社 .

杨秋娅，李晓宇，刘皋林 .2013. 人参皂苷 Rb_1 的药理作用研究进展 . 中国药学杂志，48(15): 1233-1237.

杨逸，杨丽瑛，戴景峰，等 .2012. 人参皂苷 Rg_1 药理活性的研究发展 . 时珍国医国药，23（12）: 3121-3123.

于建，陆继伟，王柯，等 .2012. 复方丹参片和复方丹参颗粒中三七薄层色谱鉴别的研究 . 中国药品标准，04:249-251.

张慧燕，李银 .2001. 西洋参、人参、三七的鉴别 . 中国药品标准，2(1):55-57.

张英，黄明辉，柏干荣，等 .2005. 三七的 18SrRNA，matK 基因序列和 HPLC 化学指纹图谱分析研究 . 药品评价，2(1):23-30.

张志信 .2005. 三七茎叶中黄酮类化合物初步研究 . 重庆 : 重庆大学 .

张志信，张仕秀 .2012. 三七及其三个近缘种的红外光谱分析 . 时珍国医国药，23(12): 3126-3129.

赵嵩月，陈彤，张要武，等.2011.醇提三七总皂苷副产物中三七多糖的提取及含量测定.华西药学杂志，26(5):481-483.

赵熙，李艳萍，李顺英，等.2006.三七 DNA 指纹图谱分析.云南中医中药杂志，27(3):47-48.

周家明，张文斌，崔秀明，等.2007.不同三七饮片中六六六、滴滴涕农药残留量的分析.现代中药研究与实践，21(1):10-12.

Dong W P, Liu H, Xu C, et al.2014. A chloroplast genomic strategy for designing taxon specific DNA mini-barcodes: a case study on ginsengs. BMC Genetics ,15:138.

Kosuge T，Yokota M，Ochiai A.1981.Studies on antihemorrhagic principles in the crude drugs for hemostatics.II.On antihemorrhagic principle in Sanchi Ginseng Radix.akugakuZasshi，101(7):629-632.

Ohtani K，Mizutani K, Hatono S, et al.1987.Sanchinan-A,a reticulo-endothelial system activating arabinogalactan from sanchi ginseng (roots of *Panax notoginseng*).Planta Med, 53:166-169.

Sasaki R,Tsunoda S,Matano Y, et al.1990.Antitumor polysaccharides from *Panax notoginseng* roots .Jpn Kokai Tokkyo Koho A JP,11:1.

Shi S M,Liu Y Z,Tai W,et al.2012. Smashing tissue extraction and HPLC determination of active saponins from different parts of *Panas notoginseng*.Chin Herb Med,4(4): 340-344.

第4章

三七饮片质量标准
及质量控制研究

根据资料记载，三七常加工成粉末后服用。但三七药材质重而坚硬，普通粉碎难以达到合适的粒度范围，因此传统方法加工的三七粉末在服用后不易被人体吸收，使三七临床使用有效成分利用率低，且汤剂煎煮耗时。超微粉碎技术又称细胞级粉碎技术，作为近年来国际飞速发展的一项新技术。三七破壁粉粒是将三七药材进行细胞级粉碎后制成的颗粒，其粉末粒度小、比表面积大，能增加有效成分的溶出度，加速体内释药速度、吸收速度和代谢速度，提高生物利用度，增强药物疗效。研究表明三七普通粉和微粉的粉体学特征、水溶性浸出物含量差异显著，超微粉的人参皂苷 Rg_1、人参皂苷 Rb_1 和三七皂苷 R_1 的溶出速度较快（柯金虎等，2003）。经实验证明，将生三七加工成超细三七粉（直径为 10 μm 以下），不仅服用方便且极易被人体吸收，其吸收率提高近 1 倍，三七的服用量减少，但疗效却没有降低（高明菊等，2004）。超微粉碎后的中药，其有效成分充分暴露，有利于药物的释放和吸收，提高其生物利用度。超微粉由于粒径小、比表面积大，具有一般颗粒所不具有的特殊理化性质，如良好的溶解性、分散性及生物活性等。

目前三七饮片质量存在的问题有：三七种植存在隐患；采收时间不当；炮制规范不统一，质量标准不完善；以假乱真，以次充好；生产不规范；购销渠道混乱；储存保管不善等。因此，有必要对三七饮片质量标准及质量控制进行研究。

4.1　生三七粉

4.1.1　普通生三七粉

1. 样品制备

取五加科植物三七［*Panax notoginseng* (Burk.) F.H.Chen］的新鲜根及根茎，洗净，绞碎，真空冷冻干燥，超微粉碎，即得。

2. 含量测定方法

照高效液相色谱法（《中国药典》一部附录）测定。

（1）色谱条件与系统适用性试验

以十八烷基硅烷键合硅胶为填充剂的色谱柱，以乙腈 (A) 和水 (B) 为流动相，按照表 4.1 中的规定进行线性洗脱，检测波长 203 nm。理论板数按三七皂苷 R_1 计算不得低于 4000。

表 4.1　生三七粉色谱流动相洗脱梯度

时间 （min）	流动相（%）	
	A	B
0～20	80	20
20～45	80→54	20→46
45～55	54→45	46→55
55～60	45	55
60～65	45→0	55→100
65～75	0	100

（2）对照品溶液的制备

精密称取三七皂苷 R_1，人参皂苷 Rg_1，人参皂苷 Re，人参皂苷 Rb_1 和人参皂苷 Rd 对照品，加甲醇溶液配置成每 1 mL 含三七皂苷 R_1 0.90 mg，人参皂苷 Rg_1 1.60 mg，人参皂苷 Re 0.90 mg，人参皂苷 Rb_1 1.65 mg，人参皂苷 Rd 1.10 mg 的溶液，作为对照品溶液。

（3）供试品溶液的制备

取本品粉末 0.3 g，精密称定，精密加入甲醇 25 mL，称定质量，放置过夜，摇匀，超声处理 40 min 溶解，放冷至室温，再称定质量，用 70% 甲醇补足减失的质量，摇匀，过滤，取续滤液即得三七供试品溶液。取续滤液用微孔滤膜 (0.45 μm) 过滤，即可进行高效液相色谱检测。

（4）测定方法

分别精密吸取对照品溶液与供试品溶液各 10 μL，注入液相色谱仪，测定，即得（图 4.1）。

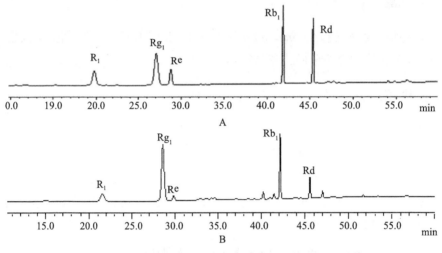

图 4.1　三七对照品 (A) 和生三七粉（B）的 HPLC 图谱

生三七粉按干燥品计算，含三七皂苷 R_1（$C_{47}H_{80}O_{18}$）、人参皂苷 Rg_1（$C_{42}H_{72}O_{14}$）、人参皂苷 Rb_1（$C_{54}H_{92}O_{22}$）、人参皂苷 Re（$C_{48}H_{82}O_{18}$）和人参皂苷 Rd（$C_{48}H_{82}O_{18}$）五者的总量不得少于 8.0%。

4.1.2　超微粉

有研究表明，三七超微粉中三七皂苷 R_1、人参皂苷 Rb_1、人参皂苷 Rg_1 的溶出速率及累积溶出量均高于普通细粉（杨志刚等，2005）。

吴小明等（2013）对三七普通细粉和超微粉的粒径分布范围及体外溶出行为进行比较，具体方法如下。

1. 粉体粒径检测

取三七药材 300 g，于摇摆式高速中药粉碎机中粉碎 3 min，过 80 目筛网，制备三七细粉 (不过筛网者继续粉碎至完全粉碎过筛为止)。取自制三七普通细粉及康美三七超微粉各 0.07 g，加 1 mL 乙醇润湿后，加 50 mL 水，超声 1 min，于激光粒度测定仪进行检测，得到中位粒径（$d_{0.5}$）和众位粒径（$d_{0.9}$）。结果见图 4.2 和表 4.2。

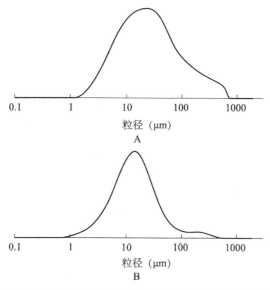

图 4.2　自制三七普通细粉 (A) 和康美三七超微粉（B）的粒径分布图

表 4.2　三七粉体粒径测定结果

粉体规格	d_0（μm）	$d_{0.5}$（μm）	$d_{0.9}$（μm）
自制三七普通细粉	2.524	38.778	167.375
康美三七超微粉	2.647	12.348	31.527

2. 溶出度测定

（1）色谱条件

色谱柱：Inertsil ODS-SP（250 mm×4.6 mm，5 μm）；流动相为乙腈 - 水，梯度洗脱程序：0～12 min，19% 乙腈；12～60 min，19%～36% 乙腈；60～70 min，36%～19% 乙腈；70～80 min，19% 乙腈；体积流量：1.0 mL/min，进样量：10 μL，柱温：30 ℃，检测波长：203 nm。理论塔板数按三七皂苷 R_1 峰计算不低于 4000。

（2）对照品溶液制备

精密称取三七皂苷 R_1、人参皂苷 Rg_1 及人参皂苷 Rb_1 对照品适量，加甲醇制成含三七皂苷 R_1 126 μg/mL、人参皂苷 Rg_1 489 μg/mL、人参皂苷 Rb_1 317 μg/mL 的混合溶液，备用。

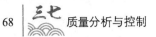

（3）供试品溶液制备

精密量取溶出度测定时所得续滤液 0.5 mL，至 1 mL 容量瓶中，加入甲醇适量，超声 5 min，放冷，甲醇定容至刻度，摇匀，0.45 μm 微孔滤膜过滤，取续滤液，备用。

（4）溶出度测定

为了使样品在溶剂中具有良好溶出曲线，通过预试验确定：称取自制三七普通细粉和康美三七超微粉 8 g，各 6 份。采用桨法，转速为 60 r/min，水浴温度为（37 ± 0.5）℃，溶出介质为 900 mL 蒸馏水，进行溶出实验。分别于 2 min、4 min、6 min、8 min、10 min、15 min、20 min、25 min、30 min、45 min、60 min 取 1 mL，同时补充同温度同体积的溶出介质，1 mL 溶出液用 0.45 μm 微孔滤膜过滤，备用。按"（3）供试品溶液制备"项下方法制备供试品溶液，并按"（1）色谱条件"项下进行 HPLC 分析，测定各样品中三七皂苷 R_1、人参皂苷 Rg_1 及人参皂苷 Rb_1 的量，计算累积溶出率。结果见表 4.3。

表 4.3　三七粉各时间点 3 种皂苷的累积溶出率（$\bar{x} \pm s$, $n=6$）

时间 （min）	自制三七普通细粉溶出率(%)			三七超微粉溶出率(%)		
	三七皂苷R_1	人参皂Rg_1	人参皂苷Rb_1	三七皂苷R_1	人参皂苷Rg_1	人参皂苷Rb_1
2	35.12 ± 5.18	33.85 ± 4.76	36.64 ± 4.96	53.64 ± 6.88	52.14 ± 4.87	56.17 ± 4.37
4	48.61 ± 4.24	47.08 ± 3.81	49.22 ± 5.87	69.86 ± 4.95	67.33 ± 3.99	72.86 ± 3.24
6	57.83 ± 6.06	56.88 ± 5.08	59.84 ± 4.75	83.17 ± 5.04	81.08 ± 4.12	85.38 ± 2.95
8	66.52 ± 3.88	64.77 ± 3.94	68.33 ± 3.08	92.95 ± 3.15	91.92 ± 4.20	94.62 ± 3.04
10	73.64 ± 5.79	72.52 ± 4.17	75.15 ± 3.33	98.41 ± 3.27	97.53 ± 3.86	98.39 ± 2.88
15	82.47 ± 5.08	83.72 ± 4.24	88.62 ± 4.25	97.33 ± 2.83	97.55 ± 2.79	98.24 ± 1.82
20	89.96 ± 2.16	87.28 ± 3.88	92.24 ± 2.84	98.24 ± 2.79	98.37 ± 1.94	97.61 ± 2.15
25	91.33 ± 4.27	90.54 ± 1.72	93.31 ± 1.79	98.61 ± 1.94	98.29 ± 2.73	98.57 ± 1.91
30	92.45 ± 1.92	92.32 ± 1.96	94.53 ± 1.93	98.94 ± 2.66	98.76 ± 1.85	98.79 ± 2.02
45	94.64 ± 2.87	94.28 ± 2.25	94.21 ± 2.06	99.28 ± 1.74	98.37 ± 1.86	99.04 ± 1.97
60	96.48 ± 3.64	95.56 ± 1.86	95.26 ± 1.69	98.19 ± 2.13	99.08 ± 1.77	98.62 ± 1.80

从表中可以看出，三七超微粉中 3 种皂苷成分的溶出速度比细粉得快，8 min 内能达到总溶出量的 90% 以上，充分体现了超微粉碎在药材三七制剂过程中的优势。

李巧燕等（2007）以皂苷为溶出指标，进行不同粒度超微三七饮片中皂苷的溶出速率实验，根据扩散理论推断溶出动力学方程，将实验得到的数据进行回归分析，并与动力学方程进行比较，探索了超微三七饮片中皂苷的溶出特性。

具体方法为：取原药材三七经除杂、分拣、清洗、干燥后粗粉碎，40目的筛下物用 STJ-100 小型扁平式气流磨进行超微粉碎，精确分级，测量粒度及其分布。分装置于烘箱中备用。精密称定三七皂苷对照品 12.5 mg，置 5 mL 容量瓶中，加甲醇稀释至刻度，摇匀。精密吸取 10 μL、20 μL、30 μL、40 μL、50 μL 分别置于比色管中，用热风吹去溶剂，各加入 5% 香草醛-冰醋酸溶液 0.2 mL 和高氯酸 0.8 mL，然后在 60 ℃ 的水浴中加热 15 min，立即在冷水浴中冷却 10 min，加冰醋酸 5 mL，摇匀，在 560 nm 处测定吸光度。以吸光度 A 为纵坐标，试样中皂苷量 C(μg) 为横坐标，绘制标准曲线。回归方程为 $A=0.00217C-0.0273$，$r=0.9999(n=5)$。分别准确称取粒径 (d_{50}) 为 25.00 μm、14.20 μm、8.00 μm 的超微三七饮片 10.00 g 于三只锥形瓶中，加甲醇 100 mL，恒温（37±0.5℃），搅拌速率 100 r/min。当样品刚开始接触溶液时计时，分别于 5 min、10 min、15 min、20 min、25 min、30 min、35 min、40 min、45 min、50 min、60 min 定量吸取溶液 2 mL，同时补加 2 mL 同温介质。将吸取液挥干，加二次蒸馏水溶解，过等量的大孔吸附树脂，收集甲醇洗脱液于水浴中浓缩至干，加 5 mL 甲醇定容，分别吸取 40 μL 溶解液按上述设定的方法进行比色实验。为便于讨论，将根据回归方程计算得到的皂苷量都换算为 1 g 三七样品在 10 mL 甲醇中的皂苷溶出量。根据皂苷溶出速率实验，粒径 (d_{50}) 分别为 25.00 μm、14.20 μm、8.00 μm 的三种超微三七饮片，其皂苷溶出速率结果如表 4.4。

表 4.4 不同粒径超微三七饮片中皂苷溶出速率

溶出时间(min)	$C(d_{50}=25.00)$(g)	$C(d_{50}=14.20)$(g)	$C(d_{50}=8.00)$(g)
5	0.0423	0.0475	0.0593
10	0.0479	0.0512	0.0743
15	0.0530	0.0554	0.0825
20	0.0563	0.0606	0.0844
25	0.0591	0.0643	0.0865
30	0.0628	0.0698	0.0873
35	0.0660	0.0713	0.0882
40	0.0683	0.0735	0.0894
45	0.0728	0.0802	0.0902
50	0.0756	0.0814	0.0906
60	0.0812	0.0820	0.0913

可以看出，随着超微三七饮片颗粒粒径的减少，皂苷溶出速率依次增快，当超微细到 d_{50} 为 8.00 μm 时，皂苷溶出速率加快，表现出明显的突释现象。

4.1.3 破壁粉粒

刘敏等（2011）对三七破壁粉粒的含量测定方法也进行了研究，具体方法如下。

1. 色谱条件及系统适应性试验

Waters X Bridge™ C_{18}(4.6 mm × 250 mm，5 μm) 色谱柱、流动相乙腈（A）-水（B）梯度洗脱，洗脱梯度见表 4.5，流速：1 mL/min，柱温：25 ℃；进样量10 μL，经紫外分光光度计扫描，三七总皂苷在 230 nm 处有最大吸收，故检测波长定为 230 nm。

表 4.5　洗脱梯度

时间(min)	流动相A(%)	流动相B(%)
0 ~ 12	19	81
12 ~ 60	19→36	81→64

2. 对照品溶液的制备

配制混合对照品溶液 2 份，精密称取对照品三七皂苷 R_1、人参皂苷 Rg_1、人参皂苷 Rb_1 适量，用甲醇溶解制备成含三七皂苷 R_1 0.1095 mg/mL、人参皂苷 Rg_1 0.3952 mg/mL、人参皂苷 Rb_1 0.4265 mg/mL 的混合对照品溶液，命名为对照品溶液 1；精密称取对照品三七皂苷 R_1、人参皂苷 Rg_1、人参皂苷 Rb_1 适量，用甲醇溶解制备成含三七皂苷 R_1 0.1108 mg/mL、人参皂苷 Rg_1 0.4079 mg/mL、人参皂苷 Rb_1 0.4315 mg/mL 的混合对照品溶液，命名为对照品溶液 2。

3. 供试品溶液的制备

取已研成细粉的三七破壁粉粒 0.6 g，精密称定，置 150 mL 具塞锥形瓶中，精密加入 50 mL 甲醇，称定质量，浸泡过夜，80 ℃水浴微沸 2 h，放冷，称定质量，用甲醇补足质量，过滤，取续滤液，过 0.45 μm 滤膜，即得。

4. 线性关系考察

精密称取已配制好的混合对照品溶液 1，按上述色谱条件，连续进样 5 次，每次进样量分别为 2 μL、5 μL、10 μL、15 μL、20 μL，记录峰面积，以对照品进样量为横坐标，峰面积为纵坐标，绘制标准曲线。结果三七皂苷 R_1 进样量在

0.22～2.19 μg 时与峰面积有良好的线性关系，其线性方程为 $Y=32727X-4380.2$，$r^2=0.9999$；人参皂苷 Rg_1 进样量在 0.79～7.90 μg 时与峰面积有良好的线性关系，其线性方程为 $Y=126813X-12558$，$r^2=1$；人参皂苷 Rb_1 进样量在 0.85～8.53 μg 时与峰面积有良好的线性关系，其线性方程为 $Y=96631X-15650$，$r^2=1$。

5. 样品测定

取 3 个批次的已研成细粉三七破壁粉粒约 0.6 g，精密称定，按上述供试品溶液制备方法分别制备各供试品溶液，分别精密吸取对照品溶液 1 和对照品溶液 2，供试品溶液各 10 μL，注入高效液相色谱仪，测定，计算。结果见表 4.6，色谱图见图 4.3。

表 4.6 样品含量测定结果

批号	三七皂苷R_1/(mg/g)	人参皂苷Rg_1(mg/g)	人参皂苷Rb_1 (mg/g)	总量(%)
20090301	8.285	35.774	34.882	7.89
20090302	8.374	34.552	31.892	7.48
20090303	8.374	35.764	33.051	7.74

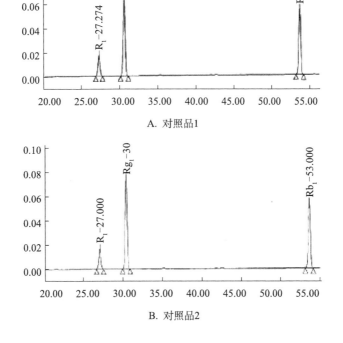

A. 对照品1

B. 对照品2

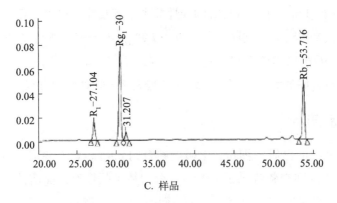

C. 样品

图 4.3 三七破壁粉粒 HPLC 色谱图

4.1.4 不同生三七粉重金属含量分析

1. 测定方法

铅、镉用原子吸收分光光度法，砷、汞用原子荧光分光光度法进行测定。测定条件如表 4.7 所示（刘敏等，2011）。

表 4.7 测定条件的确定

测定方法	元素	波长(nm)	光谱通带 (nm)	灯电流 (mA)	原子化高度(nm)	载气流量 (mL/min)	燃气流量 (mL/min)	空气流量 (mL/min)
原子吸收法	铅	283.3	0.4	6	2.0	3	—	10
	镉	228.8	0.4	4	2.0	3	—	10
原子荧光法	砷	193.70	0.4	60	8.0	300	800	—
	汞	253.70	0.4	60	8.0	300	800	—

2. 标准曲线的绘制

（1）配制铅、镉标准系列

取铅、镉标准液适量，用 0.5 mol/L 的硝酸稀释铅浓度为 0.05 μg/mL、0.1 μg/mL、0.4 μg/mL、0.8 μg/mL、1.0 μg/mL，镉浓度为 0.05 μg/mL、0.1 μg/mL、0.2 μg/mL、0.4 μg/mL、0.8 μg/mL，用原子吸收分光光度法按测定条件测试，结果表明：铅标准溶液浓度在 0.05~1.0 μg/mL，镉标准溶液浓度在 0.05～0.8 μg/mL 范围内与吸光度呈线性关系。铅、镉的回归方程依次分别为：$A=0.048C-0.001$，$r=0.9993$；$A=0.115C-0.001$，$r=0.9996$。

（2）配制砷、汞混合标准系列

取砷、汞标准液适量，配制砷、汞混合标准系列，用 HCl 5%(*V/V*) 稀释砷浓度为 1.0 mg/mL、5.0 mg/mL、10.0 mg/mL、20.0 mg/mL、30.0 mg/mL，汞浓度为 0.1 ng/mL、0.5 ng/mL、1.0 ng/mL、2.0 ng/mL、3.0 ng/mL，加入 5 mL 预还原混合液 (5% 硫脲 +5% 抗坏血酸，临用现配)，以 2% KBH₄(0.5mol/L KOH 为介质) 为反应还原剂，用原子荧光分光光度法进行测定，结果表明：砷标准溶液浓度在 1～30 mg/mL，汞标准溶液浓度在 0.1～3 ng/mL 内与荧光强度呈线性关系。砷、汞的回归方程依次分别为：$A=0.1062C-0.02332$，$r=0.9999$；$A=0.0502C-0.00526$，$r=0.9998$。

3. 回收率试验

取已知铅、镉、砷、汞含量的三七样品各 5 个做回收率试验，加入相应标准品，按上述测定方法进行测定，测得铅的平均回收率为 96.8%，RSD 为 2.1%；镉的平均回收率为 97.6%，RSD 为 1.3%；砷的平均回收率为 95.9%，RSD 为 1.8%；汞的平均回收率为 92.3%，RSD 为 1.4%。

4. 方法学考察

（1）密度试验

取铅标准溶液 0.1 μg/mL、0.2 μg/mL、0.4 μg/mL 分别进行 6 次平行程测定，结果得 RSD 分别为 2.8%、1.8% 和 1.4%，平均 RSD 为 2.0%；镉标准溶液 0.1 μg/mL、0.2 μg/mL、0.4 μg/mL 分别进行 6 次平行程测定，结果得 RSD 分别为 2.2%、1.6% 和 1.7%，平均 RSD 为 1.8%；同样对砷浓度为 5ng/mL、10ng/mL、20 ng/mL，汞浓度为 0.5 ng/mL、1.0 ng/mL、2.0 ng/mL 的混合标准液分别进行 6 次平行程测定，结果得砷的 RSD 分别为 4.1%、3.2% 和 2.4%，平均 RSD 为 3.2%；汞的 RSD 分别为 3.6%、2.5% 和 1.4%，平均 RSD 为 2.5%。

（2）稳定性试验

取已知含量的超细三七粉样品一份，分别在 0 h、1 h、2 h、8 h、12 h、24 h、36 h 对其铅、镉、砷、汞含量按前述方法进行测定，RSD 分别为：铅 2.7%、镉 2.1%、砷 3.3%、汞 1.8%。

（3）复性试验

取已知铅、镉、砷、汞含量的样品 5 份，分别按前述方法进行测定，RSD

分别为：铅 2.6%、镉 2.1%、砷 2.0%、汞 1.3%。

5. 样品测定

（1）样品的消化

精密称取 5 g 样品于 250 mL 高型三角烧瓶中，加混酸 (硝酸 : 高氯酸为 4 ：1)10～20 mL，加盖放置过夜，次日于电热板上加热，若颜色变深可适当补加浓硝酸。消化至冒白烟，剩余体积为 2 mL 左右取下放冷，定容于 25 mL 容量瓶待测，同时做试剂空白。

（2）样品的测定

分别按前述选定方法和条件测定各供试样品中铅、镉、砷、汞的含量，测铅、镉可直接定容消化液为 25 mL 待测，测砷、汞需定容为 25 mL 后取 5 mL 于 25 mL 比色管中，加入 5 mL 预还原混合液，用水定容至刻度 (pH 值控制在 1 以下)，摇匀放置 20 min 备用，同时做两个试剂空白。结果见表 4.8。

表 4.8 测定结果

饮片类别	批号	产地	规格（头）	铅(mg/kg)	镉(mg/kg)	砷(mg/kg)	汞(mg/kg)
	021213	马关	80	1.126	0.107	0.822	0.011
生三七粉	021220	砚山	160	0.681	0.089	1.031	痕量
	030115	文山	大根	0.872	0.073	0.616	0.006
	030210	马关	200	0.914	0.118	0.839	痕量
超细三七粉	030725	砚山	200	0.623	0.075	0.946	0.004
	031028	文山	160	0.667	痕量	0.458	0.016
	021230	马关	80	0.408	0.047	3.430	痕量
三七颗粒剂	030615	砚山	120	0.323	痕量	4.541	痕量
	031124	文山	160	0.314	痕量	3.362	痕量

4.2 熟三七粉

民间常将三七熟用进行补虚，相关经验记述于《药用植物名录》及《草药手册》等，如云三七"熟食生血、补血""炖肉可滋补"。刘环香等（1995）研究发现，生三七经过热处理后药性有所改变，"补血"的功效得到加强，这与中医"生撵熟补"的理论相吻合。认为三七既能行能守，又能攻能补，熟制三七治血虚。目前市场流通的以生三七粉为主流产品，其熟补功效还缺乏合理应用。因此，为提高三七的药用范围，方便三七用药的安全性与合理性，本节对熟三七粉的质量控制方法及标准研究进行以下介绍。

4.2.1　总皂苷含量分析

1.　样品制备

取五加科植物三七［*Panax notoginseng* (Burk.) F. H. Chen］的新鲜根及根茎，洗净，于 105 ℃下蒸制 2 h，真空冷冻干燥，超微粉碎，即得。

2.　含量测定方法

（1）色谱条件与系统适用性试验

以十八烷基硅烷键合硅胶为填充剂的色谱柱，以乙腈 (A) 和水 (B) 为流动相，按照表 3.1 中的规定进行线性洗脱，检测波长 203 nm。理论板数按三七皂苷 R_1 计算不得低于 4000。

（2）对照品溶液的制备

精密称取三七皂苷 R_1、人参皂苷 Rg_1、人参皂苷 Re、人参皂苷 Rb_1 和人参皂苷 Rd 对照品，加甲醇溶液配置成每 1 mL 含三七皂苷 R_1 0.90 mg，人参皂苷 Rg_1 1.60 mg，人参皂苷 Re 0.90 mg，人参皂苷 Rb_1 1.65 mg，人参皂苷 Rd 1.10 mg 的溶液，作为对照品溶液。

（3）供试品溶液的制备

取熟三七粉末 0.3 g，精密称定，精密加入甲醇 25 mL，称定质量，放置过夜，摇匀，超声处理 40 min 溶解，放冷至室温，再称定质量，用 70% 甲醇补足减失的质量，摇匀，过滤，取续滤液即得三七供试品溶液。取续滤液用微孔滤膜 (0.45 μm) 过滤，即可进行高效液相色谱检测。

（4）测定

分别精密吸取对照品溶液与供试品溶液各 10 μL，注入液相色谱仪，测定，即得。

主根粉按干燥品计算，含三七皂苷 R_1（$C_{47}H_{80}O_{18}$）、人参皂苷 Rg_1（$C_{42}H_{72}O_{14}$）、人参皂苷 Rb_1（$C_{54}H_{92}O_{22}$）、人参皂苷 Re（$C_{48}H_{82}O_{18}$）和人参皂苷 Rd（$C_{48}H_{82}O_{18}$）五者的总量不得少于 7.0%。

此外，武双等（2015）采用高压蒸制法进行熟三七粉的炮制，研究三七炮制前后皂苷成分量的变化，具体方法为：精密称取三七总皂苷对照品适量置容量瓶中，用甲醇定容，配制成三七总皂苷质量浓度为 1 mg/mL 的对照品溶液，备用。取三七粉末（过 40 目筛）0.3 g，精密称定，精密加入甲醇 25 mL，称定质量，放置过夜，置 80℃水浴上保持微沸 2.0 h，放冷，再称定质量，用甲醇补足减失的质量，摇匀，过滤，取续滤液，即得供试品溶液。精密量取对照品溶液 40 μL、50 μL、60 μL、70 μL、80 μL、90 μL、100 μL，分别于 548 nm 处测定吸光度（A）值，以 A 值为纵坐标（Y），三七总皂苷质量为横坐标（X），得三七总皂苷回归方程为 $Y=5.2321X-0.0262$，$r^2=0.9994$，线性范围为 0.04～0.10 mg。称取三七粉末适量，按上述方法平行制备供试品溶液，精密吸取供试品溶液 40 μL，依法测定 A 值，根据标准曲线求出样品中总皂苷的量（表 4.9）。

表 4.9　三七生品及不同炮制品中总皂苷的量

样品	A值	总皂苷质量(mg)	质量分数(%)
生三七	0.347	44.58	14.86
105 ℃-1.5 h炮制品	0.340	43.80	14.58
105 ℃-2.0 h炮制品	0.336	43.27	14.42
105 ℃-4.0 h炮制品	0.329	42.43	14.14
110 ℃-1.5 h炮制品	0.335	43.15	14.38
110 ℃-2.0 h炮制品	0.330	42.55	14.18
110 ℃-4.0 h炮制品	0.319	41.24	13.75
120 ℃-1.5 h炮制品	0.315	40.76	13.59
120 ℃-2.0 h炮制品	0.307	39.80	13.28
120 ℃-4.0 h炮制品	0.292	38.01	12.67

4.2.2　单体皂苷含量分析

1. 色谱条件

色谱柱为 Vision HT C$_{18}$ 柱（250 mm×4.6 mm，5 μm）；流动相为水 - 乙腈，梯度洗脱：0～20 min，20% 乙腈；20～45 min，20%～46% 乙腈；45～55 min，46%～55% 乙腈；55～60 min，55% 乙腈；检测波长 203 nm；体积流量：1.2 mL/min；柱温：24℃；进样量：20 μL。对照品及样品（生三七和蒸制三七）色谱图见图 4.4。

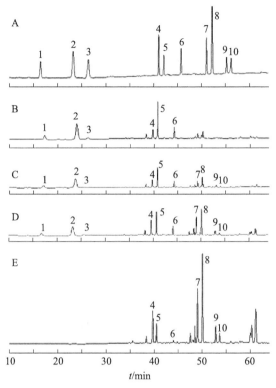

图 4.4　混合对照品 (A)、生三七 (B)、105℃蒸制 4 h 三七 (C)、110℃蒸制 4 h 三七 (D)、

120℃蒸制 4 h 三七 (E) 的 HPLC 图谱

1. 三七皂苷 R_1；2. 人参皂苷 Rg_1；3. 人参皂苷 Re；4. 人参皂苷 Rh_1；5. 人参皂苷 Rb_1；6. 人参皂苷 Rd；
7. 人参皂苷 Rk_3；8. 人参皂苷 Rh_4；9. 20(S)- 人参皂苷 Rg_3；10. 20(R)- 人参皂苷 Rg_3

2. 混合对照品溶液的制备

分别精密称取三七皂苷 R_1，人参皂苷 Rg_1、Re、Rb_1、Rd、Rh_1、Rh_4、Rk_3 及 20(S)- 人参皂苷 Rg_3、20(R)- 人参皂苷 Rg_3 对照品 8.00 mg、1.10 mg、1.00 mg、1.20 mg、1.00 mg、1.20 mg、2.00 mg、2.00 mg、0.90 mg、1.10 mg 置于 2mL 容量瓶中，用甲醇溶解定容，配成质量浓度分别为 0.40 mg/mL、0.55 mg/mL、0.50 mg/mL、0.60 mg/mL、0.50 mg/mL、0.60 mg/mL、1.00 mg/mL、1.00 mg/mL、0.45 mg/mL、0.55 mg/mL 混合对照品储备液。

3. 供试品溶液的制备

分别取不同蒸制法三七主根各 0.30 g,精密称定,置于具塞三角瓶中,加 70% 甲醇 25 mL,密塞后称定质量,摇匀,超声提取 40 min,放冷至室温,再称定质量,用 70% 甲醇补足减失的质量,摇匀,过滤,取续滤液,过 0.45 μm 微孔滤膜,即得供试品溶液。

4. 样品测定

分别取三七不同蒸制品粉末,按"2. 混合对照品溶液的制备"项下方法制备,按"1. 色谱条件"项进行定量测定,记录峰面积,用外标法计算样品中 10 种皂苷成分的量,结果见表 4.10。

表 4.10 三七不同蒸制品中 10 种皂苷成分的质量分数

样品	质量分数(%)									
	三七皂苷 R_1	人参皂苷 Rg_1	人参皂苷 Re	人参皂苷 Rh_1	人参皂苷 Rb_1	人参皂苷 Rd	人参皂苷 Rk_3	人参皂苷 Rh_4	20(S)-人参皂苷 Rg_3	20(R)-人参皂苷 Rg_3
生三七	1.10	4.41	0.38	0.22	4.02	0.85	—	—	—	—
105℃-1.5h炮制品	0.56	2.53	0.30	0.28	3.29	0.50	0.09	0.16	0.08	0.02
105℃-2.0h炮制品	0.98	2.76	0.40	0.28	3.08	0.59	0.13	0.20	0.08	0.02
105℃-4.0h炮制品	0.54	1.80	0.12	0.42	1.49	0.29	0.21	0.38	0.25	0.06
110℃-1.5h炮制品	1.01	3.08	0.44	0.39	2.82	0.59	0.16	0.25	0.09	0.03
110℃-2.0h炮制品	1.02	2.74	0.40	0.39	2.33	0.49	0.22	0.36	0.11	0.04
110℃-4.0h炮制品	0.57	1.94	0.28	0.98	1.99	0.51	0.62	1.44	0.44	0.19
120℃-1.5h炮制品	0.32	1.34	0.75	0.75	1.23	0.27	0.56	1.33	0.34	0.17
120℃-2.0h炮制品	0.20	1.04	0.10	1.17	1.28	0.41	0.88	2.10	0.67	0.34
120℃-4.0h炮制品	—	0.01	—	1.34	1.30	0.11	1.23	3.08	1.10	0.61

此外,高明菊等(2013)测定了蒸制熟三七超微粉中皂苷的含量,具体方法如下:精密称取人参皂苷 Rg_1 22.57 mg,人参皂苷 Rb_1 19.90 mg 和三七皂苷 R_1 5.04 mg 于 10 mL 容量瓶中,甲醇定容至刻度,用 0.45 μm 微孔滤膜过滤后备用。精密称取熟三七超微粉约 0.69 g,精密加入甲醇 50 mL,称定质量。放置过夜,置 80 ℃水浴上回流煮沸 2 h,放冷,用甲醇补足质量,摇匀,过滤。取续滤液,用 0.45 μm 微孔滤膜过滤即得供试品溶液。色谱条件为 C_{18} 柱 (250 mm × 4.6 mm,5 μm);检测波长:203 nm;柱温:25 ℃;进样量:10 μL;流速:1 mL/min,流动相 A(乙腈)和 B(水)进行梯度洗脱:0～12min,流动性 (A)19%～19 %,12～60 min,流动性 (A)19%～36%。HPLC 色谱图见图 4.5。

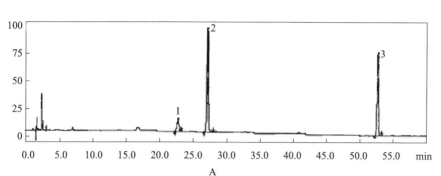

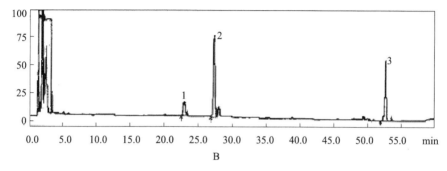

图 4.5　对照品 (A)、供试品 (B) HPLC 色谱图

1. 三七皂苷 R_1；2. 人参皂苷 Rg_1；3. 人参皂苷 Rb_1

精密吸取已配制好的标准储备液 0.25mL、0.5mL、1.0mL、1.5mL、2.5 mL 于 5 mL 容量瓶中，配制得一系列浓度的标准品溶液，分别按上述色谱条件测定，以标准品浓度 (mg/mL) 为横坐标，峰面积为纵坐标绘制标准曲线。三七皂苷 R_1 线性回归方程：$Y=2855626.6200X - 44043.9219$，线性范围：0.0253~0.2520 mg/mL，$r=0.9990$；人参皂苷 Rg_1 线性回归方程：$Y=3816130.3171X - 240263.0476$，线性范围：0.1128~1.1285 mg/mL，$r=0.9992$；人参皂苷 Rb_1，线性回归方程：$Y=3004935.1052X - 141960.5977$，线性范围：0.0995~0.995 mg/mL，$r=0.9992$。在各自的线性范围内浓度与峰面积呈良好的线性关系。取 10 批熟三七粉，按 "3. 供试品溶液的制备" 项下方法制备并进行测定。计算样品含量，见表 4.11。

表 4.11　样品含量测定结果

样品批号	三七皂苷 R_1（%）	人参皂苷 Rg_1（%）	人参皂苷 Rb_1（%）	R_1+ Rg_1+ Rb_1 之和（%）
12050101	1.00	3.12	2.55	6.67
12050202	0.98	3.06	2.52	6.56
12050303	0.92	2.92	2.42	6.26
12070101	0.84	2.95	2.53	6.32

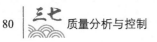

续表

样品批号	三七皂苷 R_1（%）	人参皂苷 Rg_1（%）	人参皂苷 Rb_1（%）	$R_1+Rg_1+Rb_1$之和（%）
12070202	1.13	3.05	2.60	6.78
12070303	1.22	3.68	3.06	7.96
12070404	0.94	3.24	2.87	7.05
12070505	1.22	3.28	2.80	7.30
12070606	0.88	3.14	2.74	6.75
12070707	0.90	3.60	3.06	7.56

姚小玲等（2015）利用高效液相色谱法对蒸制三七粉中成分进行分析，其中 16 种皂苷按照高效液相色谱法（《中国药典》一部附录）测定。色谱条件为 Agilent Zorbax SB- C_{18} 4.6 mm × 250 mm，5 μm；以水为流动相 A，以乙腈为流动相 B，按表 4.12 中的规定进行梯度洗脱；检测波长为 203 nm；柱温为 30℃；流速为 1.0 mL/min（表 4.12）。

表 4.12　色谱条件

时间(min)	流动相A(%)	流动相B(%)
0~30	80	20
30~60	80 ~ 55	20 ~ 45
60~78	55 ~ 25	45 ~ 75
78~80	25 ~ 0	75 ~ 100
80~86	0	100
86~87	80	20
87~95	80	20

取三七皂苷 R_1、人参皂苷 Rg_1、Re、Rb_1、Rc、Rh_1、Rd、Rg_6、F_4、Rk_3、Rh_4、Rg_3、Rk_1 和 Rg_5 适量，精密称定，加甲醇分别制成每 1 mL 含三七皂苷 R_1 0.5 mg、人参皂苷 Rg_1 1.0 mg、Re 0.2 mg、Rb_1 1.0 mg、Rc 0.08 mg、Rh_1 0.1 mg、Rh_1 0.04 mg、Rd 0.3mg、Rg_6 0.02 mg、F_4 0.005 mg、Rk_3 0.05 mg、Rh_4 0.1 mg、Rg_3 0.03 mg、Rg_3 0.005mg、Rk_1 0.02 mg、Rg_5 0.03 mg 的混合溶液，摇匀，即得混合对照品溶液。取熟三七粉末(过四号筛)0.50 g，精密称定，置 10 mL 容量瓶中，加入甲醇约 8 mL，超声处理（功率 240 W，频率 40 kHz)30 min，冷却至室温，加甲醇定容至刻度线，摇匀，用 0.45 μm 的微孔滤膜过滤，取续滤液，即得供试品溶液。分别精密吸取混合对照品溶液 5 μL、10 μL、15 μL、20 μL、25 μL、30 μL，注入液相色谱仪，测定，以进样的量 (μg) 为横坐标、峰面积 (A) 为纵坐标，绘制标准曲线；再精密吸取供试品溶液 10 μL，注入液相色谱仪，测定，从标准曲线上 (前 5 点) 计算出对应皂苷 (三七皂苷 R_1、人参皂苷 Rg_1、人参皂苷

Re)进样的量；再精密吸取供试品溶液 20 μL，注入液相色谱仪测定，从标准曲线上(6点)计算出对应皂苷(其余皂苷)进样的量，再分别计算16中皂苷的含量，即得。结果显示，样品出现了未炮制三七中不含有的 Rg_3-20R、Rg_3-20R、Rh_1-20S、Rh_1-20R、Rg_6、F_4、Rh_4、Rk_3、Rk_1、Rg_5。

毛春芹等（2002）采用高效液相法对三七中主成分人参皂苷 Rg_1，进行含量测定，并比较炮制对其含量的影响。三七炮制品的制备方法为：① 三七：取原药材，除去杂质，用时捣碎；② 油炸三七：取净三七，打碎，分开大小块，用食油炸至表面黄棕色，取出，沥去油，放凉，研细粉；③ 蒸三七：取净三七，蒸至透心，取出，及时切片，干燥，研细粉。色谱条件为：C_{18}柱，(4.6 mm×250 mm，粒度 5 μm)，流动相：乙腈 - 水溶液 (25 ∶ 75)；流速：0.7 mL/min。检测波长：203 nm，柱温为25℃。对照品溶液的制备方法为：精密称取人参皂苷 Rg_1 对照品适量，加流动相制成每毫升含 0.24 mg 的溶液，作为对照品溶液。供试品溶液制备方法为：平行取三七各样品粉末 3 份各 (过三号筛)0.2 g，精密称定，置索氏提取器中，加乙醚适量，加热回流 1 h 弃去乙醚液，药渣挥去乙醚，置索氏提取器中，加甲醇适量，加热提取至甲醇无色，取甲醇提取液，挥干加 10 mL 水超声溶解 (10 min)，转移至分液漏斗中，用水饱和的正丁醇萃取 3 次，20 mL/次，合并正丁醇液移至分液漏斗中，加入氨试液洗涤 2 次，每次 20 mL 弃去氨试液，分取正丁醇提取液，水浴蒸干，用流动相溶解并转移至 10 mL 量瓶内，并稀释至刻度，摇匀后精密量取 1 mL 再定容至 10 mL 摇匀，即得，供含量测定用。线性关系考察：精密吸取人参皂苷 Rg_1 对照品溶液 2 μL、4 μL、6 μL、8 μL、10 μL，在上述色谱条件下重复进样 2 次，测定峰面积值，以峰面积平均值和浓度进行回归处理，得回归方程为：$Y=4488648.41X-9265.8998$，相关系数 $r=0.9999$。在 0.0566～0.2830 μg 呈良好的线性关系。取各供试品溶液。按上述色谱分离条件，进样 10 μL，测定峰面积，计算含量，结果见表 4.13。

表 4.13　样品测定结果 (n=3)

样品	人参皂苷Rg_1（%）	RSD（%）
生三七	1.59	1.97
油炸三七	1.32	2.13
蒸三七	1.41	2.08

向阳等（2006）采用 RP-HPLC 梯度洗脱法对不同炮制三七饮片中成分人

参皂苷 Rg_1 和 Rb_1 进行含量测定。三七炮制品的制备方法为：① 三七粉：取三七，洗净，干燥，研细粉；② 蒸三七：取净三七，蒸至透心，取出，及时切片，干燥，研细粉；③ 油炸三七：取净三七，打碎，分开大小块，用食油炸至表面棕黄色，取出，沥去油，研细粉。色谱条件为：色谱柱为 Zorbax SB-C_{18} (4.6 mm × 250 mm，5 μm)；流动相为乙腈 -0.05% 磷酸溶液梯度洗脱：0～7 min (25：75)，7～10 min (35：65)；流速为 1 mL/min；检测波长为 205 nm。平行取三七各样品粉末各 3 份（过 3 号筛），精密称取 0.5 g，置索氏提取器中，加乙醚适量，加热回流 1 h，弃去石油醚，药渣挥去石油醚，置索氏提取器中，加甲醇适量，加热提取至甲醇无色，取甲醇提取液，挥干，残渣加甲醇使溶解，定量转移至 25 mL 容量瓶中，加甲醇至刻度，摇匀，以微孔滤膜过滤，滤液作为供试品溶液，进样 5 μL，测得人参皂苷 Rg_1 和 Rb_1 的峰面积，按外标法计算含量。结果见表 4.14。

表 4.14 样品测定结果（%）

样品	人参皂苷Rg_1		人参皂苷Rb_1	
	含量	RSD	含量	RSD
生三七粉	1.69	1.47	2.63	1.60
蒸三七	1.52	1.52	2.51	1.38
油炸三七	1.38	1.74	2.44	1.82

覃洁萍等（2006）采用高效液相色谱法测定了不同炮制工艺的三七炮制品中人参皂苷 Rg_1、Rb_1 及三七皂苷 R_1 3 种皂苷类成分，并对不同炮制方法对三七皂苷类成分的影响进行了对比分析。色谱条件为日本岛津 Shim-Pack CLC-ODS(150 mm×6.0 mm)；柱温：25℃；检测波长：203 nm；体积流量：1.0 mL/min；进样量：20 μL；流动相为乙腈(A)-水(B)，采用梯度洗脱，0～70 min，A-B(19：81)，70～80 min，A-B(36：64)。取不同方法炮制的三七药材样品粉末 (过四号筛)0.6～1g，精密称定；精密加入甲醇 25 mL，称定质量，置 80 ℃水浴上回流 2 h，放冷，再称定质量，用甲醇补足减失的质量，摇匀，离心，微孔滤膜 (0.45 μm) 过滤，取续滤液，即得。混合对照品储备溶液的制备方法为：精密称取干燥至恒重的人参皂苷 Rg_1、Rb_1 和三七皂苷 R_1。对照品 10.29 mg、8.14 mg、2.10 mg 置 10 mL 容量瓶中，加甲醇溶解并稀释至刻度，摇匀，作为混合对照品储备溶液。分别取各种不同的三七炮制品样品粉末 (过四号筛) 适量，精密称定，制备供试品溶液。分别取供试品溶液和稀释后的混合对照品

溶液 20 μL，注入高效液相色谱仪，根据测得的相应峰面积计算样品中三七皂苷 R_1、人参皂苷 Rg_1 及 Rb_1 3 种皂苷类成分的质量分数。结果如表 4.15 所示。

表 4.15　样品测定结果 (*n*=3)

序号	样品	三七皂苷R_1		人参皂苷Rg_1		人参皂苷Rb_1	
		质量分数(mg/g)	RSD（%）	质量分数(mg/g)	RSD（%）	质量分数(mg/g)	RSD(%)
1	生品	9.39	2.90	27.27	1.80	30.27	1.30
2	油炸品	6.06	0.25	24.76	3.50	26.02	0.73
3	黑豆汁蒸7 h	4.77	1.40	18.30	2.30	19.23	0.20
4	常压蒸4 h	3.10	1.40	17.32	0.64	17.55	0.44
5	常压蒸8.5 h	1.80	2.00	11.65	2.70	12.46	3.10
6	105℃蒸1.5 h	3.00	1.50	15.59	3.60	18.30	2.00
7	110℃蒸2 h	2.06	2.40	13.12	3.00	17.14	3.60

4.3　三七切片

三七切片为五加科植物三七［*Panax notoginseng* (Burk.) F. H. Chen］主根经切片，真空冷冻干燥加工的炮制品。不同干燥方法对三七切片中成分含量变化具有较大影响。一般传统的干燥方法主要有日光自然晾晒、炭火烘烤等。但三七对高温具有不稳定性，加工过程中温度不宜过高。与自然晾干相比，使用干燥设备可以加快中药材干燥的速度，缩短干燥周期。目前常用的设备干燥方法有热风干燥、真空干燥、真空冷冻干燥（冻干）等。

周国燕等（2011）从有效成分含量和感官特性两方面比较热风干燥、真空干燥和真空冷冻干燥 3 种不同方法对三七切片品质的影响，具体操作方法如下。

4.3.1　不同干燥方法最佳工艺流程

真空冷冻干燥：新鲜三七→预处理→切片（切片厚度 1 mm)→摆盘→预冻结（预冻温度 -25 ℃）→真空冷冻干燥（一次干燥时间 3 h、二次干燥温度 50 ℃、真空度维持在 40 Pa 以内）→包装→成品→品质评价。

热风干燥：新鲜三七→预处理→切片（切片厚度 1 mm)→摆盘→热风干燥（干燥温度 40 ℃）→包装→成品→品质评价。

真空干燥：新鲜三七→预处理→切片（切片厚度 1 mm)→摆盘→真空干燥（干燥温度 30 ℃、真空度 50 Pa)→包装→成品→品质评价。

4.3.2 有效成分含量的测定

1. 对照品溶液制备

将 97.7% 对照品人参皂苷 Rg₁ 置干燥器中干燥 12 h 后，取 20 mg 放入 50 mL 容量瓶中，加甲醇溶解至刻度，摇匀，即得到 0.3908 mg/mL 的对照品溶液。

2. 供试品溶液制备

将干燥后的三七切片研磨成粉末，称取约 0.5 g，准确记录质量 m，放入 50 mL 容量瓶中，用乙醇溶解并稀释至刻度定容，摇匀，放入超声器中进行超声协助溶解。待完全溶融后取出容量瓶，静置 15 min。取一定量的提取溶液 5000 r/min 离心 15 min，取上清液即为供试品溶液，备用。

3. 绘制标准曲线

分别吸取 1 mL、2 mL、3 mL、4 mL、5 mL、6 mL 的对照品溶液置于 10 mL 带塞试管中，80 ℃ 水浴挥干溶剂。再分别加入新配制的 5% 香草醛 - 冰醋酸溶液 0.2 mL、高氯酸 0.8 mL。60 ℃ 水浴 15 min，立即放入冰水中进行冷却。冷却后加入 5.0 mL 冰醋酸，摇匀，放置 15 min。以相应试剂作为空白对照，在最大吸收波长 560 nm 处测定上述对照品溶液的吸光度，空白对照调零。以吸光度 A 为横坐标、人参皂苷 Rg₁ 的质量浓度 C(mg/mL) 为纵坐标，绘制标准曲线并求取回归方程。得到的回归方程为：$C = 4.5038A + 0.0255(r=0.9994)$。三七人参皂苷 Rg₁ 在 1 h 内显色稳定，故显色后需在 1 h 内测定。

4. 供试品溶液中人参皂苷 Rg₁ 含量的测定

吸取供试品溶液 6 mL，按上述方法测其吸光度 A，根据标准曲线计算对应三七溶液中人参皂苷 Rg₁ 的质量浓度 C(mg/mL)。取 3 次测定的平均值作为测量结果。

干燥后的样品中人参皂苷 Rg₁ 含量计算：

$$人参皂苷\ Rg_1\ 含量\ (\%) = \frac{50 \times C}{1000 \times m} \times 100$$

式中：C 为供试品溶液中人参皂苷 Rg₁ 的质量浓度 (mg/mL)；m 为真空冷冻干燥

三七粉末质量 (g)。

5. 感官特性评价

干燥成品三七切片的感官特性是最直接的评价指标，包括从色泽、形态、香味三方面的评价。根据国标 GB/T 19086—2008，新鲜三七主根表面呈黄褐色或棕褐色、体重、质坚实，有断续的纵皱纹及支根痕。春三七外形饱满、表面皱纹细密，断面常呈灰绿色，木质部菊花心明显，无空穴，气微，味苦回甜。三七切片的纵切片呈长类圆形或不规则片状，横切片呈圆形。干燥后的三七切片平整坚实，横切面菊花心明显，皱纹细密，断面颜色均匀，呈现黄绿色或灰绿色、无异味为佳（郑光植等，1994）。结果如表 4.16。

表 4.16　三七的感官评分标准

指标	评分标准	评分
色泽(SZ)(10分)	呈淡黄色或正常色，颜色均一，光泽好	8 ~ 10
	颜色不均一，光泽不足	5 ~ 7
	有异色或颜色发暗	0 ~ 4
香气(XQ)(10分)	天然三七香味浓郁	8 ~ 10
	有天然三七香味，无异味	5 ~ 7
	无三七味或有明显异味	0 ~ 4
形态(XT)(10分)	表面平滑、无裂痕、未皱缩	8 ~ 10
	表面有裂痕、轻微皱缩	5 ~ 7
	严重坍陷、严重皱缩	0 ~ 4

4.3.3　有效成分含量测定结果

三种干燥方法最优工艺制得三七切片的有效成分人参皂苷 Rg_1 含量见表 4.17。

表 4.17　不同方法干燥的三七切片人参皂苷 Rg_1 含量

方法	人参皂苷Rg_1 含量(%)									人参皂苷Rg_1含量平均值(%)	标准差(%)	标准误(%)
热风干燥	1.03	1.11	1.15	1.16	1.09	1.12	1.16	1.12	1.08	1.11	0.04240	0.01414
真空干燥	1.31	1.34	1.28	1.35	1.28	1.33	1.31	1.29	1.27	1.30	0.02619	0.00873
真空冷冻干燥	2.27	2.34	2.43	2.34	2.41	2.36	2.38	2.41	2.37	2.37	0.04842	0.01614

马妮等（2010）以人参皂苷 Rg_1、人参皂苷 Rb_1 和三七皂苷 R_1 为指标成分，考察了日光照晒、50 ℃烘烤、100 ℃烘烤、微波干燥等对三七切片皂苷成分的影响。具体操作方法为：将 5 组鲜三七洗净，取主根加工成厚度约 3 mm

的薄片，各取 150 g 平铺在 20 cm × 30 cm 的烤盘上分别进行日光照晒、50 ℃烘烤、100 ℃烘烤、微波中低火力干燥等，干燥至三七切片易脆碎并计时，粉碎待测。色谱条件为 Shim-Pack C_{18}（250 mm × 4.6 mm，5 μm）；流动相：乙腈（A）- 水（B）梯度洗脱，0～18 min，20%（A）～40%（A），18～21 min，40%（A）～20%（A），21～25 min，20%（A）～20%（A）；检测波长：203 nm；进样量：20 μL；流速：1.0 mL/min。分别称取在 60 ℃减压干燥 2 h 的三七皂苷 R_1、人参皂苷 Rg_1 和人参皂苷 Rb_1 对照品适量，加甲醇制成每 1 mL 含三七皂苷 R_1 0.1 mg、人参皂苷 Rg_1 0.6 mg 和人参皂苷 Rb_1 0.5 mg 的混合溶液为对照品溶液。精密称定三七切片 0.6 g，精密加入甲醇 50 mL，称定质量，放置过夜，置 80 ℃水浴上保持微沸 2 h，放冷，再称定质量，补足损失甲醇，摇匀，过滤，取续滤液，即得供试品溶液。取对照品溶液和供试品溶液注入高效液相色谱仪，按色谱条件项下测定即得。三七皂苷 R_1、人参皂苷 Rg_1 和人参皂苷 Rb_1 的含量均按干燥品计算。不同干燥方法对三七切片皂苷含量的影响如表 4.18。

表 4.18　不同干燥方法对三七切片皂苷含量的影响

样品	加工方法	三七皂苷R_1（%）	人参皂苷Rg_1（%）	人参皂苷Rb_1（%）	总和（%）	与对照比较（%）
1组	日光照晒16 h	0.48	3.50	2.74	6.72	0
	50 ℃烘烤9 h	0.54	3.27	2.64	6.45	−4.0
	100 ℃烘烤4 h	0.35	2.88	2.08	5.31	−21.0
	微波干燥20 min	0.37	3.01	2.03	5.41	−19.5
2组	日光照晒16 h	0.48	3.87	3.41	7.76	0
	50 ℃烘烤9 h	0.48	3.67	3.16	7.31	−6.1
	100 ℃烘烤4 h	0.37	3.05	2.71	6.13	−16.1
	微波干燥20 min	0.41	3.32	2.74	6.47	−11.5
3组	日光照晒16 h	0.50	4.41	2.79	7.70	0
	50 ℃烘烤9 h	0.64	4.12	3.00	7.76	+0.8
	100 ℃烘烤4 h	0.54	4.07	2.73	7.34	−4.7
	微波干燥20 min	0.63	3.90	3.02	7.55	−2.0
4组	日光照晒16 h	0.51	4.08	3.23	7.82	0
	50 ℃烘烤9 h	0.55	4.05	3.39	7.99	+2.2
	100 ℃烘烤4 h	0.40	3.13	2.47	6.00	−23.3
	微波干燥20 min	0.46	3.39	2.76	6.61	−15.5
5组	日光照晒16 h	0.75	3.95	2.78	7.48	0
	50 ℃烘烤9 h	0.73	4.15	2.74	7.62	+1.9
	100 ℃烘烤4 h	0.54	3.56	2.29	6.39	−14.6
	微波干燥20 min	0.62	3.78	2.01	6.41	−14.3

注："+"表示增加；"−"表示降低。

4.4　活性三七

由于鲜品三七具有一定的季节性，三七主要以干品入药。有研究表明（高明菊等，2003），传统干燥三七药材常采用日晒或烘烤至水量在13%以下的加工方式，该法制备的干品三七，其皂苷和挥发油等主要活性成分损失较大，相比较鲜品，其三七总皂苷含量要减少约28%，在一定程度上影响三七的药用价值和疗效，导致资源的浪费。近年来采用真空冷冻干燥技术进行超低温干燥制备出的活性三七系列产品，能较好地保持鲜三七的本色形态，同时最大限度地降低三七成分的损失，具有广阔的市场前景（许韩山等，2008）。

本节介绍了采用高效液相色谱方法系统地研究了活性三七饮片，对5个指标成分三七皂苷 R_1、人参皂苷 Rg_1、人参皂苷 Re、人参皂苷 Rb_1 及人参皂苷 Rd 进行了含量测定，并建立了活性三七的指纹图谱。具体操作方法如下。

4.4.1　色谱条件

Thermo Scientific Hypersil Gold 色谱柱（4.6 mm × 250 mm）；流动相：水（A）-乙腈（B）梯度洗脱，0.01～12 min（19%B），12～60 min（81%～64%A，19%～36%B），60～67 min（64%~0%A，36%~100%B）；体积流量：1 mL/min；柱温：30℃；检测波长：203 nm。

4.4.2　对照品溶液的制备

精密称取三七皂苷 R_1、人参皂苷 Rg_1、Re、Rb_1 和 Rd 标准品，加甲醇溶液配置成每毫升各含 R_1、Rg_1、Re、Rb_1 和 Rd 分别为 1.07 mg、1.12 mg、1.10 mg、0.96 mg 和 1.14 mg 的混合液作为对照品。

4.4.3　供试品溶液制备

取活性三七饮片、传统干燥三七饮片约 0.6 g，精密称定，加 50 mL 甲醇浸泡，静置过夜，75 ℃水浴 2 h，保持微沸，冷却，再称定质量，用甲醇补足失去的质量，经 0.45 μm 滤芯过滤，作为供试品溶液。

4.4.4 线性关系考察

分别精密吸取对照品溶液 1 μL、2 μL、10 μL、100 μL、500 μL、1000 μL，用甲醇定容至 1 mL，得到系列质量浓度的对照品混合溶液，分别进样 10 μL，按照"4.4.1 色谱条件"项下操作，用峰面积积分值（Y）对进样质量浓度（X）进行线性回归，得到三七皂苷 R_1 的回归方程为 $Y=4.11488 \times 10^6 X+2450.5$，$r=0.9999$；人参皂苷 Rg_1 的回归方程为 $Y=3.31431 \times 10^6 X+7183.6$，$r=0.9997$；人参皂苷 Re 的回归方程为 $Y=3.68527 \times 10^6 X-5688.0$，$r=0.9990$；人参皂苷 Rb_1 的回归方程为 $Y=3.33638 \times 10^6 X+33404.3$，$r=0.9991$；人参皂苷 Rd 的回归方程为 $Y=3.00379 \times 10^6 X-28618.9$，$r=0.9991$。以上各皂苷成分在 $0.2 \sim 1$ mmol/L 内均呈现良好的线性关系。

4.4.5 指纹图谱方法学验证

精密度试验：取活性三七饮片、传统干燥三七饮片按"4.4.3 供试品溶液制备"项下方法制备供试品溶液，分别连续进样 6 次，按"4.4.1 色谱条件"项下测定，记录指纹图谱。利用国家药典委员会颁布的"中药色谱指纹图谱相似度评价软件"进行相似度评价，相似度结果均不小于 0.989，RSD 为 0.15%，表明试验精密度良好。

重复性试验：取活性三七饮片、传统干燥三七饮片按"4.4.3 供试品溶液制备"项下方法制备供试品溶液，分别制备 6 份供试品，按"4.4.1 色谱条件"项下测定，记录指纹图谱。利用国家药典委员会颁布的"中药色谱指纹图谱相似度评价软件"进行相似度评价，相似度结果均不小于 0.970，RSD 为 0.20%，表明重复性良好。

稳定性试验：取活性三七饮片、传统干燥三七饮片按"4.4.3 供试品溶液制备"项下方法制备供试品溶液。按"4.4.1 色谱条件"项下测定分别于 0 h、6 h、10 h、16 h、24 h、36、48 h 进样 10 μL 测定，记录指纹图谱，利用国家药典委员会颁布的"中药色谱指纹图谱相似度评价软件"进行相似度评价，相似度结果均不小于 0.970，RSD 为 0.46%。表明试验稳定性良好。

4.4.6 含量测定

取 10 批活性三七饮片 (编号 S1 ～ S10) 与 10 批传统干燥三七饮片 (编号 S11 ～ S20) 分别按"4.4.3 供试品溶液制备"项下方法制备供试品溶液并按

"4.4.1 色谱条件"项下进样 10 μL 测定，记录各色谱峰的相对保留时间和相对峰面积。计算各色谱峰对应的各皂苷含量 (表 4.19)。同时对传统干燥三七药材及活性三七药材含量比较（图 4.6），结果活性三七饮片中三七皂苷 R_1、人参皂苷 Rg_1、人参皂苷 Re、人参皂苷 Rb_1 及人参皂苷 Rd 含量均高出传统干燥三七饮片，分别为 0.28%、1.84%、1.88%、0.24%、0.45%。

表 4.19　样品皂苷含量测定

编号	w(%)					编号	w(%)				
	R_1	Rg_1	Rb_1	Re	Rd		R_1	Rg_1	Rb_1	Re	Rd
S1	1.342	3.856	4.426	0.404	0.979	S11	0.673	3.202	2.873	0.239	0.642
S2	0.850	3.975	3.114	0.382	0.622	S12	0.563	2.731	2.486	0.486	0.549
S3	0.714	4.098	4.849	0.440	0.971	S13	0.653	2.964	2.689	0.191	0.599
S4	1.097	5.203	4.194	0.480	0.830	S14	0.517	2.469	2.297	0.151	0.512
S5	1.047	5.451	5.422	0.605	1.117	S15	0.649	3.095	2.877	0.225	0.644
S6	0.605	4.593	4.605	0.487	1.005	S16	0.591	2.791	2.627	0.181	0.596
S7	0.797	4.178	4.520	0.357	0.891	S17	0.607	2.822	2.676	0.175	0.604
S8	0.810	5.418	4.605	0.486	0.903	S18	0.554	2.685	2.425	0.169	0.538
S9	0.560	4.307	4.128	0.409	1.026	S19	0.515	2.557	2.418	0.182	0.531
S10	0.761	4.999	4.517	0.501	0.865	S20	0.477	2.372	2.168	0.169	0.494

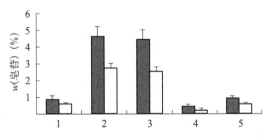

图 4.6　活性三七及传统干燥三七药材皂苷含量比较

1. 三七皂苷 R_1；2. 人参皂苷 Rg_1；3. 人参皂苷 Rb_1；4. 人参皂苷 Re；5. 人参皂苷 Rd

4.4.7　活性三七饮片与传统干燥三七饮片指纹图谱的建立

1. 指纹图谱记录

10 批活性三七药材供试品溶液编号为 S1～S10，10 批传统干燥三七药材供试品溶液编号为 S11～S20。按"4.4.3 供试品溶液制备"项下方法制备供试品溶液，按"4.4.1 色谱条件"项下测定，分别记录其指纹图谱（图 4.7 ）。

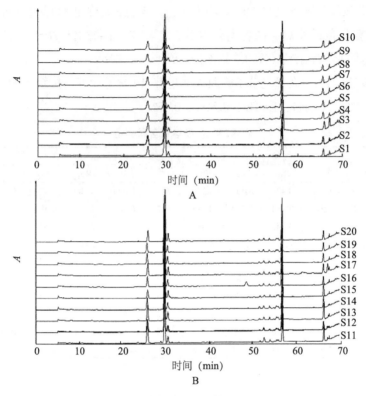

图4.7　活性三七饮片（A)和传统干燥三七药材（B）HPLC 指纹图谱

2. 标准指纹图谱的建立和共有峰的标定

将指纹图谱相似度评价系统"A"生成对照指纹图谱，确定共有峰为 8 个，"4.4.2 对照品溶液的制备"项下混合标准品按"4.4.1 色谱条件"项测得 HPLC 谱图（图 4.8）。

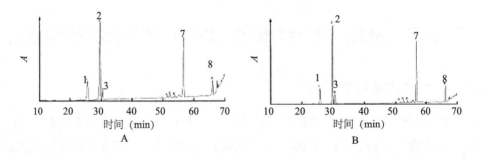

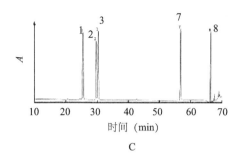

图 4.8 活性三七饮片对照 HPLC 指纹图谱（A）、传统干燥三七药材对照
HPLC 指纹图谱谱图（B）和混合对照品 HPLC 谱图（C）

1. 三七皂苷 R_1；2. 人参皂苷 Rg_1；3. 人参皂苷 Re；7. 人参皂苷 Rb_1；8. 人参皂苷 Rd

3. 相似度考察

将"4.4.5 指纹图谱方法学验证"项下的"重复性试验"生成的对照指纹图谱与相对应的样品图谱进行相似度考察，采用"中药指纹图谱相似度评价软件 A"计算相似度，结果见表 4.20。结果显示，和各自的对照指纹图谱相比，活性三七药材及传统干燥三七药材的指纹图谱的相似度均不低于 0.90。

表 4.20 药材指纹图谱相似度计算结果

编号	相似度	编号	相似度
S1	0.987	S11	0.964
S2	0.982	S12	0.956
S3	0.985	S13	0.979
S4	0.973	S14	0.902
S5	0.980	S15	0.905
S6	0.987	S16	0.915
S7	0.982	S17	0.964
S8	0.976	S18	0.956
S9	0.983	S19	0.905
S10	0.985	S20	0.964

4.4.8 指纹图谱适用性研究

为了考察指纹图谱对其他活性三七饮片的适用性，试验中对活性三七根头、活性三七颗粒、活性三七切片进行了指纹图谱对比研究 (图 4.9)。结果显示，与对照图谱相比相似度分别为 0.998、0.973、0.981，表明该指纹图谱对不同活性三七饮片均具有较好的适用性。

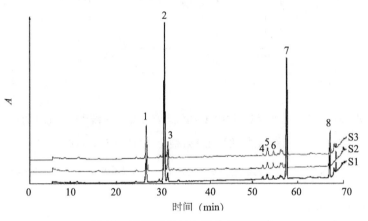

图 4.9　不同活性三七饮片指纹图谱

1.活性三七根头；2.S2 活性三七切片；3.S3 活性三七颗粒

参 考 文 献

高明菊，马妮，崔秀明，等 . 2003. 鲜三七、干三七、活性三七皂苷含量比较 . 人参研究，15(2): 25-26.

高明菊，马妮，柯金虎，等 . 2004. 超细三七粉质量标准研究 . 时珍国医国药，15(9): 579-580.

高明菊，马妮，张鹏，等 . 2013. 蒸制熟三七饮片质量标准研究 . 医学信息，26(12): 211-212.

柯金虎，孙玉琴，陈中坚，等 . 2003. 蒸制法炮制熟三七粉对皂苷含量的影响 . 时珍国医国药，14(8): 425-426.

李巧燕，李春华，林强，等 . 2007. 超微三七饮片中皂苷的溶出动力学研究 . 现代食品与药品杂志，17(2): 27-29.

刘环香，张洪，吴东方，等 . 1995. 热处理对三七药理作用的影响 . 中药材，(3): 144-146.

刘敏，严萍，詹若挺，等 . 2011. 反相高效液相色谱法测定三七破壁粉粒的皂苷类含量 . 中药新药与临床药理，22(6): 673-676.

马妮，高明菊，周家明，等 . 2010. 不同干燥方法对三七切片皂苷含量的影响 . 特产研究，40(4): 40-42.

毛春芹，陆兔林，叶定江 . 2002. HPLC 法测定三七不同饮片中人参皂苷 Rg_1 含量 . 中成药，

24(12): 942-943.

覃洁萍，张广征，张赟赟. 2006. 三七不同炮制品中皂苷类成分的测定. 中草药，37(8):1175-
　　1177.

吴小明，梁少瑜，程文胜，等. 2013. 三七普通细粉与超微粉中三七皂苷 R_1、人参皂苷 Rb_1 及
　　人参皂苷 Rg_1 体外溶出行为的比较研究. 中草药，44(24): 3489-3492.

武双，崔秀明，郭从亮，等. 2015. 不同蒸制法对三七主根中皂苷的影响. 中草药，46(22):
　　3352-3356.

向阳，黄志军. 2006. 反相高效液相色谱梯度洗脱法同时测定三七不同饮片中人参皂苷 Rg_1，
　　Rb_1 含量. 时珍国医国药，17(4): 565-566.

许韩山，张慜，孙东风，等. 2008. 真空冷冻干燥在食品中的应用. 干燥技术与设备，
　　6(2):102-106.

杨志刚，陈阿琴，俞颂东. 2005. 三七药理研究新进展. 上海中医药杂志，39(4): 5-8.

姚小玲，邹亮，王秀萍，等. 2015. 利用高效液相色谱法对蒸制三七粉中多个皂苷类成分的测定.
　　世界中医药，10(5): 641-646.

郑光植，杨崇仁. 1994. 三七生物学及其应用. 北京：科学出版社.

周国燕，王春霞，胡晓亮，等. 2011. 干燥方法对三七切片有效成分和感官特性的研究. 食品
　　科学，32(22): 1-5.

第5章 三七成药质量标准及质量控制研究

5.1 概　　述

由于三七在治疗心脑血管疾病、跌打损伤等方面具有较好的活性，相关三七的中成药产品近年来发展迅速。2010 年《中国药典》一部共收载了 61 个三七品种，剂型包含胶囊剂、片剂、丸剂、颗粒剂、合剂、搽剂、散剂、贴膏剂、滴丸剂、锭剂、气雾剂、栓剂共 12 种，其中以胶囊剂和片剂居多，分别为 20 种和 16 种，其次为丸剂和颗粒剂。作为名贵药材，三七活性部位主要为三七总皂苷，但含量只占 12%，因此直接打粉入药较为经济合理（施佳平等，2012）。在 59 个含三七提取工艺的制剂中，直接打粉入药的有 41 个，占 69.5%，以三七为君药的 20 个制剂中，三七以打粉入药的有 13 个，占 65%，功能主治上以活血化瘀、通经活络、理气止痛为主。现将常用三七制剂的临床应用和研究进展进行以下介绍。

5.1.1　口服给药制剂

三七总皂苷为三七主要活性部位，其口服吸收的最佳部位为十二指肠（韩旻，2006），易与消化液形成黏稠的凝胶层，致使其在消化道中溶解度降低，加之在胃肠道停留时间较长，活性单体易受胃肠道酶、细菌及胃肠 pH 影响，从而使药效大打折扣。

1. 片剂

片剂是指药物与药用辅料均匀混合后压制而成的片状制剂，其优势在于剂量准确、含量均匀，尤其是在包衣后化学成分稳定性好，携带、运输、服用方便。沈嘉华（2013）对不同批次的三七伤药片按2010版《中国药典》（一部）中的标准进行质量分析和统计，得出结论：需完善其质量标准，建立规范的统一标准，避免在治疗过程中疗效降低、延误患者病情。国家食品药品监督管理总局（CFDA）网站上查询到已上市生产的三七制剂有75种，片剂17种（占22.7%）。但是儿童和昏迷患者不宜吞服片剂，压片时加的辅料有时会影响药物疗效等，故需开发出更优的剂型。

2. 颗粒剂

颗粒剂是将药物粉末与适宜辅料混合制成的具有一定力度的干燥颗粒状制剂。张君利（2010）采用注射肾上腺素并置4℃水中的方法建立寒凝血瘀模型，然后用放射免疫测定法测定三七复方颗粒剂对该模型大鼠的血栓素和前列环素含量的影响；进而采用正交试验统计方法确定了该复方中三七为主要因素，琥珀和红参为重要因素，并确定了各自的处方量，为复方三七颗粒剂的临床应用提供了更有效的证据。复方三七颗粒剂由三七、红参、琥珀组成，对中风和中风先兆等血栓性疾病具有良好的治疗效果，已被多年的临床疗效证实。

3. 散剂

散剂系指药物与适宜的辅料经粉碎、均匀混合制成的干燥粉末状制剂。在三七制剂中散剂大多都是复方，具有疗效高、治疗方法简单等优点，是临床外科和内科常用中药制剂。如复方三七散，具有消肿止痛、活血化瘀、通经活络、接骨续筋等功效，主治跌打损伤、血瘀肿痛、外伤出血等，经几十年的临床观察，疗效甚佳（邹英杰等，2003）。

4. 胶囊剂

胶囊剂系指药物（或药物与辅料的混合物）充填于空心硬质胶囊壳或密封于弹性软质囊壳中的固体制剂，具有掩盖药物不良嗅味、提高药物稳定性、药物在体内起效快、使液态药物固态化同时延缓药物的释放和定位释药等优点。胶囊剂可以减少胃液对PNS的破坏，使其顺利进入肠道，增加其在胃肠道的吸收，从而充分发挥药物疗效。复方三七胶囊由三七、琥珀两味药组成，具有活血止血、利水通淋的功效，主要用于治疗急慢性肾小球肾炎、肾病综合征等，具有明确的临床疗效。

5. 分散片

由于 PNS 水溶性强，口服生物利用度低，故将普通片剂制成固体分散片，利用载体的包蔽作用，延缓药物的水解和氧化，以期提高其生物利用度。例如，七叶神安分散片为三七总皂苷加辅料制成的分散片，具有益气安神、活血止痛之功效，用于心气血不足，心血瘀阻所致的心悸、失眠、胸痛、胸闷等症，临床效果显著。

6. 滴丸剂

滴丸剂系指固体或液体药物与适当物质（基质）加热熔化混匀后，滴入不相混溶的冷凝液中，收缩冷凝而制成的小丸状制剂。与片剂比较，滴丸剂生产设备简单、方便、成本低、质量易控；在剂型上，可提高生物利用度，属于中药急证制剂，疗效迅速；对于耳、鼻、口腔等局部用药，具有长效作用。例如，著名的中成药复方丹参滴丸由丹参、三七、冰片组成，具有活血化瘀、理气止痛的功效，主治气滞血瘀所致的胸痹、胸闷、心前区刺痛、冠心病心绞痛等，临床疗效良好。

5.1.2　外用给药制剂

1. 膏剂

膏剂主要为软膏剂，指药物与油脂性或水溶性基质混合制成的均匀的半固体外用制剂。软膏剂具有热敏性和触变性的性质，使其能长时间紧贴、黏附或铺展在用药部位，既可以起到局部治疗作用，也可以起到全身治疗作用。蔡大可（2008）对三七活络膏进行了研究，结果显示，集乳化、凝胶等技术应用于 O/W 软膏的制备工艺，集高效液相色谱（HPLC）法、气相色谱（GC）、紫外检测法（UV）、大孔树脂等技术于质量控制，保证了药品的安全有效，稳定可控。

2. 酊剂

酊剂系指药物用规定浓度的乙醇浸出或溶解而制成的澄清液体制剂。其中每 100 mL 酊剂等于 20 g 原料药。制备过程中要根据有效成分的溶解性选用适宜浓度的乙醇，以减少酊剂中杂质的含量；同时酊剂久储会发生沉淀，在使用时应注意。临床上有用复方三七酊治疗跌打损伤，其消肿止痛效果良好，比伤湿止痛膏、樟脑酒疗效快，可用于防治褥疮及风湿性关节炎的局部肿胀疼痛。

5.1.3　静脉给药制剂

静脉给药制剂主要为注射剂，指药物制成的供注入体内的无菌溶液（包括乳浊液和混悬液），以及供临用前配成溶液或混悬液的无菌粉末或浓溶液。注射剂作用迅速可靠，不受 pH、酶、食物等影响，无首过效应，可发挥全身或局部定位作用，适用于不宜口服药物和不能口服的患者，但注射剂研制和生产过程复杂，安全性及机体适应性差，成本较高。常用的以三七为原料药的注射剂有血塞通注射液、血栓通注射液、注射用血塞通无菌粉末、注射用血栓通无菌粉末和注射用络泰无菌粉末，在心脑血管疾病、糖尿病并发的眼底病变等较重病症中发挥重要作用。

除了上述常见三七制剂外，科研工作者们为了提高 PNS 在胃肠道的吸收性、稳定性、生物利用度等，对三七新剂型进行了广泛的探索与研究，目前开发的新剂型还有口腔崩解片、缓释片、微孔渗透泵片、微乳、微丸、泡腾片、凝胶等。与传统片剂、胶囊剂等比较，新型三七制剂也有诸多优势。如何进一步加强各剂型的基础理论研究、解决应用技术工艺中存在的问题，是推动三七成药制剂研究及发展的核心。

5.2　单方制剂质量控制

单方制剂是指与原料名一致，单一药物制成的制剂。它有着很强的靶向性，能够针对疾病的根源，有目的地快速解决病症。三七的单方制剂以天然植物三七为主要原料，对机体毒副作用及患者身体损伤较少，有较大的经济价值和药用价值。目前以三七为原材料制成的单方制剂主要为三七片和七叶胶囊，以三七提取物如皂苷类成分为原料的药品包括七叶神安片、血塞通片、血塞通注射液等，临床上根据不同的治则及疾病，选择具有不同功效的三七单方制剂进行应用及治疗。本节针对三七单方制剂的质量控制需求，将不同研究工作者的质控方法进行以下介绍。

5.2.1 三七片

三七片是以三七粉碎成细粉，加适量辅料，制成颗粒，压片而得的片剂。三七片的功效和三七一致，其生产工艺简单，其原材料的优劣严重影响制剂的疗效，市场上三七片质量和价格差异较大。目前，对三七片的质量控制主要是采用高效液相色谱法测定主要皂苷的含量。药典收载了用薄层扫描法测定三七中三七皂苷 R_1 及人参皂苷 Rg_1 含量的方法。为了提高分析速度，尽量减少误差，获得较为准确的结果，陈俊等（2005）采用高效液相法对三七片中三七皂苷 R_1 与人参皂苷 Rg_1 进行了定量分析，方法如下。

1. 色谱条件

色谱柱 Shimadzu ODS C_{18} 柱 (4.6 mm × 250 mm，5 μm)。流动相：乙腈 -0.05% 磷酸溶液 (21 ：79)；流速：1 mL/min；柱温：30℃；检测波长：203 nm；进样量：20 μL。

2. 线性关系考察

精密称取人参皂苷 Rg_1 对照品 9.42 mg，置 25 mL 容量瓶中，加甲醇溶解并定容，摇匀，配置人参皂苷 Rg_1 对照品储备液 (0.3768 mg/mL)，精密吸取储备液适量，制成一组浓度梯度的溶液 0.03768mg/mL、0.07536mg/mL、0.15072mg/mL、0.22608mg/mL、0.3768 mg/mL，分别精密吸取 20 μL 注入液相色谱仪测定，以峰面积对进样量 (μg) 进行回归，得回归方程，$Y = 1.39 \times 10^5 X + 1.66 \times 10^3$，$r = 0.9996$。结果表明人参皂苷 Rg_1 在 0.75～7.54 μg 内呈良好直线关系。

精密称取三七皂苷 R_1 对照品 7.32 mg 置 50 mL 容量瓶中，加甲醇溶解并定容摇匀，配制三七皂苷 R_1 对照品储备液 (0.1464 mg/mL)，吸取储备液适量，制成一组浓度梯度的溶液 0.01464 mg/mL、0.02928 mg/mL、0.05856 mg/mL、0.08784 mg/mL、0.1464 mg/mL，分别精密吸取 20 μL 注入液相色谱仪测定，以峰面积对进样量 (μg) 进行回归，得回归方程，$Y = 1.27 \times 10^5 X - 5.01 \times 10^3$，$r = 0.9996$。结果表明三七皂苷 R_1 在 0.29～2.93 μg 内呈良好直线关系。

3. 方法学考察

精密度试验：精密吸取人参皂苷 Rg_1，对照品溶液 20 μL，注入色谱仪，测定峰面积，RSD 为 0.5%。精密吸取三七皂苷 R_1，对照品溶液 20 μL，注入色谱仪，RSD 为 0.5%。

稳定性试验：取供试品溶液，于 0 h、1 h、2 h、3 h、4 h 进样 20 μL，测定三七皂苷 R_1 峰面积，RSD 为 1.3%；测定人参皂苷 Rg_1 峰面积，RSD 为 0.9%。试验表明供试品溶液于室温 (20℃) 条件下，放置 4 h 稳定。

重复性试验：取同一批号样品，精密称取 5 份，按样品测定方法提取，测定，三七皂苷 R_1 含量 RSD 为 1.3%；人参皂苷 Rg_1 含量 RSD 为 0.9%。

回收率试验：精密称取三七片样品 (三七皂苷 R_1 含量 8.05 mg/g、人参皂苷 Rg_1 含量 30.05 mg/g)5 份，分别精密加入三七皂苷 R_1 溶液 (0.94 mg/mL)1 mL 与人参皂苷 Rg_1 适量，按样品测定方法提取、测定，结果均值分别为 101.4% 和 100.1%，RSD 分别为 2.3% 和 2.9%。

4. 样品测定

取本品 10 片，精密称定，研细，取 0.3g 粉末，精密称定，置具塞锥形瓶中，加氯仿 50 mL，超声处理 20 min，过滤，弃去氯仿液，滤渣挥干氯仿，连同滤纸移入具塞锥形瓶中，精密加入甲醇 50 mL，密塞，精密称定，超声处理 20 min。放冷，称重，补足减失的质量，摇匀。过滤，取续滤液即得。分别精密吸取对照品液、供试品液各 20 μL，注入 HPLC 仪，测定。

此外，朱奇等（2010）利用高效液相色谱法检出两种假冒三七片，完全不含有三七皂苷 R_1，认为该种三七片可能为三七茎的粉末压制而成，测定方法如下。色谱条件为以十八烷基硅烷键合硅胶为填充剂，柱温为 30℃，检测波长为 203 nm；以乙腈为流动相 A，以水为流动相 B，按表 5.1 进行梯度洗脱。

表 5.1　梯度洗脱程序

时间（min）	流动相A（%）	流动相B（%）
0 ~ 12	19	81
12 ~ 60	19→36	81→64

取本品粉末约 0.8 g，精密称定，置于具塞锥形瓶中，精密加甲醇 25 mL，称定质量，放置过夜，置 80 ℃水浴上保持微沸 2 h，放冷后称重，用甲醇补足减失的质量，摇匀过滤，续滤液为供试品溶液。取人参皂苷 Rg_1、Rb_1 和三七皂

苷 R_1 对照品适量，加甲醇制成每 1 mL 含人参皂苷 Rg_1、Rb_1 各 0.4 mg 和三七皂苷 R_1 0.1 mg 的混合溶液，作为混合对照品溶液。另取三七茎叶总皂苷对照品，加甲醇制成每 1 mL 含 1.4 mg 的溶液作为对照品溶液 1；再取人参皂苷 Rb_3 对照品加甲醇制成每 1 mL 含 0.4 mg 的溶液作为对照品溶液 2。分别精密吸取对照品溶液和供试品溶液各 10 μL，注入液相色谱仪进行测定。

张铮等（2011）收集了 5 个厂家 30 批次三七片，通过用近红外光谱仪扫描，以及高效液相色谱法检验后，用一致性检验方法将高效液相色谱的试验结果与近红外光谱图结合，建立一致性检验模型，结果显示建立的一致性检验模型可以对测试集中样品准确地进行判别。试验方法为用近红外光谱仪多用途光纤探头对 5 个厂家 20 个批次的三七片进行光谱扫描，光谱采集条件：波数 4000~12 000 cm^{-1}，扫描次数 32 次，分辨率为 8 cm^{-1}，每批样品随机抽取 3 片，每片扫描 1 次，共得到 60 张原始光谱。高效液相色谱法测定三七片的一致性参照《中国药典》2005 年一部对不同厂家的 20 批次三七片含量进行检测，检测的结果作为一致性检验样品合格与不合格的判定依据。检测方法：色谱柱 Kromasil-C_{18} 柱 (4.6 mm × 150 mm，5 μm)；流动相：以乙腈为流动相 A，以水为流动相 B，按表 5.1 进行梯度洗脱；流速：1 mL/min；检测波长 203 nm。取 1~16 号样品近红外原始光谱图作为参考光谱，选择二级导数＋矢量归一化预处理数据，取 9000~7500 cm^{-1}、6900~5600 cm^{-1}、4900~4300 cm^{-1} 谱段范围，设定 CI 限度为 5，建立样品的一致性检验模型。取 1~15 号样品近红外原始光谱图作为参考光谱，16~20 号样品近红外原始光谱图作为验证光谱，结果显示，编号 17~20 号不合格样品均在所设定的 CI 限度以上，超出建模样品光谱图的可信区间，15~16 号样品在 CI 限度以下，跟建模样品一致，验证的结果与样品实际情况相符。

吴群（2015）采用多指标综合评价法对 12 个厂家生产的三七片质量进行评价，主要应用热浸法、紫外分光光度法和高效液相色谱法，分别测定各厂家三七片的醇浸出物、总皂苷、人参皂苷 Rg_1、人参皂苷 Rb_1 和三七皂苷 R_1 的含量。其中，醇浸出物含量测定方法为热浸法，分别取样品及三七药材 2.0 g，精密称定，置 100 mL 圆底烧瓶中，加 50 mL 乙醇，密闭，放置 1 h 后，水浴微沸 1 h，冷却，称定质量，用乙醇补足质量，过滤，取滤液 10 mL 置于干燥至恒重的蒸发皿中，挥干，放置于烘箱中，105 ℃干燥 3 h，取出，置干燥器中冷却，称量。依据要求，对 12 个样品及三七药材进行醇浸出物含量进行含量测定。总皂苷含量测定方法为取三七药材称定 0.3 g，置于 50 mL 容量瓶中，准确加入乙醇 20 mL，放置过夜，置 80℃水浴上保持微沸 2 h，放冷，再称定质量，用甲醇补足减失的质量，摇匀，过滤，取续滤液，精密量取 0.6 mL，置于 25 mL 容量瓶中，用乙醇定容，作为对照品溶液。精密称定样品 0.4 g，采用上述方法制备供试品溶液。精密量取对照品溶液 0.50 mL、0.75 mL、1.00 mL、1.25 mL、1.50 mL 置蒸发皿内挥干，用乙醇定容于 25 mL 容量瓶中待测，在 203 nm 波长测定吸光度。以吸光度为纵坐标，以浓度为横坐标，绘制标准曲线，得回归方程为 $Y = 32.118 X - 0.7559$，$r = 0.9995$。取所有样品的待测液，以乙醇作为参比溶液，在波长 203 nm 处，以紫外可见分光光度计测定吸光度，并计算含量。人参皂苷 Rg_1、人参皂苷 Rb_1 和三七皂苷 R_1 的含量测定方法同张铮等（2011）。

刘晶华等（2005）对不同生产厂家三七片进行抽验检查（按国家标准），结果显示大部分生产厂家生产的三七片符合规定，但三七片外观和内在质量差别很大。首先进行显微鉴别，取三七片粉末少许，用水合氯醛透化，乙酸甘油封片，显微镜下观察。随后进行薄层鉴别，取本品 1 片，研细，加甲醇 10 mL，振摇 30 min，过滤，滤液蒸干，残渣加甲醇 1 mL，使溶解，作为供试品溶液。取人参皂苷 Rb_1、人参皂苷 Rg_1 及三七皂苷 R_1 对照品，加甲醇制成每 1 mL 各含 2.5 mg 的混合溶液作为对照品溶液。吸取上述两种溶液各 10 mL，分别点于同一硅胶 G 薄层板上，以 1,2-二氯乙烷-正丁醇-甲醇-水 (30∶40∶15∶25) 的下层溶液为展开剂，展开，取出，晾干，喷以 10% 硫酸乙醇溶液，在 105 ℃烘约 5 min 至斑点清晰。取本品 10 片，精密称取适量（约相当于 5 片），用 70% 乙醇作溶剂，照醇溶性浸出物测定法项下的冷浸法测定，结果见表 5.2。

表 5.2　4 厂家三七片检验结果

编号	性状	显微鉴别	薄层色谱鉴别	浸出物（mg）
1	灰黄色片，味苦微甜。药片光洁完整	树脂道碎片含黄色分泌物；梯纹、网纹、螺纹导管	在与对照品色谱相同的位置上，显相同颜色、大小的斑点明显	103 mg
2	灰白色片，味淡微苦。药片不光洁，稍粗糙	偶见树脂道碎片；梯纹、网纹、螺纹导管	在与对照品色谱相应的位置上，显相同颜色斑点，但斑点小	92 mg
3	黄棕色片，味淡。药片粗糙易碎	梯纹、网纹、螺纹导管	在与对照品色谱相应的位置上，斑点浅不明显	84 mg
4	淡棕黄色片，味淡微甜。药片较光洁	偶见树脂道碎片，含黄色分泌物；梯纹、网纹、螺纹导管	在与对照品色谱相应的位置上，显相同颜色的斑点，但斑点小	91 mg

5.2.2 三七胶囊

三七胶囊是由三七细粉制成的胶囊，具有散瘀止血、消肿定痛的功效，用于咯血、吐血、衄血、便血、崩漏、外伤出血、胸腹刺痛、跌扑肿痛、原发性血小板减少性紫癜等。何选林等（2011）采用高效液相色谱法同时测定三七胶囊中三七皂苷 R_1 及人参皂苷 Rg_1、Re、Rb_1 的含量，方法如下。

1. 色谱条件

色谱柱为 Ultimate XB-C_{18}(4.6 mm × 250 mm，5 μm)，以乙腈 - 水为流动相进行梯度洗脱，检测波长为 203 nm；柱温：室温；进样量：10 μL。

2. 对照品溶液的制备

精密称取三七皂苷 R_1 及人参皂苷 Rg_1、Re、Rb_1 对照品分别为 5.32 mg、20.10 mg、5.42 mg、20.11 mg，置 25 mL 容量瓶中，用甲醇适量振摇使溶解，并稀释至刻度，摇匀，作为混合对照品储备液。再精密吸取储备液 5 mL，置 10 mL 容量瓶中，加甲醇稀释至刻度，摇匀，作为对照品溶液。

3. 供试品溶液的制备

取本品 0.6 g，置 50 mL 容量瓶中，加甲醇 40 mL，超声 30 min，放冷后，过滤，取续滤液，作为供试品溶液。

4. 含量测定

分别吸取供试品溶液与对照品溶液各 10 μL，照上述色谱条件记录色谱，按外标法以峰面积计算含量。

此外，马妮等（2010）采用 HPLC 法测定三七 R 胶囊中三七皂苷 R_1、R_2 及人参皂苷 Rg_1 的含量。三七 R 胶囊是由三七干燥根茎（剪口），按一定工艺提取分离得到的三七皂苷 R_1、R_2 及人参皂苷 Rg_1 有效部位群加以辅料配制成的产品，所采取的测定方法如下。色谱条件为 C_{18} 色谱柱；流动相：乙腈 (A)- 水 (B) 梯度洗脱，0 → 6 min，20%(A) → 20%(A)，6 → 14 min，20%(A) → 30%(A)，14 → 20 min，30%(A) → 40%(A)，20 → 25 min，40%(A) → 20%(A)；检测波长 203 nm，流速：1 mL/min；进样量 20 μL。分别称取在 60 ℃减压干燥 2 h 的三七皂苷 R_1、人参皂苷 Rg_1、三七皂苷 R_2 对照品适量，加甲醇制成每 1 mL 含

三七皂苷 R_1 0.1 mg、人参皂苷 Rg_1 1.5 mg、三七皂苷 R_2 0.1 mg 的混合溶液，即得对照品溶液。取装量差异项下的本品内容物，混匀，研细，取 0.3 g，精密称定，置 50 mL 容量瓶中，加甲醇 40 mL，超声处理 30 min，取出，放冷，加甲醇至刻度，过滤，取续滤液，即得供试品溶液。精密吸取对照品溶液含三七皂苷 R_1 浓度为 0.2 mg/mL、人参皂苷 Rg_1 浓度为 2.0 mg/mL 和三七皂苷 R_2 浓度为 0.18 mg/mL，以 2 μL、4 μL、8 μL、12 μL、16 μL 进样按上述色谱条件测定峰面积，以对照品浓度对峰面积做回归曲线得：三七皂苷 R_1 为 $Y = 224967 X + 5223$，$r = 0.9998$，线性范围为 0.4~3.2 μg；人参皂苷 Rg_1 为 $Y = 180883 X + 648718$，$r = 0.9996$，线性范围为 4.0~32.0 μg；三七皂苷 R_2 为 $Y = 251086 X + 3988.3$，$r = 0.9998$，线性范围在 0.36~2.88 μg 时线性关系良好。按供试品溶液的制备方法制备供试品溶液，分别进样测定，计算 3 批样品中三七皂苷 R_1、人参皂苷 Rg_1 及三七皂苷 R_2 的含量。

5.2.3　七叶神安片

七叶神安片为五加科植物三七药材的根中提取的有效成分三七总皂苷加适量辅料制成的片剂，具有多种生理活性，能益气安神、活血止痛，治疗心气血不足、心血瘀阻所致的心悸、失眠、胸痛、胸闷等症。康和利等（2006）通过对七叶神安分散片药理学进行研究，表明七叶神安片可通过改善大脑血液供应，营养和调节神经，使神经系统的各项调节功能恢复协调，从而恢复生理性睡眠，治疗神经衰弱；还能加强大脑皮质的抑制作用，并使皮质下兴起的兴奋性降低而起抵抗焦虑作用，可用于治疗广泛性焦虑障碍。七叶神安片的主要成分三七叶总皂苷有着显著的抗炎作用，三七叶皂苷能抑制小鼠棉球性肉芽肿的增生和形成，对多种急性渗出性炎症有明显对抗作用（阎红，1994）。三七叶皂苷还具有降血脂及对脑血管有收缩作用，同时对血小板聚呈现抑制现象（杜俊杰，1994）。七叶神安片为2005 年版《中国药典》（一部）收载品种，也收载于《中华人民共和国卫生部药品标准》"中药成方制剂"第十二册中，目前采用滴定法测定其中的人参皂苷 Rb_3。

戴德雄（2009）等采用 HPLC 法测定七叶神安分散片中的人参皂苷 Rb_3，此方法简便，准确，重复性好，可作为该制剂质量控制方法。HPLC 法测定七叶神安分散片中的人参皂苷 Rb_3。方法如下：

1. 色谱条件

色谱柱 Kromatek C_{18} 柱 (250 mm × 4.6 mm，5 μm)；流动相：乙腈 - 水 - 冰

醋酸 (32 ： 68 ： 0.08) 为流动相；体积流量：1.0 mL/min；柱温：30 ℃；检测波长：203 nm；进样量：20 μL。

2. 溶液的制备

对照品溶液的制备：取人参皂苷 Rb_3 对照品适量，精密称定，加甲醇制成 0.242 mg/mL 的溶液，摇匀，即得。

供试品溶液的制备：取质量差异项下本品 10 片，研细，取 0.25 g 精密称定，加甲醇 25 mL，称定质量，超声提取 30 min(功率 300 W，频率 50 kHz)，放冷，称定质量，用甲醇补足减失的质量，摇匀，离心，取上清液微孔滤膜 (0.45 μm) 过滤，取续滤液作为供试品溶液。

阴性品溶液的制备：按处方比例称取除三七总皂苷以外的辅料如微粉硅胶、预胶化淀粉等，照制剂工艺制成阴性样品，并按供试品溶液的制备方法制备阴性对照品溶液。

3. 样品的测定

取 7 批样品，制备供试品溶液，按上述色谱条件测定，以外标法计算样品中人参皂苷 Rb_3 的质量分数，结果分别为 0.27mg/片、0.33mg/片、0.50mg/片、0.41mg/片、0.38mg/片、0.45mg/片、0.34 mg/片。

此外，李玉英等（2010）改进了人参皂苷 Rb_3 的梯度洗脱方法，并用高效液相色谱法测定人参皂苷 Rb_1 的含量。色谱柱以十八烷基硅烷键合硅胶为填充剂；流动相为乙腈 (流动相 A)，0.2% 磷酸溶液 (流动相 B)，梯度洗脱按表 5.3 进行；流速：1.0 mL/min；检测波长：203 nm；柱温：32 ℃；进样量：10 μL，理论板数按人参皂苷 Rb_3 峰计算应不低于 6000。

表 5.3　梯度洗脱条件

时间（min）	流动相（%）	
	A	B
0 ~ 19	30 ~ 35	70 ~ 65
19 ~ 21	35 ~ 50	65 ~ 50
21 ~ 26	50	50
26 ~ 30	30	70
40	30	70

精密称取人参皂苷 Rb_1 对照品适量。加乙醇制成每 1 mL 含人参皂苷 Rb_1 0.25 mg 的对照品溶液；取本品 20 片，除去包衣，研细，混匀，取约相当于 2

片质量，精密称定，置具塞锥形瓶中，精密加入乙醇 20 mL，称定质量，超声（功率 300 W，频率 50 kHz）处理 15 min，放冷，称定质量，用乙醇补足减失的质量，摇匀后过滤，得供试品溶液。取空白样品，按供试品溶液制备项下的方法提取并测定。取人参皂苷 Rb$_1$ 对照品溶液，分别进样 2.5 μL、5.0 μL、10 μL、20 μL、30 μL、40 μL 测定。以人参皂苷 Rb$_1$ 对照品进样量 (μg) 为横坐标 (X)、峰面积积分值为纵坐标 (Y) 绘制标准曲线，回归方程为 $Y = 1.87684 X + 8.40332$，$r = 0.9999(n=6)$。结果表明。人参皂苷 Rb$_1$ 进样量在 0.625～10.00 μg 内与峰面积线性关系良好。取 4 批样品，按供试品溶液制备方法制备溶液，分别精密吸取供试品溶液及对照品溶液各 10 μL，注入液相色谱仪，测定含量。

5.2.4 血塞通颗粒

血塞通颗粒为中华人民共和国卫生部药品标准 (WS3-B-3209-98) 中药成方制剂第十七册收载品种，由三七根中提取的总皂苷加适量赋形剂制成的颗粒，具有活血祛瘀、通脉活络、抑制血小板聚集和增加脑血流量之功效。马妮等（2009）建立了高效液相色谱法同时测定三七皂苷 R$_1$、人参皂苷 Rg$_1$ 及人参皂苷 Rb$_1$ 的含量，方法如下。

1. 色谱条件

色谱柱 Shim-Pack C$_{18}$(250 mm × 4.6 mm，5 μm)；流动相：乙腈 (A)- 水 (B) 梯度洗脱，0→18 min，20% (A)→40% (A)，18→21 min，40% (A)→20%(A)，21→25 min，20% (A)→20% (A)；检测波长：203 nm；流速：1 mL/min；进样量：20 μL。

2. 样品溶液的制备

对照品溶液的制备：分别称取在 60℃减压干燥 2 h 的人参皂苷 Rg$_1$、人参皂苷 Rb$_1$、三七皂苷 R$_1$ 的对照品适量，加甲醇制成每 1 mL 含人参皂苷 Rg$_1$ 1.5 mg、人参皂苷 Rb$_1$ 1.5 mg、三七皂苷 R$_1$ 0.4 mg 的混合溶液。

供试品溶液的制备：取本品 10 袋，除去包装、研细，精密称取 3 g(约相当于三七总皂苷 50 mg) 于具塞锥形瓶中，精密加入 50 mL 甲醇，密塞，超声处理 30 min，冷却至室温，补足损失甲醇，摇匀，过滤，续滤液用 0.45 μm 微孔滤膜过滤，即得。

3. 线性关系考察

精密吸取对照品溶液配制成：人参皂苷 Rg_1 浓度为 30.8 μg/mL、77.0 μg/mL、308.0 μg/mL、616.0 μg/mL、924.0 μg/mL、1540.0 μg/mL；人参皂苷 Rb_1 浓度为 28.4 μg/mL、71.0 μg/mL、284.0 μg/mL、568.0 μg/mL、852.0 μg/mL、1420.0 μg/mL；三七皂苷 R_1 浓度为 8.8 μg/mL、22.0 μg/mL、88.0 μg/mL、176.0 μg/mL、264.0 μg/mL、440.0 μg/mL；按上述色谱条件测定峰面积，以对照品浓度为横坐标、以峰面积为纵坐标做标准曲线，从而得到线性回归方程及线性范围。从线性方程判断在一定浓度范围内线性关系良好与否。

4. 方法学考察

精密度试验：按上述色谱条件，精密进样同一供试品溶液重复 5 次。从而测定人参皂苷 Rg_1、人参皂苷 Rb_1、三七皂苷 R_1 等各峰面积平均值和 RSD 值。

稳定性试验：将同一供试品溶液，于室温下放置，每隔 2 h 进样 1 次，分别在 2 h、4 h、6 h、8 h、10 h 内测定峰面积，从而测得人参皂苷 Rg_1、人参皂苷 Rb_1、三七皂苷 R_1 的 RSD 值，以表明供试品溶液在 10 h 内稳定。

重复性试验：取同一批供试品 5 份，按供试品溶液制备方法制备，分别进样，测定，按标示量计算含量得：人参皂苷 Rg_1、人参皂苷 Rb_1、三七皂苷 R_1 的平均含量和 RSD 值。

加样回收率试验：取已知含量样品（含 R_1 7.02%、Rg_1 39.64%、Rb_1 34.05%）约 0.60 g 3 份，精密称定，置 25 mL 容量瓶中，精密加入对照品溶液（浓度分别为 R_1 0.33 mg/mL、Rg_1 1.70 mg/mL、Rb_1 1.60 mg/mL 甲醇制）各 1.0 mL，再取样品约 1.20 g 3 份置于 25 mL 容量瓶中，精密加入对照品溶液（浓度分别为 R_1 0.33 mg/mL、Rg_1 1.70 mg/mL、Rb_1 1.60 mg/mL 甲醇制）各 1.0 mL，加甲醇至刻度，超声 30 min 后冷却至室温，补足损失甲醇，摇匀，用 0.45 μm 微孔滤膜过滤如法测定，计算人参皂苷 Rg_1、人参皂苷 Rb_1、三七皂苷 R_1 的回收率，平均回收率 RSD 值。

5. 样品含量测定

分别吸取对照品溶液及供试品溶液注入液相色谱仪并记录，测定 5 批样品中人参皂苷 Rg_1、人参皂苷 Rb_1、三七皂苷 R_1 的含量，按标示量计算结果，每批样品测定 3 次，测定 RSD 值并取平均值。

5.3　复方制剂质量控制

复方制剂是指几种不同类别的药物混合而成的制剂，其后的药名是处方中的主药。由于疾病的病程和性质的复杂多变，往往寒热交错，虚实并见，一时一身而数病相兼，只凭单味药难以照顾全面，故须将多种药物适当配合，利用其相互间的协同或拮抗作用，提高疗效或减少不良反应，以适应复杂病情的治疗。以三七为主药制成的复方制剂包括复方三七胶囊、三七止血胶囊、三七伤药片、复方三七片、云南红药片等。通过将三七与其他药物的混合而相互作用，针对不同的病症从而产生不同的针对性效果，使疗效更加显著。本节针对复方三七制剂的质量控制现状，对目前主要产品的质控方法进行以下介绍，期望为三七复方制剂安全合理的用药提供依据。

5.3.1　复方三七片

复方三七片是由三七、土鳖虫、白芷、川芎、当归、乳香（制）、红花、没药（制）等中药组成的复方制剂，具有化瘀止血、消肿止痛的功效，用于跌打损伤，瘀血肿痛，外伤出血，挫伤、扭伤、骨外伤等。主药三七、人参所含有效成分相近，目前，对三七、人参定性多采用 TLC 法，定量主要有重量法、吸附树脂 - 比色法、TLC- 比色法、HPLC 法、TLC 扫描法等。贾新熙等（2014）通过对复方三七片中三七、白芷的薄层鉴别，利用高效液相色谱法对三七中人参皂苷 Rg_1、人参皂苷 Rb_1 和三七皂苷 R_1 的总含量进行了测定，并进行了方法学考察，具体方法如下。

1. 定性鉴别

（1）三七的薄层色谱鉴别

取本品粉末 1.5 g，加水 5 滴，搅匀，再加水饱和的正丁醇 30mL，超声处理 1 h，过滤，滤液用 3 倍量正丁醇饱和的水萃取，分取正丁醇层，水浴蒸干，残渣用 1 mL 甲醇溶解，作为供试品溶液。另取三七对照药材 0.5 g，同法制成对照药材溶液。称取人参皂苷 Rg_1 对照品、人参皂苷 Rb_1 对照品、人参皂苷 Re 对照品及三七皂苷 R_1 对照品适量，分别用甲醇制成每 1 mL 含 0.5 mg 的溶液，作为对照品溶液。照薄层色谱法（《中国药典》2005 年版一部附录Ⅵ B），吸取上述溶液各 3 μL，点于同一以 0.3% 羧甲基纤维素钠为黏合剂的硅胶 G 薄层板上，

以三氯甲烷 - 乙酸乙酯 - 甲醇 - 水（15 ： 40 ： 22 ： 10）10 ℃以下放置的下层溶液为展开剂，展开，取出，晾干，喷以 1→10 的硫酸乙醇溶液，在 105 ℃加热至斑点显色清晰。供试品色谱中，在与对照药材和对照品色谱相应的位置上，显相同颜色的斑点；置于紫外光灯（365 nm）下检视，显相同颜色的荧光斑点，阴性样品无相应的斑点。

（2）白芷的薄层色谱鉴别

取本品粉末 6.5 g，加石油醚（60～90℃）50 mL，浸泡过夜，再于 55 ℃温浸 30 min，过滤，滤液浓缩至约 1 mL，作为供试品溶液。另取白芷对照药材 0.5 g，同法制成对照药材溶液。再取欧前胡素、异欧前胡素对照品，加乙酸乙酯分别制成每 1 mL 各含 2 mg 的溶液，作为对照品溶液。照薄层色谱法（《中国药典》2005 年版一部附录Ⅵ B），吸取上述供试品溶液、对照药材溶液各 5 μL，对照品溶液各 2 μL，分别点于同一以 0.3% 羧甲基纤维素钠为黏合剂的硅胶 G 薄层板上，以甲苯 - 乙酸乙酯（9 ： 1）为展开剂，展开，取出，晾干，置于紫外光灯（365 nm）下检视。供试品色谱中，在与对照品和对照药材色谱相应的位置上，显相同颜色的荧光斑点。阴性样品无相应斑点。

2. 含量测定

（1）色谱条件

采用 Agilent ZORBAX C_{18} (5 μm，150 mm × 4.6 mm) 色谱柱；以乙腈为流动相 A，水为流动相 B，按以下要求进行梯度洗脱，洗脱梯度：0～30 min，19%A；30～78 min，19%A～36%A。检测波长为 203 nm。

（2）对照品溶液的制备

精密称取人参皂苷 Rg_1 对照品、人参皂苷 Rb_1 对照品和三七皂苷 R_1 对照品适量，加少量甲醇溶解，再用乙腈 - 水（19 ： 81）溶液定容，制成每 1 mL 含人参皂苷 Rg_1 0.204 mg、人参皂苷 Rb_1 0.118 mg、三七皂苷 R_1 0.052 mg 的混合溶液，即得。

（3）供试品溶液的制备

取本品粉末 2.5 g，精密称定，置 100 mL 具塞锥形瓶中，精密加入甲醇 50 mL，密塞，称定质量，超声处理 1 h，取出，放冷，再称定质量，用甲醇补足减失的质量，摇匀，过滤，精密量取续滤液 5 mL，置 10 mL 容量瓶中，加入乙腈 - 水（19 ： 81）溶液稀释至刻度，摇匀，用微孔滤膜（0.45 μm）过滤，取续滤液，即得。

（4）样品测定

分别精密吸取对照品溶液与供试品溶液各 20 μL，注入液相色谱仪，测定，即得。

陈志才等（1994）为了控制复方三七片质量，对其质量标准进行的研究也采用 TLC 法定性，含量测定则以三七皂苷中人参皂苷 Rg_1 为指标，先将样品用甲醇提取，再经大孔吸附树脂柱纯化，然后用紫外分光光度法比色定量。方法为取本品 5 片，研细，用 10mL 甲醇溶液密塞振摇 10 min，再冷浸 48 h，过滤，滤液作样品溶液。取人参皂苷 Rg_1、人参皂苷 Rb_1、三七皂苷 R_1 对照品，分别加甲醇制成 1 mg/mL 的对照品溶液。取样品溶液、对照品溶液各 10 μL，分别点于同一硅胶 G 薄层板上，以氯仿 - 甲醇 - 水 (65：35：10) 为展开剂，展开约 10 cm，取出晾干，用 10%H_2SO_4 喷雾显色，至 105℃烘约 10 min，经过薄层色谱的检测，样品溶液与对照品溶液在相应的位置上选相同颜色的斑点。其中以样品斑点中人参皂苷 Rg_1 的色斑最为明显，故选择其为定量指标。含量测定方法为：取本品 10 片，精密称定，研细。精密称取适量 (约相当于 5 片)，用 10 mL 甲醇密塞振摇 10 min，冷浸 48 h，过滤，以 30 mL 甲醇分三次洗涤残渣和滤纸，合并洗液和滤液，水浴挥干，残渣用水溶解并定容至 20 mL，过滤，弃去初滤液，取续滤液 5 mL 上柱 (玻璃柱 1.5 cm × 20 cm，大孔吸附树脂 D_{101} 型，湿法装柱，用水 100 mL 预洗)，先以 150 mL 水洗涤，弃去洗脱液，继用 70% 乙醇 70 mL 洗脱，收集乙醇洗脱液，水浴挥干，残渣用甲醇溶解并定容至 25 mL，作为供试品溶液。精密称取 60℃干燥至恒重的人参皂苷 $Rg_1$5 mg，置容量瓶中，用甲醇溶解并定容至 25 mL 作为对照品溶液。取标准溶液 0.2 mL、0.4 mL、0.6 mL、0.8 mL、1.0 mL 分别置具塞试管中，80℃水浴上挥干，冷却至室温，加新制的 5% 香草醛冰 - 醋酸液 0.2 mL，高氯酸 0.8 mL，60℃水浴加热 15 min，立即置冰水浴中冷却，加冰醋酸 5.0 mL，摇匀后，以空白试剂作参比，用 UV-250 分光光度计在波长 400～600 nm 内扫描，结果在 547 nm 处有最大吸收，以 547 nm 为测定波长，测定上述标准品溶液的吸光度，以吸光度 Y 对人参皂苷 Rg_1 取量 X 进行回归，得标准曲线：$Y = -6.90 × 10^{-3} + 5.73 × 10^{-3} X$，$r = 0.9997$。测定显色 15 min 以后的样品溶液在不同时间的吸光度，观察其稳定性，结果表明，显色至少在 1.5 h 内稳定。精密吸取样品溶液 1.0 mL，置具塞试管中，按标准曲线制备项下操作，于 547 nm 处测定吸光度，计算三七皂苷含量。

5.3.2 复方三七胶囊

复方三七胶囊由三七和肉桂组成，三七有散瘀止血、消肿定痛之效，肉桂有补火助阳、活血通经、散寒止痛之功。经临床应用，证实了复方三七胶囊在散瘀、温通经脉、消肿止痛方面的特效。将三七粉改为胶囊，克服了粉剂不宜吞服、服用量不宜掌握的缺点 (汤滢等，2001)。

复方三七胶囊还有另外一种配方：由三七、琥珀两味药组成，具有活血止血、利水通淋的功效，主要用于治疗急、慢性肾小球肾炎，肾病综合征，隐匿性肾炎。黄刚等（2016）为有效控制该种复方三七胶囊的质量，选择 HPLC 法对复方三七胶囊中的三七皂苷 R_1、人参皂苷 Rg_1、人参皂苷 Rb_1 进行含量测定，并按 2010 版《中国药典》要求，检查崩解时限、装量差异和含水量，具体方法如下。

1. 色谱条件

色谱柱：Luna C_{18} 柱 (250 mm × 4.60 mm，5μm)；流动相：乙腈 - 水；流速：1.0 mL/min；采用梯度洗脱法；检测波长：207 nm；柱温：40℃；进样量：20 μL；理论塔板数按三七皂苷 R_1 峰计算应不低于 3000。

2. 线性关系考察

分别精密吸取三七皂苷 R_1、人参皂苷 Rg_1 和人参皂苷 Rb_1 对照品溶液 1.0 mL、2.0 mL、4.0 mL、6.0 mL、8.0 mL、10.0 mL 置 10 mL 容量瓶中，加甲醇稀释至刻度，摇匀。精密吸取以上标准溶液 20 μL，注入液相色谱仪，在 207 nm 波长条件下测定峰面积。以 3 种成分浓度为横坐标 (X)、峰面积为纵坐标 (Y) 进行线性回归分析，结果见表 5.4。

表 5.4 3 种成分的线性方程 (n=6)

成分	线性方程	r	线性范围（μg/mL）
三七皂苷R_1	$Y = 2.1297\,X - 4.9514$	0.9995	10~100
人参皂苷Rg_1	$Y = 3.6299\,X - 38.5882$	0.9993	40~400
人参皂苷Rb_1	$Y = 1.6473\,X - 12.8244$	0.9992	40~400

3. 方法学考察

精密度试验结果表明仪器精密度良好；稳定性试验结果表明供试品溶液中 3

种成分在 10 h 内稳定性良好；重复性试验结果表明测定方法重复性好。

4. 样品含量测定

精密称取 3 批样品，制备供试品溶液，各吸取 20 μL 注入液相色谱仪，在 207 nm 波长条件下，测定三七皂苷 R_1、人参皂苷 Rg_1 和人参皂苷 Rb_1 的峰面积并计算含量。

5. 崩解时限检查

按 2010 版《中国药典》附录Ⅻ A 崩解时限检查法，取 3 批复方三七胶囊样品检查，崩解时间均不超过 30 min。

6. 装量差异检查

按 2010 年版《中国药典》附录 ⅠL 规定，分别取 3 批供试品 10 粒并精密称定质量，倒出内容物 (不得损失囊壳)，胶囊囊壳用小刷拭净，分别精密称定囊壳质量，求出每粒内容物的装量。每粒装量与平均装量比较，装量差异限度应在平均装量的 ±10% 以内，超出装量差异限度的不得多于 2 粒，并不得有 1 粒超出限度 1 倍。

7. 水分检查

按 2010 年版《中国药典》附录Ⅸ H 水分测定法规定，分别取 3 批供试品内容物进行水分检查，按规定，含水量不得超过 9.0%。

5.3.3 三七伤药片

三七伤药片是由三七、草乌、雪上一枝蒿、冰片、接骨木、骨碎补、红花、赤芍八味组成的复方片剂，为伤科常用药物，具有显著的镇痛肿、止血、消炎作用，用于跌打损伤、风湿瘀阻、关节痹痛、急慢性扭挫伤、神经痛等。主要含有生物碱、三七皂苷、黄酮类化合物。三七伤药片现行标准有《中国药典》2010 年版一部，国家药品标准修订批件 2000ZFB0115 等 4 个标准，项目设置相对比较全面。现行的质量标准多对单一成分进行定量和定性测定，现有研究也主要集中于柚皮苷、芍药苷和人参皂苷等成分含量的研究。胡晓茹等（2015）结合目前原药材的质量现状和标准检验的结果，对三七伤药片从与药品安全性、有效性、均一性和标准可控性等相关方面对处方中三七、赤芍、冰片、骨碎补进行相关项目的检验，并对可能存在安全隐患的乌头碱类成分进行限量检查，具体方法如下。

1. 产品稳定性研究

（1）色谱条件

Warters Symmetry shield™ RP$_{18}$ 色谱柱 (4.6 mm × 250 mm，5 μm)，流动相 A：乙腈，B：0.2% 三氟乙酸溶液，梯度洗脱，洗脱梯度见表 5.5，流速：1.0 mL/min，检测波长：230 nm，柱温：35℃，进样量：10 μL。

表 5.5　三七伤药片特征图谱色谱条件

时间（min）	A（%）	B（%）
0～15	2→10	98→90
15～35	10→12	90→88
35～60	12→22	88→78
60～70	22→25	78→75

（2）溶液的制备

取柚皮苷对照品适量，精密称定，加甲醇溶解，配制成 1 mL 含 0.4 mg 的柚皮苷溶液，作为对照品溶液。

取样品 10 片 (糖衣片除去糖衣)，精密称定，研细，精密称取约 0.5 g，置具塞锥形瓶中，精密加入甲醇 25 mL，称定质量，超声提取 30 min，放至室温，补足减失的质量，摇匀，用 0.22 μm 滤膜过滤，取续滤液，作为供试品溶液。

（3）样品测定

按上述制备方法和色谱条件对三七伤药片的特征图谱进行测定。采用国家药典委员会主持开发的中药指纹图谱相似度评价软件 (2010 版) 进行分析，以和对照药材图谱相似度较高的 6 份样品生成的标准谱图，27 批次样品与其进行 Mark 峰匹配计算相似度。

2. 产品有效性研究

（1）双酯型和单酯型乌头类生物碱含量测定

色谱条件：色谱柱：Phenomenex Luna C$_{18}$ 柱 (4.6 mm × 250 mm，5 μm)，流动相：A：50 mmol/L 乙酸铵溶液 (用乙酸调节 pH 值至 6.2)；B：乙腈，梯度洗脱，见表 5.6；柱温：30℃；检测波长：233 nm，溶液的进样体积：10 μL。

理论板数按苯甲酰新乌头碱峰计算应不低于 2000。

表 5.6　三七伤药片双酯型和单酯型乌头类生物碱含量测定色谱条件

时间（min）	A(%)	B(%)
0~35	79→65	21→35
35~60	65→60	35→40
60~70	60	40

溶液的制备：取乌头碱、新乌头碱、次乌头碱、苯甲酰乌头原碱、苯甲酰新乌头原碱和苯甲酰次乌头原碱对照品适量，精密称定，加 0.01% 盐酸甲醇溶液制成每 1 mL 含乌头碱、新乌头碱和次乌头碱各 10 μg、苯甲酰乌头原碱、苯甲酰新乌头原碱和苯甲酰次乌头原碱各 20 μg 的混合溶液，作为对照品溶液。

本品 24 片，除去糖衣，研细，加氨试液 3 mL，精密加入异丙醇 - 乙酸乙酯（1 ： 1）混合溶液 50 mL，称定质量，超声处理（功率 300 W，频率 40 kHz，控制水温在 25℃以下）30 min，放冷，再称定质量，用异丙醇 - 乙酸乙酯（1 ： 1）混合溶液补足质量，摇匀，过滤。在 40℃以下将滤液减压回收溶剂至干，向残渣中精密加入 0.01% 盐酸甲醇溶液 4 mL 溶解，密闭，摇匀，过滤，取续滤液，作为供试品溶液。

以相同处方比例，分别制得不含制草乌和雪上一枝蒿的阴性样品，按供试品溶液的制备方法制成阴性对照溶液。

（2）冰片含量测定

色谱条件：色谱柱：Agilent HP-INNOWAX(0.250 mm × 30 m，0.25 micro)；程序升温：初始温度为 120℃，以每分钟 20℃的速率升温至 180℃，保持 7 min；进样口温度 220℃，检测器温度为 250℃，分流比为 5 ： 1，进样量：1 μL。

溶液的制备：精密称取冰片对照品 12.06 mg 置 25 mL 容量瓶中，加乙酸乙酯溶解并稀释至刻度，摇匀，作为冰片对照品溶液。精密称取樟脑对照品 10 mg 置 10 mL 容量瓶中，加乙酸乙酯溶解并稀释至刻度，精密量取 1 mL 溶液置 25 mL 容量瓶中，加乙酸乙酯溶解并稀释至刻度，作为樟脑对照品溶液。

取样品 10 片（糖衣片除去糖衣），精密称定，研细，精密称取 1 g，置具塞锥形瓶中，精密加入乙酸乙酯 10 mL，称定质量，超声提取 20 min，放至室温，补足减失的质量，摇匀，用 0.45 μm 滤膜过滤，取续滤液，作为供试品溶液。

以相同处方比例，制得不含冰片及不含樟脑的阴性样品，按供试品溶液的制备方法分别制成阴性对照溶液。

此外，杨美丽等（2014）建立 UPLC 法同时测定三七伤药片中芍药苷、柚皮苷、人参皂苷 Rg₁ 及人参皂苷 Rb₁ 各成分的含量。BEH C₁₈(50 mm × 2.1 mm，1.7 μm) 色谱柱，以乙腈 - 水为流动相，梯度洗脱 (表 5.7)，流速：0.4 mL/min，检测波长为切换波长 (表 5.7)，柱温：40 ℃，进样量：1 μL。取芍药苷、柚皮苷、人参皂苷 Rg₁、人参皂苷 Rb₁ 的对照品适量，精密称定，加甲醇制成浓度分别为 1.010 mg/mL、1.006 mg/mL、1.169 mg/mL、1.079 mg/mL 的混合溶液，即得混合对照品溶液。取样品 10 片 (糖衣片除去糖衣)，精密称定，研细，取约 0.5 g，精密称定，置具塞锥形瓶中，精密加入甲醇 25 mL，称定质量，超声 (250 W，40 kHz) 提取 30 min，放冷，再称定质量，用甲醇补足减失的质量，摇匀，用 0.22 μm 滤膜过滤，取续滤液即得供试品溶液。阴性对照溶液以相同处方比例，分别制得不含赤芍、不含骨碎补、不含三七的阴性样品，按供试品溶液的制备方法制成阴性对照溶液。

表 5.7　梯度洗脱

时间(min)	检测波长(nm)	流动相(乙腈-水)	曲线
0~5	230	8∶92	6
5~10	283	14∶86	6
10~17	203	18∶82	6
17~30	203	18∶82→60∶40	7

张小龙等（2014）建立了高效液相色谱四极杆飞行时间串联质谱（HPLC-Q-TOF-MS）法测定不同厂家三七伤药片中乌头类生物碱（乌头碱、次乌头碱、新乌头碱、苯甲酰乌头原碱、苯甲酰次乌头原碱、苯甲酰新乌头原碱、乌头原碱、次乌头原碱、新乌头原碱）含量的方法。采用色谱柱 ZORBAX Extend-C₁₈ RRHT 柱（1.8 μm，2.1 mm × 50 mm）；流动相：甲醇为流动相 A，水（含 0.1% 甲酸和 2.5 mmol/L 乙酸铵溶液）为流动相 B，按表 5.8 进行梯度洗脱；流速：0.21 mL/min；柱温：30℃；进样量：0.3 μL。质谱条件：离子源为电喷雾离子源（ESI），正离子模式，干燥气温度：350℃；雾化气压力：35 psi；毛细管出口电压：100 V；干燥器流量：10 L/min；毛细管电压：3500 V；质量扫描范围：m/z 100～800。分别精密称取乌头碱 10.07 mg、次乌头碱 20.11 mg、新乌头碱 10.03 mg、苯甲酰乌头原碱 9.97 mg、苯甲酰次乌头原碱 10.13 mg、苯甲酰新乌头原碱 20.04 mg、乌头原碱 10.05 mg、次乌头原碱 9.98 mg、新乌头原碱 10.08 mg，于 100 mL 容量瓶中，加入适量甲醇溶解，并定容至刻度，配制成对照品储备液，备用。其他不同浓度的对照品溶液由储备液稀释得到。取本品 30 片，

除去糖衣，研细，置具塞锥形瓶中，加浓氨试液适量使润湿，加乙醚 40 mL 超声处理 60 min，过滤，并用乙醚洗涤滤渣 3 次，每次 20 mL，合并滤液与洗液，挥干溶剂，残渣用甲醇溶解并定量转移至 10 mL 容量瓶中，加甲醇至刻度，摇匀，制成供试品溶液（根据情况可再用甲醇稀释 10～100 倍），过滤，取续滤液用 0.22 μm 微孔滤膜过滤，进样，测定含量。

表 5.8　梯度洗脱

时间(min)	A（%）	B（%）
0.00	15.0	85.0
3.50	15.0	85.0
4.50	40.0	60.0
20.00	40.0	60.0
20.10	15.0	85.0
35.00	15.0	85.0

胡晓茹等（2014）采用 UPLC 法建立了三七伤药片的特征图谱。方法为取柚皮苷对照品适量，精密称定，加甲醇溶解，配制成 1 mL 含 0.4 mg 的溶液，为对照品溶液。取样品 10 片 (糖衣片除去糖衣)，精密称定，研细，精密称取约 2 g，置具塞锥形瓶中，精密加入甲醇 20 mL，称定质量，超声 (功率 300 W，频率 40 kHz) 提取 30 min，放至室温，补足减失的质量，摇匀，用 0.22 μm 滤膜过滤，取续滤液，制备供试品溶液。色谱条件为色谱柱：ACQUITY UPLC BEH C$_{18}$(50 mm × 2.1 mm，1.7 μm)；流动相：乙腈 (A)-0.1% 甲酸水溶液 (B)，洗脱梯度 (0～10 min，4%A → 12%A；10～22 min，12%A → 16%A；22～35 min，16%A → 25%A)；流速：0.2 mL/min；检测波长：230 nm；柱温：40℃，进样量：1 μL。质谱条件为：质谱参数设置：电喷雾离子源正负离子模式 (ESI+、ESI 阴性)；扫描模式：全扫描模式；扫描范围：m/z 50～1200；雾化器压力：0.17 MPa；脱溶剂气 (氮气) 流速：9.0 mL/min；脱溶剂气 (氮气) 温度：325℃；裂解电压：0.6 V。

钟进 (2001) 采用薄层色谱法对三七伤药片中冰片进行了定性鉴别。方法为取本品 5 片，除去糖衣，研碎，加乙醚 10 mL，冷浸 30 min，过滤，滤液挥干，残渣加乙酸乙酯 2 mL 使溶解，作为供试品溶液。取冰片对照品，加乙酸乙酯制成每 1 mL 含 0.5 mg 溶液作为对照品溶液。吸取上述两种溶液各 4 μL，分别点于同一硅胶 G 薄层板上，以苯 - 乙酸乙酯（19：1）为展开剂，展开，取出，晾干。喷以 1% 香草醛 - 硫酸溶液，在 110℃加热数分钟，在与冰片对照色谱相应的位置上，显相同颜色的斑点。

吴志荣等（1987）在原有基础上，应用分光光度法测定三七伤药片中总黄酮的含量，薄层扫描法测定人参皂苷的含量。总黄酮测定方法为精密称取 120 ℃干燥至恒重的芦丁标准品 50 mg，加甲醇溶解于 25 mL 容量瓶中并至刻度。精密吸取 10 mL 于 100 mL 容量瓶中，用蒸馏水稀至刻度。分别吸取 0.0 mL、1.0 mL、2.0 mL、3.0 mL、4.0 mL、5.0 mL、6.0 mL 于 25 mL 容量瓶中，各加 5%亚硝酸钠溶液 1 mL，摇匀，放置 6 min。加 4% 氢氧化钠溶液 10 mL，用蒸馏水稀至刻度，放置 15 min。以第一管作空白，用分光光度计，在 500 nm 波长处测定吸光度。绘制标准曲线。在 0～50 μg/mL 内呈线性，并线性回归得直线方程：$C = 99.12 A + 1.16$，$r = 0.9999$。取样品 10 片，80 ℃干燥 4 h，研成细粉，精密称量。置索氏提取器中，用甲醇提取至无色。甲醇提取液移至 100 mL容量瓶中，放冷，添加甲醇至刻度，摇匀，放置过夜。吸取上清液 100 mL 置100 mL 容量瓶中用蒸馏水稀至刻度。吸取 10.0 mL 于 25 mL 容量瓶中，按标准曲线项下的操作，并以供试液 100 mL 加蒸馏水至 25 mL，过滤所得的滤液为空白，测定吸光度。由标准曲线线性方程式计算样品总黄酮的含量。三七伤药片中人参皂苷 Rg_1 含量测定方法为，取硅胶 G 与 9%CMC-Na(1：3) 混合，研成匀浆状。用 Stah 1 型薄层涂布器铺板。铺板厚度 0.5 mm，110℃活化 30 min，储存备用。展开溶剂为氯仿：甲醇：正丁醇：水 (20：10：40：20) 下层液。展开及显色条件为：点样后，薄板在上述溶剂中展开，展距 18 cm。取出薄板晾干，均匀喷涂 1% 硫酸铈的稀硫酸溶液，100℃加热 20 min。斑点显紫红色，放冷后立即扫描测定。样品吸收波长：$\lambda = 525$ nm，反射式齿形扫描，光束狭缝1.25nm × 1.25 nm 扫描速度：20 mm/min；积分范围：10 mm；线性参数：SX = 3。以人参皂苷 Rg_1 为标准品，配成标准点样液，浓度为 1 μg/μL。按上述条件扫描测定，线性回归得直线方程 $B = 0.01629A + 0.0045$，$r = 0.9998$。取样品 10片研细，精密称定。置索氏提取器中用甲醇 50 mL 连续提取至提尽为止。蒸干甲醇，然后再用甲醇溶解提取物，移置 10 mL 容量瓶中，并加甲醇至刻度，用微量注射器精密吸取 1 μL 点样，按标准曲线项下的操作进行扫描测定。

5.3.4　云南红药片

云南红药片是由三七、重楼、紫金龙、玉葡萄根、滑叶跌打、大麻药、金铁锁、石菖蒲、西南黄芩、制黄草乌十味中药组成的大处方制剂，具有多种生理活性，有止血镇痛、活血散瘀、祛风除湿功效，用于胃溃疡出血、支气管扩张咯血、功能性子宫出血、月经过多、风湿性关节炎、风湿性腰腿痛等。临床研究表明，红药片对蛋清所致的大鼠足肿胀、二甲苯所致的小鼠耳肿胀和耳郭毛细管通透性增加、对大鼠琼脂肉芽肿的生成均有显著的抑制作用；对热板所致小鼠疼痛和乙酸所致的小鼠扭体均有显著的抑制作用（李东安等，2003）。

周涛等 (2009) 采用高效液相色谱法对该片剂中贵重药材三七的有效成分人参皂苷 Rg_1 与人参皂苷 Rb_1 进行了定量分析研究，方法如下。

1. 色谱条件

色谱柱 ODS2 Hypersil C_{18} 柱 (4.6 mm × 250 mm，5 μm)，流动相：乙腈 - 水 (85 ∶ 15)；检测波长：203 nm，柱温：35℃，流速：1.0 mL/min；理论板数按人参皂苷 Rg_1 峰计应不低于 3000。

2. 对照品溶液的制备

精密称量人参皂苷 Rg_1 对照品、人参皂苷 Rb_1 对照品适量，加甲醇制成每 1 mL 含人参皂苷 Rg_1 0.20 mg、每 1 mL 含人参皂苷 Rb_1 0.20 mg 的混合溶液，即得。

3. 供试品溶液的制备

取本品 20 片，除去包衣，精密称定，研细，取 1.2 g，精密称定，加水饱和正丁醇 25 mL，称定质量，放置过夜，加热回流 2 h，取出，放冷，补重，过滤，取续滤液 10 mL 蒸干，残渣加水 20 mL 溶解并转移至分液漏斗中，用水饱和乙醚萃取 4 次，每次 20 mL，弃去乙醚液，水层用水饱和正丁醇萃取 4 次，每次 20 mL，合并正丁醇液，用正丁醇饱和的氨试液洗涤 2 次，每次 25 mL，正丁醇液备用，氨液层用水饱和正丁醇萃取 2 次，每次 20 mL，弃去氨液，合并以上的正丁醇液，用正丁醇饱和水洗涤 2 次，每次 20 mL，弃去水液，正丁醇液蒸干，残渣加甲醇溶解并定容至 10 mL 容量瓶中，摇匀，过滤，取续滤液作为供试品溶液。另取缺三七的阴性样品，研细，取 1.2 g，按供试品溶液制备方法制备阴性对照品溶液。

4. 干扰性试验

取对照品溶液、供试品溶液和缺三七的阴性对照液，各进样 10 μL 进行分析，结果人参皂苷 Rg_1 和人参皂苷 Rb_1 峰与杂质峰完全分离，而阴性对照在相同的位置上无色谱峰。

5. 线性关系考察

分别吸取人参皂苷 Rg_1 和人参皂苷 Rb_1 对照品储备液（每 1 mL 含人参皂苷 Rg_1 1.0008 mg、人参皂苷 Rb_1 1.0020 mg）制备成含人参皂苷 Rg_1 0.1001 mg/mL、0.1501 mg/mL、0.2002 mg/mL、0.3002 mg/mL、0.4003 mg/mL、0.5004 mg/mL 及人参皂苷 Rb_1 0.051 mg/mL、0.1002 mg/mL、0.1503 mg/mL、0.2004 mg/mL、0.3006 mg/mL、0.3006 mg/mL、0.5010 mg/mL 的对照品混合溶液，各吸取 10 μL 注入色谱仪，按上述色谱条件进行测定，以峰面积为纵坐标，进样量 (μg) 为横坐标绘制标准曲线。得人参皂苷 Rg_1 回归方程 $Y = 491\ 249.97\ X + 1840.47$，$r = 0.9999$；表明人参皂苷 Rg_1 进样量在 0.500～5.004 μg 内具有良好的线性关系；人参皂苷 Rb_1 回归方程 $Y = 388\ 445.44\ X - 2658.09$，$r = 0.9999$；表明人参皂苷 Rb_1 在进样量为 0.501～5.010 μg 内具有良好的线性关系。

6. 精密度试验

取供试品溶液，重复进样 5 次，每次 10 μL，其中人参皂苷 Rg_1 的 RSD 为 0.16%，人参皂苷 Rb_1 的 RSD 为 0.49%，表明精密度良好。

7. 重复性试验

分别精密称取样品粉末 5 份，每份 5.0 g，精密称定，制备供试品溶液，分别吸取供试品溶液 10 μL 注入色谱仪中测定含量，其中人参皂苷 Rg_1 的 RSD 为 0.30%，人参皂苷 Rb_1 的 RSD 为 0.84%，表明本法的重复性良好。

8. 稳定性试验

取供试品溶液，室温下放置，分别于 0 h、1 h、2 h、4 h、6 h、8 h、10 h，吸取 10 μL 注入色谱仪中测定峰面积，其中人参皂苷 Rg_1 RSD 为 0.26%，人参皂苷 Rb_1 RSD 为 0.05%，表明供试品溶液在室温下 10 h 内稳定性良好。

9. 加样回收率试验

精密称取已知含量的样品粉末（人参皂苷 Rg_1 含量 0.4307%，人参皂苷 Rb_1

含量 0.3236%)6 份，每份 0.6 g，置具塞锥形瓶中，分别加入人参皂苷 Rg$_1$(浓度 0.2002 mg/mL) 和人参皂苷 Rb$_1$ (浓度 0.2004 mg/mL)12 mL，再加入水饱和正丁醇 25 mL，按供试品制备方法制备，测定峰面积并计算含量，结果人参皂苷 Rg$_1$ 回收率为 99.23%，RSD 为 1.60%，人参皂苷 Rb$_1$ 回收率为 94.29%，RSD 为 0.76%。

5.4 外 用 制 剂

中药外用制剂历史悠久，历代医家在漫长的医疗实践中总结了大量的临床经验，具有其独特疗效。中药外用制剂主要用于外科或皮肤科各种疾病的治疗，通过作用于局部或全身而发挥药效。由于中药外用制剂可避免药物经口服用产生的毒副作用，因此不会受胃酸、肠液 pH 和各种消化酶的影响和破坏，避免了肝脏的首过效应。中药外用制剂的剂型主要依赖不同的基质、制剂技术及手段来实现，其所对应的适应证、用药部位对制剂形态、剂型、使用方法等具有独特的要求。

对三七而言，其常用外用给药剂型主要为软膏剂和酊剂，如何针对各自不同的特性，选取合适的质控方法，对保证三七外用制剂安全性及有效性具有重要的意义。现将三七常用外用制剂的质控研究进行以下介绍。

5.4.1 三七活络膏

三七活络膏为外用消肿止痛的制剂，由虎杖、三七、天南星、川乌、独活、当归、续断、干姜、辣椒、丁香油、松节油、薄荷脑、樟脑、冰片十四味中药组成，具有活血化瘀、疏经通络、消肿止痛等功效，适用于跌打损伤，局部扭挫伤导致的瘀阻经络，骨节受风寒湿邪侵犯，寒凝经脉，经络瘀滞不通，表现为瘀肿、疼痛、麻木、重着。治宜活血化瘀，祛风胜湿，散寒止痛。蔡大可（2008）采用 TLC、GC 等方法鉴别三七活络膏中的主要成分，建立了乌头碱类生物碱限量检查方法，建立了 HPLC 法测定虎杖苷含量，具体方法如下。

1. 药材鉴别

照薄层色谱法（《中国药典》2005 年版一部附录）试验，对三七、虎杖、独活和当归进行鉴别，供试品色谱中，在于对照药材、对照品色谱相应的位置上，显相同颜色的斑点。

2. 乌头总生物碱限量检查

供试品溶液的制备：取本品约 25 g，精密称定，加入 125 g 无水硫酸钠破乳，加入三氯甲烷 100 mL 和浓氨水试液 1 mL，超声处理 20 min，过滤，滤渣再用 80 mL 三氯甲烷和浓氨水试液 1 mL，超声处理 20 min，过滤，滤渣再用三氯甲烷漂洗 2 次，每次 50 mL，过滤，合并滤液，转入茄形瓶中，减压回收至干，放冷；精密加入 25 mL 乙醚 - 三氯甲烷 - 无水乙醇（16：8：1）的混合液 25 mL 和浓氨水试液 1 mL，称定质量，强力振摇 15 min，浸渍过夜，用上述混合溶液补足减失的质量，振摇 2 min，静置。过滤，取续滤液，精密量取 10 mL 置分液漏斗中，加乙醚 5 mL，用 0.3 mol/L 硫酸溶液提取 4 次，每次 10 mL，分取硫酸液，过滤，合并滤液，置另一分液漏斗中，加浓氨水试液约 10 mL，摇匀，用三氯甲烷提取 4 次，每次 10 mL，分取三氯甲烷液，过滤，合并滤液，回收溶剂至干，残渣于 105℃ 加热 1 h，取出，放冷，加三氯甲烷分次溶解，转入分液漏斗中，照标准曲线制备项下的方法，自"精密加入 pH 值为 3.0 乙酸盐缓冲液 10 mL"起，依法制备，即得。

对照品溶液的制备：精密称取经 105℃ 干燥至恒重的乌头碱对照品 11.9 mg，置 100 mL 容量瓶中，加三氯甲烷溶解并稀释至刻度，摇匀，即得每 1 mL 中含乌头碱 0.119 g。

标准曲线制：精密吸取对照溶液 0 mL、1 mL、2 mL、3 mL、4 mL、5 mL、6 mL，分别置分液漏斗中，依次精密加入三氯甲烷至 10 mL，再精密加入 pH 值为 3.0 乙酸盐缓冲液 10 mL 和 0.1% 溴甲酚绿溶液 2 mL，强力振摇 5 min，静置 10 min，分取三氧甲烷层，水层再用三氯甲烷提取 2 次，每次 5 mL，用干燥滤纸过滤，滤液照分光光度法，分别在 415 nm 的波长处测定吸光度。以吸光度为纵坐标，质量为横坐标，绘制标准曲线。经直线回归得回归方程为 $Y = 1.0463 X - 0.0048$，$r = 0.9993$。乌头碱量在 50~250 μg 内线性关系良好。

样品测定：称取各个批号的三七活络膏各 25 g，精密称定，按供试品液制备项下操作，依法测定吸光度，并用随行标准曲线计算乌头类生物碱的含量，每批产品测定三次，取均值。

3. 虎杖苷含量测定

色谱条件：色谱柱：Phenomenex C_{18}（250 mm × 4.6 mm，5μm）；流动相为

乙腈 - 水（21：79）；检测波长：306 nm；流速：1.0 mL/min，柱温：25℃。

线性范围的考察：精密称取虎杖苷对照品 15.75 mg，置 10 mL 棕色容量瓶中，用稀乙醇溶解并稀释至刻度，摇匀，精密量取 1.0 mL，置 100 mL 棕色容量瓶中，加稀乙醇至刻度，摇匀，即得（每 1.0 mL 中含虎杖苷 15.75 μg）。分别精密吸取对照品溶液 1 μL、2 μL、4 μL、8 μL、10 μL、14 μL、20 μL 进行色谱测定，按上述色谱条件测定峰面积，以进样量（Y，μg）对峰面积（X，A）进行线性回归，得标准曲线。结果显示，进样量在 0.01575~0.315 μg 呈线性关系，回归方程为 $Y = 47.87 X + 0.038$，相关系数 $r = 0.9999$。

供试品溶液的制备：取本品 16 g（相当于虎杖药材 0.4 g），精密称定，加入蒸馏水约 200 mL，搅拌并超声处理至完全溶解，置 D_{101} 型大孔吸附树脂柱上，先用水洗脱至洗脱液无色，再用 70% 乙醇洗脱并定容至 100 mL 棕色容量瓶中，摇匀，过 0.45 μm 微孔滤膜，即得。

样品测定：按上述含量测定方法，对 3 批三七活络膏样品中虎杖苷含量进行测定。

4. 挥发油含量测定

色谱条件：色谱柱：美国 Phenomenex 公司 ZB-WAX 毛细管柱，固定液聚乙二醇，涂布浓度为 100%；柱流量：1.0 mL/min；载气：N_2 25 mL/min；检测器：FID，H_2：30 mL/min；空气：300 mL/min，检测器温度为 250℃；进样口温度：210℃，进样量 2 μL，分流进样，分流比为 20：1；柱温程序升温 50～235℃：初始温度保持 2 min 后，先每分钟升高 60℃，升至 120℃后保持 5 min，再每分钟升高 10℃，升至 150℃后，再每分钟升高 60℃，升至 235℃后保持 5 min，再每分钟升高 10℃，升至 150℃后，再每分钟升高 60℃，升至 235℃后保持 10 min。

供试品溶液的制备：取本品约 1000 mg，精密称定，加水 200 mL 和 2 mL 乙酸乙酯，用挥发油微量提取器提取 2 h，收集挥发油乙酸乙酯；重新加入乙酸乙酯，用挥发油微量提取器继续提取 4 h，收集挥发油乙酸乙酯液，并用乙酸乙酯冲洗冷凝管及挥发油提取器，合并挥发油乙酸乙酯液，并用乙酸乙酯作溶剂定容至 50 mL，过 0.45 μm 微孔滤膜，滤液作供试品溶液。

样品测定：精密吸取供试品溶液 2 μL，注入 GC，按上述色谱条件测定。

5.4.2　三七镇痛膏

三七镇痛膏由三七、红花、穿山甲、威灵仙、牛膝、海马、葛根、川芎等药组成，主要治疗由颈椎、腰椎、腰椎间盘突出及腰肌劳损、肩周炎及软组织损伤引起的各种疼痛。为了控制制剂质量，干国平等（2006）采用显微鉴别法及薄层色谱法对红花、牛膝等八味药进行定性鉴别，以人参皂苷 Rg_1 为测定指标，采用 HPLC 法对三七进行含量测定。

1. 显微鉴别

取本品 4 g，加乙醚 40 mL，超声处理 5 min，过滤，滤液备用。取残渣，置显微镜下观察：花粉粒球形或椭圆形，直径 60 μm，外壁有刺，具 3 个萌发孔（鉴别红花）。草酸钙砂晶存在于薄壁细胞中（鉴别牛膝）。鳞甲碎片半透明，具大小不等的圆孔（鉴别穿山甲）。纤维成束，周围细胞含草酸钙方晶，形成晶纤维，含晶细胞的壁木化增厚（鉴别葛根）。横纹肌纤维有平直或微波状的细密横纹（鉴别海马）。表皮细胞表面观呈类长方形，外平周壁深棕色，现颗粒性（鉴别威灵仙）。

2. 川芎鉴别

取上述滤液，挥至无乙醚味，加甲醇 3 mL，搅拌，取上清液作为供试品溶液。另取川芎对照药材 0.5 g，加乙醚 5 mL，超声处理 10 min，取上清液作为川芎对照药材溶液。吸取上述两种溶液各 4 μL，分别点于同一硅胶 G 薄层板上，以正己烷 - 乙酸乙酯（17：3）展开，取出，晾干，置紫外光灯（365 nm）下检视。供试品色谱中，在与对照药材色谱相应的位置上，显相同颜色的荧光斑点，阴性对照无干扰。

3. 三七鉴别

取含量测定项下的供试品溶液作为供试品溶液。另取人参皂苷 Rg_1、三七皂苷 R_1 对照品，加甲醇制成各含 1 mg/mL 的混合溶液，作为对照品溶液。吸取上述两种溶液各 2 μL 分别点于同一硅胶 G 薄层板上，以氯仿 - 甲醇 - 水（13：7：2）10℃以下放置 12 h 的下层溶液为展开剂，展开，取出，晾干，喷以 10% 硫酸乙醇溶液，于 105℃加热至斑点显色清晰。供试品色谱中，在与对照品色谱相应的位置上，显相同颜色的斑点。

4. 含量测定

色谱条件：Hypersil ODS（250 mm×4.6 mm，7 μm），流动相：乙腈 -0.05% H_3PO_4（30∶70），流速 1.0 mL/min，柱温为室温，检测波长：203 nm，进样量：10 μL。

供试品溶液的制备：取本品 30 g，研匀，取约 8 g，精密称定，置索氏提取器内，加乙醚适量，加热回流提取 1 h，弃去乙醚液，药渣挥干乙醚，置索氏提取器中，加甲醇适量，加热回流提取至提取液为无色，提取液回收甲醇至干，残渣加水适量，搅拌使溶解，置于 50 mL 容量瓶中，加水稀释至刻度，摇匀。精密吸取 15 mL，加于已处理好的大孔吸附树脂柱（内径 1.7 cm，D_{101} 吸附树脂，填充高度 15 cm，乙醇装柱，用水洗尽乙醇）上，流速：2.0 mL/min，以水 80 mL 洗脱，弃去水液，继用 70% 乙醇 80 mL 洗脱，收集乙醇洗脱液，蒸干，残渣加甲醇溶解并转移至 5 mL 容量瓶内，加甲醇稀释至刻度，摇匀。

对照品溶液的制备：称取人参皂苷 Rg_1 对照品约 12 mg，置 10 mL 容量瓶中，加甲醇适量使溶解并稀释至刻度，摇匀，即得。

标准曲线绘制：精密吸取对照品溶液 4 mL、8 mL、12 mL、16 mL、20 mL，分别进样测定。以人参皂苷 Rg_1 峰面积为纵坐标 Y，以进样量为横坐标 X，进行线性回归，得回归方程为 $Y = 2.374 X + 0.075$，$r = 0.9998$，$n = 5$。表明人参皂苷 Rg_1 在 4.8~24 μg 内与峰面积呈良好的线性关系。

样品测定：取供试品溶液进样 10 μL，测定，以外标法按峰面积计算结果。

5. 方法学考察

精密度考察：取同一浓度的供试品溶液，连续进样 6 次，测定峰面积积分值，计算 RSD 为 0.87%（$n = 6$），表明仪器精密度良好。

稳定性考察：取同一浓度的供试品溶液，于 0 h、2 h、4 h、6 h、8 h 分别进样，测定峰面积积分值，计算 RSD 为 1.07%（$n = 5$），表明供试品溶液在 8 h 内稳定。

重现性考察：取同一批号的样品，照样品测定方法处理及测定，显示人参皂苷 Rg_1 平均含量为 2.28 mg/g，RSD 为 1.35%（$n = 6$）。

回收率：取已知浓度的样品（2.28 mg/g）约 4 g，精密称定，加人参皂苷

Rg$_1$ 约 10 mg，自"置索氏提取器内，加乙醚适量"起，照供试品溶液制备方法处理及测定，结果显示平均加样回收率为 98.3%，RSD 为 2.04%（$n = 6$）。

5.4.3　三七总皂苷凝胶膏

三七总皂苷凝胶膏是一种介于中药制剂和美容产品之间的辅助产品，其可以促进面部皮肤新陈代谢和血液循环，抵抗面部皮肤衰老，从而达到激活皮肤弹性、保持皮肤嫩白、延缓皮肤衰老的作用。隋晓丽（2015）针对三七总皂苷凝胶膏剂的含膏量、赋形性及药物含量等，对三七总皂苷凝胶膏剂进行了初步研究分析。对于含膏量和赋形性测定方法为：取 3 份三七总皂苷膏剂，称量膏剂质量后，加入适量的水，加热煮沸至背衬和膏剂分离后，取出背衬，用水洗涤至背衬上无膏剂残留，晾干，去除背衬残留水分，精密称量膏剂质量，以初始质量减去所得质量，即为膏重。赋形性：取 3 份三七总皂苷膏剂，放入特定环境中 30 min 后取出，放置于 60° 倾斜的平整玻璃板上，24 h 后测试膏剂的流淌现象。含药量测定方法为：取 2.1 mg 三七皂苷 R$_1$、24.1 mg 人参皂苷 Rg$_1$ 及 6.2 mg 人参皂苷 Rb$_1$。进行精密称量后，混溶于 10 mL 甲醇溶液中，制成参照制剂；再取 6 mg 三七总皂苷膏剂进行精密称量后，溶于 50 mL 甲醇溶液中，经一定方法制成与参照制剂等量的试验制剂；分别精密吸取参照制剂和试验制剂，以高效液相色谱法进行测定。上述指标均采用 2010 年版《中国药典》为参照标准。

5.4.4　三七总皂苷鼻腔用喷雾剂

鼻内给药与静脉或口服给药相比，具有独特的优点，如相对大的表面积和丰富的血管使得药物快速吸收，避免首过代谢，自我给药更便利，从而最大限度地提高患者的舒适度和顺应性。邓春丽等（2015）利用鼻腔给药的优点，自制三七总皂苷鼻用凝胶喷雾剂，考察了其喷射模式、喷雾几何学、粒度分布等喷雾特性。测定喷射模式使用 Spray VIEW 激光图像系统进行测定，每次试验前，须将喷雾剂喷废 5 喷后再触发。试验在 3 cm 和 6 cm 下进行。将仪器的激光束调整为水平方向，垂直喷射，高速相机拍摄喷雾横截面照片，即喷射模式照片。报告椭圆图像的短径、长径、面积和椭圆率，每个样品测 3 次。喷雾几何学采用 Spray VIEW 激光图像系统测定。根据预试验结果固定仪器的各项参数，1 喷雾剂的最优触发速度和加速度为 65 mm/s 和 2500 mm/s^2，每次试验前，须喷废 5 喷后再触发。将仪器的激光束调整为垂直方向，垂直喷射，高速相机拍摄喷雾纵截面照片，即喷雾几何学照片。报告喷雾角度和喷雾最大宽度。选取 3 个样品，每个样品测 3 次。粒度分布的测定条件为：触发力 5 kg；触发力启动时间 0.2 s；维持时间 0.1 s；喷雾延迟时间 1 s；运行位移 6.5 mm。取 5 个 1 鼻腔喷雾剂样品，每个样品进行测试前须喷废 5 喷，之后将样品垂直置于自动喷射器上并固定喷嘴，使激光束穿过喷射范围的中心。按上述测定条件，分别测定 3 cm 和 6 cm 距离（指喷嘴顶端与激光束中心的垂直距离）下的粒度分布，每个样品测 3 次，分别报告累积体积分数为 10%、50%、90% 时所对应的雾滴粒度。

5.4.5　三七透骨黄酊

三七透骨黄酊处方含有大黄、鸭跖草、生姜、威灵仙和羌活的提取物，其对体外的金黄色葡萄球菌、大肠杆菌、铜绿假单胞菌和枯草芽孢杆菌均具有不同程度的抑菌作用。林君等（2012）按照 2010 年版《中国药典（一部）》规定的验证方法，对三七透骨黄酊进行了微生物限度检查法验证。菌液制备方法为取 36℃下培养 18~24 h 的金黄色葡萄球菌、大肠杆菌、枯草芽孢杆菌营养肉汤培养物，用 0.9% 无菌氯化钠溶液制成每 1 mL 含菌数为 50~100 CFU 的菌悬液；取 25℃下培养 24~48 h 的白色念珠菌改良马丁培养物，用 0.9% 无菌氯化钠溶液制成每 1 mL 含菌数为 50~100 CFU 的菌悬液；取 25℃下培养 1 周的黑曲霉斜面培养物，加 5 mL 0.9% 无菌氯化钠溶液洗下孢子，吸取菌液，用 0.9% 无菌氯化钠溶液制成每 1 mL 含菌数为 50~100 CFU 的菌悬液或孢子悬液。取供试品 10 mL，加 pH 值为 7.0 的无菌氯化钠 - 蛋白胨缓冲液 90 mL，制成 1 ∶ 10 的溶液作为供试液。取供试液 1 mL 和 50~100 CFU 试验菌，注入同一平皿中，立即倾注琼脂培养基，每株试验菌平行制备两个平皿，按平皿法测定其菌数。

参 考 文 献

蔡大可 . 2008. 三七活络膏的制备工艺与质量标准研究 . 广州：广州中医药大学 .

陈俊，辛俐华 . 2005. 三七片质量标准研究 . 中国药师，8（11）：922-923.

陈志才，张宗仁 . 1994. 复方三七片质量标准的研究 . 云南大学学报，(S2): 31-33.

戴德雄，廖彩霞，朱莹，等 . 2009. HPLC 法测定七叶神安分散片中人参皂苷 Rb$_3$. 中草药，40(10): 12-14.

邓春丽，王晓飞，沙先谊，等 . 2015. 三七总皂苷鼻腔喷雾剂的喷雾特性考察 . 中国医药工业杂志，46(9): 970-984.

杜俊杰，何金生 . 1994. 三七叶苷胶囊治疗高脂血症 32 例效果观察 . 广西医科大学学报，11(2): 213-214.

干国平，江维，张义生，等 . 2006. 三七镇痛膏质量标准的研究 . 湖北中医学院学报，8(4):25-26.

韩旻 . 2006. 三七总皂苷 (PNS) 口服吸收及 W/O 口服微乳的研究 . 上海 : 复旦大学 .

何选林，王群英 . 2011. 三七胶囊含量测定方法的改进 . 中成药，33(3):461-463.

胡晓茹，杨美丽，孙磊，等 . 2014. 三七伤药片超高效液相色谱特征图谱的研究 . 药物分析杂志，34(10): 1755-1762.

胡晓茹，杨美丽，王明娟，等 . 2015. 三七伤药片质量评价与研究 . 中国药学杂志，50(4): 299-304.

黄刚，焦海胜，党翔吉 . 2016. 复方三七胶囊质量控制标准的研究 . 卫生职业教育，34(6): 79-80.

贾新熙，张宁荣 . 2014. 复方三七质量标准研究 . 世界最新医学信息文摘，(16): 118-119.

康和利，赵民生，曹秀虹 . 2006. 七叶神安片的药理学研究及临床应用 . 北方药学，（3）4：29-30.

李东安，张慧颖，马杰，等 . 2003. 红药片抗炎镇痛作用研究 . 中药药理与临床，19(1): 40-42.

李玉英，曾雪花，谢雄瑞，等 . 2010. 七叶神安片质量标准研究 . 中国药业，19(18) :43-44.

林君，王琼芬，夏瑛瑛 . 2012. 白丹搽剂和三七透骨黄酊微生物限度检查方法验证 . 中国药业，21(17): 27-29.

刘晶华，王淑君 . 2005. 不同生产厂家三七片的质量研究 . 实用药物与临床，8(4):57-58.

马妮，曾江，何元凯，等 . 2009. 血塞通颗粒质量标准研究 . 中成药，31(12): 1874-1877.

马妮，周家明，曾江，等 .2010. 三七 R 胶囊质量标准研究 . 现代中药研究与实践，(5):62-64.

沈嘉华 . 2013. 三七伤药片的质量分析与质量标准分析 . 大家健康 : 学术版，7(4): 32-33.

施佳平，卢建中，刘若轩，等 . 2012. 2010 年版《中国药典》含三七的中成药剂型与工艺分析 . 今日药学，22(7): 392-394.

隋晓丽 .2015. 关于三七总皂苷凝胶膏剂的质量标准研究 . 医学信息，28(8): 119.

汤滢，米慧婷 . 2001. 复方三七胶囊的制备及临床应用 . 中国药业，10(6): 29.

吴群 . 2015. 多指标综合评价三七片的质量 . 山东科学，28(4): 19-24.

吴志荣，徐连英，陶建生，等 . 1987. 三七伤药片的质控方法 . 中成药，(10): 13.

阎红 . 1994. 三七叶治疗慢性咽炎 12 例 . 徐州医学院学报，14(3): 282–283.

杨美丽，戴忠，胡晓茹，等 . 2014. UPLC 法同时测定三七伤药片中 4 个成分含量 . 药物分析杂志，34(5): 924–928.

张君利 . 2010. 三七复方颗粒剂抑制血栓形成药效学研究及机制初探 . 沈阳 : 辽宁中医药大学 .

张小龙，孙晓，杨广胜，等 . 2014. HPLC-Q-TOF-MS 法考察不同厂家三七伤药片中 9 个乌头类生物碱的含量 . 科研交流，(10) : 43–47.

张铮，王唯红，白瑞 . 2011. 近红外光谱法对三七片一致性检验的研究 . 安徽医药，15(6): 689–690.

中华人民共和国卫生部药典委员会 . 1998. 中华人民共和国卫生部药品标准 : 中药成方制剂 . 第 17 册 : 193.

钟进 . 2001. 三七伤药片中冰片的薄层色谱鉴别 . 时珍国医国药，12(11): 1003.

周涛，江维克，郭培果，等 . 2009. 云南红药片的质量标准的研究 . 中成药，31(2): 323–325.

朱奇，程建彤，叶水利，等 . 2010. 二种三七片伪品的 HPLC 法鉴别 . 湖北中医杂志，32(12): 76–77.

邹英杰，李岩 . 2003. 复方三七散最佳混合条件及质量标准的确定 . 黑龙江医药，16(4): 248–249.

第6章

血塞通系列产品质量控制

血塞通系列产品，均以主要成分三七总皂苷为原料药制成不同制剂。目前已经上市销售血塞通系列产品包括血塞通软胶囊、血塞通片、血塞通滴丸、血塞通颗粒、血塞通胶囊、血塞通分散片、注射用血塞通（冻干）、血塞通注射液。而市场上最常见的为血塞通软胶囊，具有活血祛瘀、通脉活络功效，产家为昆明圣火药业（集团）有限公司。云南白药集团昆明兴中制药有限责任公司生产的血塞通注射液，适用于视网膜中央静脉阻塞、眼前房出血、青光眼、脑血管病后遗症的治疗。

血塞通的主要功效：活血祛瘀，通脉活络，抑制血小板聚集和增加脑血流量。血塞通在临床上主要用于脑路瘀阻，中风偏瘫，心脉瘀阻，胸痹心痛；脑血管病后遗症，冠心病心绞痛。其药理作用主要有如下几点。

（1）具有抗脑缺血作用

血塞通能改善多发性脑梗死大鼠的脑水肿，促进脑软化灶的胶质细胞反应，加速软化灶的吸收和机化，可使海马区神经元病变减轻。对沙土鼠短暂性脑缺血海马迟发性神经元损伤有一定的保护作用，可降低缺血后脑组织 Ca^{2+} 含量，减少死亡神经元数量，增加神经元密度。

（2）具有抗心肌缺血作用

血塞通对异丙肾上腺素诱导的大鼠急性心肌缺血，可减轻大鼠心电图 S-T 段下移，静脉滴注 14 天治疗冠心病心绞痛患者，可使变化的 ST-T 段恢复，调整心电的不均一性。

（3）改善血液流变性作用

血塞通可使冠心病、脑梗死、2 型糖尿病、肺心病等症患者的血液流变学指标改善，全血黏度和血浆黏度降低，血细胞比容和血小板聚集率减少，红细胞沉降率速度减慢，纤维蛋白原含量减少。

（4）改善微循环作用

血塞通可使脑梗死患者、原发性高血压患者甲襞微循环形态积分、流态积分、半周积分、总体积分降低；可使原发性高血压患者襻周渗出明显减少，管径缩小，流速增加，红细胞聚集性下降，襻顶淤张减轻及管襻清晰度增加，水肿消退。

（5）有降血脂作用

血塞通可降低 2 型糖尿病患者的总胆固醇、三酰甘油，降低冠心病心绞痛、脑梗死患者血清三酰甘油、胆固醇和低密度脂蛋白含量。

（6）有抗自由基损伤作用

血塞通可升高冠心病患者红细胞超氧化物歧化酶活性，降低血浆丙二醛含量，且可使血清蛋白激酶 C 和谷草转氨酶含量下降。

本章对几种血塞通产品主要剂型进行质量控制，为提高血塞通安全合理的用药提供依据。

6.1　血塞通胶囊

血塞通胶囊为五加科植物三七药材的根中提取的有效成分三七总皂苷加适量赋形剂制成的胶囊剂，具有多种生理活性，能活血祛瘀，通脉活络，抑制血小板聚集和增加脑血流量，用于脑路瘀阻，中风偏瘫，心脉瘀阻，胸痹心痛；脑血管病后遗症，冠心病心绞痛等症。传统医学认为三七总皂苷有活血化瘀、通脉活络的作用，现代药理学证实三七总皂苷能抑制血小板聚集并使血液黏度降低，具有活血作用（杨卫平，2001），能提高超氧化物歧化酶（SOD）活性，清除自由基，通过阻断离子通道减少脑缺血后组织内钙离子的总含量，是一种非特异性钙离子通道阻断剂，从而对缺血、缺氧性脑损伤有保护作用（白羽等，2001）。另外，动物实验结果表明它还能降低外周血管阻力，增加脑血流量（于继萍，2002）。

血塞通质量标准收载于《卫生部药品标准》中药成方制剂第 17 册。在现行标准中，其含量测定采用紫外分光光度法，不仅误差大，条件不好控制，而且分析速度慢。用混合物三七总皂苷作对照品不合理，不能反映其内在质量。为提高分析方法的技术含量，准确有效地控制产品质量，确保疗效，提高工作效率，减少分析误差，邹丽等（2009）采用反相高效液相色谱法同时测定了制剂中三七皂苷 R_1、人参皂苷 Rg_1、人参皂苷 Rb_1 的含量，方法如下。

6.1.1　色谱条件

色谱柱 Diamonsil C_{18} 柱（250 mm × 4.6 mm，5 μm）；流动相：乙腈 - 水线性梯度洗脱；检测波长为 203 nm；流速：1.0 mL/min，柱温：30 ℃。

6.1.2　对照品溶液的制备

精密称取置五氧化二磷减压干燥 12 h 的三七皂苷 R_1 对照品 5.0 mg、人参皂苷 Rg_1 对照品 16.0 mg、人参皂苷 Rb_1 对照品 15.0 mg，置 10 mL 容量瓶中，加 50% 乙腈溶解并稀释至刻度，作为对照品溶液。

6.1.3　线性关系考察

精密吸取上述三七皂苷 R_1、人参皂苷 Rg_1、人参皂苷 Rb_1 对照品溶液 5 μL、8 μL、10 μL、15 μL、20 μL、25 μL，分别注入液相色谱仪，记录其峰面积，以峰面积为纵坐标，对照品浓度为横坐标绘制标准曲线，得回归方程，结果如表 6.1 所示。结果表明，三七皂苷 R_1 在 2.555～12.775 μg 内，人参皂苷 Rg_1 在 8.125～40.625 μg 内，人参皂苷 Rb_1 在 7.665～38.325 μg 内呈良好的线性关系。

表 6.1　线性关系考察结果

样品名称	回归方程	r
三七皂苷 R_1	$Y = 0.9928X + 11.2176$	0.9996
人参皂苷 Rg_1	$Y = 1.0826X + 13.1328$	0.9999
人参皂苷 Rb_1	$Y = 1.0932X + 12.9867$	0.9998

6.1.4　方法学考察

精密度试验。精密吸取 "6.1.2 对照品溶液的制备" 项下对照品溶液 10 μL，重复进样 6 次，分别记录峰面积。结果：三七皂苷 R_1、人参皂苷 Rg_1、人参皂

苷 Rb_1 的 RSD 分别为 0.87%、0.91%、0.85%。

1. 重复性试验

取同批号样品按 "6.1.2 对照品溶液的制备" 项下制备供试品溶液 6 份，进样 10 μL，分别测定含量，结果三七皂苷 R_1 的 RSD 为 0.95%，人参皂苷 Rg_1 的 RSD 为 0.98%，人参皂苷 Rb_1 的 RSD 为 0.91%(n= 6)。

2. 稳定性试验

取同批号供试品，按上述测定方法在 0 h、1 h、2 h、5 h、10 h、12 h、24 h 分别测定，结果三七皂苷 R_1、人参皂苷 Rg_1、人参皂苷 Rb_1 的峰面积基本不变，表明供试品在 24 h 内较稳定。

3. 加样回收试验

精密称取已知含量的血塞通胶囊样品适量，分别精密加入 "6.1.2 对照品溶液的制备" 项下的对照品溶液各 1 mL、2 mL、3 mL，照供试溶液配制法，依法操作测定峰面积，计算回收率。3 种组分的平均回收率 R_1 为 99.33%、Rg_1 为 99.53%、Rb_1 为 99.82%，RSD 均小于 1.0 %。

6.1.5　样品含量测定

取血塞通胶囊 0.19 g，精密称定，置 50 mL 容量瓶中，加入 50 % 乙腈 20 mL，超声 15 min，取出，放冷，加 50% 乙腈至刻度，摇匀，为样品溶液。另取缺三七总皂苷的样品适量，同法制备，为阴性对照溶液。过滤，取上述各液 20 μL 进样。血塞通胶囊含量测定结果表 6.2 所示。

表 6.2　血塞通胶囊的含量测定结果

批号	20061111	20070527	20060512
三七皂苷R_1(mg/g)	3.82	3.25	3.12
人参皂苷Rg_1(mg/g)	22.86	19.66	18.72
人参皂苷Rb_1(mg/g)	18.33	15.74	15.17
总量	45.01	38.65	37.01

此外，张文斌等（2010）选用 HPLC 法同时测定了血塞通胶囊中人参皂苷 Rb_1、Rg_1 和三七皂苷 R_1 的含量。色谱条件为：色谱柱 ZORBAX Eclipse XDB-

C_{18}（4.6 mm×150 mm，5 μm），流动相乙腈（A）：水（B）；按表6.3梯度洗脱；流速：1.0 mL/min；检测器波长：203 nm；理论塔板数按三七皂苷 R_1 峰计不得少于4000。

表6.3 色谱条件

时间(min)	乙腈A（%）	水B（%）
0	20	80
20	40	60
21	20	80

取人参皂苷 Rg_1、Rb_1 和三七皂苷 R_1 对照品，加甲醇溶解配制成每毫升含人参皂苷 Rg_1 1.28 mg、人参皂苷 Rb_1 1.32 mg 和三七皂苷 R_1 0.30 mg 的混溶液，作为对照品溶液。取本品10粒，称量。置25 mL容量瓶内，加甲醇适量，超声波处理5 min，取出降至室温，加甲醇稀释定容至刻度，摇匀，取过滤液作为供试品溶液。取混合对照品溶液，按上述色谱条件依次进样 1 μL、2 μL、4 μL、6 μL、8 μL、10 μL，对测得峰面积和进样量进行回归处理，分别得回归方程：Rg_1：$Y=329.1695X+29.7589$（$r = 0.9994$），Rb_1：$Y=203.7983X-41.9041$（$r = 0.9994$），R_1：$Y=292.1318X-2.8247$（$r = 0.9999$），结果，R_1 在 0.3~3.0 μg、Rg_1 在 1.28~12.8 μg、Rb_1 在 1.32~13.2 μg 内呈良好的线性关系。取供试品溶液，按上述色谱条件进样 10 μL，测定峰面积，计算含量，结果见表6.4。

表6.4 血塞通胶囊含量测定

批号	规格（mg/粒）	含量（%）			
		R_1	Rg_1	Rb_1	$R_1+Rg_1+Rb_1$
20050810	50	3.91	14.06	14.63	32.60
20050809	50	3.43	12.42	14.34	30.19
20050901	50	4.16	15.02	13.42	32.60
20050808	50	3.52	12.24	13.57	29.33
20050902	50	3.37	12.81	13.00	29.17
20040511	100	7.76	32.56	31.95	72.95
20050501	100	9.28	32.04	31.42	72.42
20050310	100	8.37	29.18	31.42	68.97
20050401	100	8.91	31.30	30.78	70.98
20051001	100	7.54	27.85	31.69	67.07

6.2　血塞通软胶囊

血塞通软胶囊的主要成分是三七总皂苷，如前面部分章节所介绍，三七总皂苷在耐缺氧、抗衰老、抗纤维化、消炎镇痛、抗肿瘤、提高机体免疫力等方面作用显著，在心脑血管系统、血液系统、神经系统、物质代谢方面均有较好的活性。近年来血塞通软胶囊的临床应用范围不断拓宽，其临床应用也极为广泛。在治疗心血管疾病方面，血塞通软胶囊可有效祛除导致心悸的病理因素，改善症状，提高患者生活质量（刘晖等，2013；刘玉梅，2013；万杏芬，2011）；在治疗脑血管疾病方面，血塞通软胶囊治疗慢性脑供血不足等安全有效（高林荣等，2012；李博等，2012）；此外，血塞通软胶囊还具有调脂抗栓（李珊，2011）、治疗糖尿病周围神经病变（杨树伟，2014）、治疗糖尿病肾病（后立新，2009）、治疗偏头痛（官云里，2013）、治疗肝脏疾病（王希圣等，2009）等药理作用。

血塞通软胶囊的主要成分为三七总皂苷，含量和溶出度的差异会影响药理作用效果。因此，本节对血塞通软胶囊中皂苷含量及溶出度测定方法进行介绍。

国家拟采用紫外分光光度法及高效液相色谱法对血塞通软胶囊中三七总皂苷含量进行控制。但在实验过程中发现，采用不同对照品测定总皂苷含量时，其结果有显著性差异。因此，陈平（2014）针对常用的几种对照品就血塞通软胶囊中三七总皂苷的含量检测对照品选用问题展开较系统的研究，比较了不同对照品对测定结果的影响，方法如下。

1. 对照品溶液的制备

三七总皂苷对照品溶液：取 60 ℃减压干燥 2 h 的三七总皂苷对照品 1 和对照品 2 适量，精密称定，加甲醇溶解并稀释制成每 1 mL 约含 74 μg 的溶液，即得三七总皂苷对照品溶液。

Rg_1、Re、Rb_1、R_1 对照品溶液：分别精密称取 Rg_1、Re、Rb_1、R_1 对照品适量，各加甲醇制成每 1 mL 溶液含 1 mg 的溶液。

2. 供试品溶液的制备

取装量差异项下的内容物适量（约相当于含三七总皂苷 20 mg），精密称定，置具塞锥形瓶中，加石油醚(30～60 ℃)20 mL，置 60 ℃水浴上加热回流 30

min，放冷，石油醚液轻轻倾出，过滤，弃去石油醚液，滤纸用 15 mL 石油醚 (30～60 ℃) 洗涤，洗液弃去，滤纸晾干，用 40 mL 甲醇分次洗涤滤纸和残渣，洗液滤入同一锥形瓶中，轻轻振摇，使锥形瓶中残渣溶解 (必要时超声溶解)，溶液转入 50 mL 容量瓶中，锥形瓶加甲醇适量，分次洗涤，并入容量瓶中，加甲醇至刻度，摇匀。低温 (0 ℃以下) 放置 2 h，迅速过滤，弃去初滤液，续滤液放至室温，精密量取续滤液 2 mL，置于 25 mL 容量瓶中，加甲醇稀释至刻度，摇匀。

3. 检测波长的确定

精密吸取对照品溶液与供试品溶液各 2 mL，分别置于 10 mL 具塞试管中，同时做一空白管，于水浴上蒸干，冷却至室温，加 5% 香兰素 - 冰醋酸溶液 0.2 mL 和高氯酸 0.8 mL，于 70℃热水浴中显色 15 min，冷却至室温，加冰醋酸 5 mL，摇匀。于 400～700 nm 进行全波长扫描，结果对照品及供试品溶液的吸收光谱图基本相同，在 550 nm 波长处均有较大吸收，所以选择 550 nm 为检测波长。

4. 标准曲线的制备

精密吸取上述制备的对照品溶液各 0.2 mL、0.4 mL、0.6 mL、0.8 mL、1.0 mL 分别置 10 mL 容量瓶中，加甲醇稀释至刻度，摇匀。按 "3.检测波长的确定" 项下方法处理，分别于 550 nm 处测定吸光度，以吸光度 (Y) 为纵坐标，对照品质量浓度 (X) 为横坐标，制订标准曲线，其结果见表 6.5 所示。

表 6.5 不同对照品标准曲线

对照品	线性	相关系数r^2
三七总皂苷1	$Y=0.05041X-0.00159$	0.9993
三七总皂苷2	$Y=0.00394X+0.00204$	0.9995
Rg_1	$Y=12.74062X+0.00553$	0.9996
Rb_1	$Y=10.95498X+0.00019$	0.9999
Re	$Y=11.50061X-0.00431$	0.9998
R_1	$Y=12.47276X-0.00004$	0.9999

5. 测定

精密吸取供试品溶液按 "3.检测波长的确定" 项下方法处理，分别于 550 nm 处测定吸光度，并计算供试品中三七总皂苷的含量。结果见表 6.6 所示。

表 6.6　三七总皂苷含量

对照品	20140306	20140307	20140308	20140401	20140402	20140403
三七总皂苷1	103.38	100.60	104.83	106.08	104.57	108.75
三七总皂苷2	97.21	94.09	98.87	100.52	98.43	101.19
Rg_1	95.41	93.76	98.09	100.83	97.19	103.69
Rb_1	105.11	102.02	107.09	108.57	106.46	111.32
Re	90.12	89.76	92.19	93.04	92.28	98.23
R_1	89.45	87.13	92.83	90.65	91.19	97.21

此外，韩亚亮等（2015）采用 HPLC-DAD 法同时测定血塞通软胶囊中三七皂苷 R_1、人参皂苷 Rg_1、人参皂苷 Re 和人参皂苷 Rb_1 的含量。分别取对照品三七皂苷 R_1、人参皂苷 Rg_1、人参皂苷 Re 和人参皂苷 Rb_1 适量，精密称定，置 10 mL 容量瓶中，加甲醇溶解并稀释至刻度。配制成每毫升含三七皂苷 R_1（0.32 mg）、人参皂苷 Rg_1（0.92 mg）、人参皂苷 Re（0.21 mg）和人参皂苷 Rb_1（0.72 mg）的混合溶液，即为对照品溶液，低温保存备用。取血塞通软胶囊 2 粒，取出内容物混合均匀，约 180 mg，置 25 mL 容量瓶内，加甲醇适量，超声波处理 5 min，取出放至室温，加甲醇稀释定容至刻度，摇匀，经 0.45 μm 微孔滤膜过滤，即为供试品溶液，低温保存备用。色谱条件为：ZORBAX SB-Aq 色谱柱（250 mm × 4.6 mm，5 μm）；流动相为乙腈 - 水，按表 6.7 所示方法梯度洗脱；进样量：5 μL，流速：1.0 mL/min，检测波长：203 nm；柱温：25 ℃。

表 6.7　梯度洗脱表

时间(min)	乙腈(%)	水(%)
0	19	81
35	19	81
40	29	71
60	29	71
70	36	64
75	19	81

按上述色谱条件分别对对照品溶液和供试品溶液进行分析，对照品溶液出峰顺序为：三七皂苷 R_1、人参皂苷 Rg_1、人参皂苷 Re、人参皂苷 Rb_1；供试品溶液与对照品溶液相应峰保留时间一致；且各组分相邻成分之间分离度较好，见图 6.1。

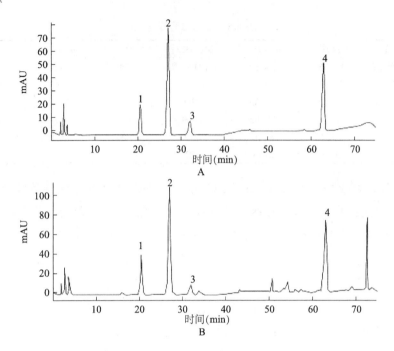

图 6.1　HPLC 色谱图

A. 对照品；B. 血塞通样品；1. 三七皂苷 R_1；2. 人参皂苷 Rg_1；3. 人参皂苷 Re；4. 人参皂苷 Rb_1

　　取混合对照品溶液，按上述色谱条件依次进样 1 μL、2 μL、5 μL、8 μL、10 μL，以对照品进样质量（μg）X 为横坐标，以峰面积 Y 为纵坐标，绘制标准曲线。其中三七皂苷 R_1 标准曲线方程为 $Y=221.93X-4.5667$，$r=1.0000$，线性范围为 0.32~3.20 μg；人参皂苷 Rg_1 标准曲线方程为 $Y=331.56X-9.5966$，$r=1.0000$，线性范围为 0.72~7.20 μg；人参皂苷 Re 标准曲线方程为 $Y=231.73X-11.271$，$r=0.9999$，线性范围为 0.21~2.10 μg；人参皂苷 Rb_1 标准曲线方程为 $Y=267.79X-2.8619$，$r=1.0000$，线性范围为 0.92~9.20 μg。取 3 批供试品，制备供试品溶液。按上述色谱条件进样 5 μL，测定峰面积，计算含量。人参皂苷 Rg_1、人参皂苷 Rb_1 含量较高，三七皂苷 R_1 次之，人参皂苷 Re 含量最低。测定结果如表 6.8 所示。

表 6.8　血塞通软胶囊样品含量测定

批号	规格(mg)	含量(%)				
		R_1	Rg_1	Re	Rb_1	合计
130901-08	100	13.875	30.875	4.750	27.500	77.000
131111-02	100	11.750	31.125	5.125	28.625	76.625
131111-03	100	12.125	32.250	5.125	29.625	79.125

还有研究者（兰茜等，2015）以血塞通软胶囊中的三种活性成分三七皂苷 R_1 和人参皂苷 Rg_1、Rb_1 为指标，采用高效液相色谱 - 蒸发光散射检测器联用测定三者总和的溶出度。色谱条件为：Hypersil ODS C_{18} 柱 (150 mm × 4.6 mm，5 μm)；流动相为乙腈 (A)- 水 (B)，梯度洗脱（表 6.9），柱温：25 ℃，流速：1.0 mL/min，ELSD 检测器漂移管温度 103 ℃，载气流速 2.9 L/min，进样量均为 20 μL。

表 6.9　流动相梯度

时间（min）	乙腈（%）	水（%）
0	20	80
4	20	80
13	35	65
23	50	50
30	62	38

取 3 批血塞通软胶囊样品进行溶出度试验，血塞通软胶囊在两种不同溶出介质中的溶出率见表 6.10(以三七总皂苷计)。

表 6.10　血塞通软胶囊溶出度测定结果 ($n=3$)

介质	批号	溶出度（%）
pH值为6.8的磷酸盐缓冲液	131107	81.2 ± 0.3
	140305	80.5 ± 0.5
	140408	80.9 ± 0.7
水	131107	80.7 ± 0.4
	140305	81.9 ± 0.6
	140408	82.1 ± 0.4

6.3　血塞通注射液

血塞通注射液是从中药三七中提取的有效活性成分三七总皂苷制成的灭菌溶液，其具有增加冠脉血流量、扩张血管、降低动脉血压、降低心肌耗氧量、抑制血小板凝集、降低血黏度等作用。因其疗效确切，无明显毒副作用，目前作为治疗缺血性脑血管病的首选药物之一（赵育新等，1995），在临床上也已广泛应用。

在心血管疾病系统方面，血塞通注射液具有治疗缺血性脑血管病、脑梗死、冠心病、高黏滞血症、老年人动脉供血不足、出血性中风等疗效（黄青萍等，

2000）。于本固等（1994）采用血塞通注射液静脉滴注治疗脑血栓，并与右旋糖酐 40 加维脑路通和盐酸培他定对照观察，取得满意效果。治疗组 62 例，治愈 19 例（30.6%），显效 32 例（51.6%），有效 6 例（9.7%），无效 5 例（8.1%），总有效率 91.9%。对照组 61 例，治愈 8 例（13.1%），显效 20 例（32.8%），有效 19 例（31.1%），无效 14 例（23%），总有效率 77%，两者差异显著（$P<0.01$）。张双彦等（1994）用络泰注射液（血塞通注射液）治疗冠心病患者，疗效满意。此外，血塞通注射液还用于治疗视网膜中央静脉栓塞（黄海虹，1998；靳桓琦等，1997）、治疗骨科疾病等（赵宇航，1997）。

在卫生部药品标准（中药成方制剂第十九册）血塞通注射液的含量测定项下，包括三七总皂苷原料，系采用双波长薄层扫描法测定人参皂苷 Rb_1、Rg_1 及三七皂苷 R_1 的含量。目前有关文献报道分析人参单体皂苷及三七单体皂苷的方法多为薄层光密度法（周志华等，1981）、正相 HPLC 法（刘军等，1998）、反相 HPLC 法（王旭等，1999；邱海滨等，1998）、薄层扫描法（中华人民共和国卫生部药典委员会，1998）。

王梅等（2000）采用 HPLC 梯度洗脱法同时检测三七总皂苷原料及注射液中 3 种皂苷的含量，方法如下。

6.3.1　色谱分析条件

大连 Spherisorb C_8 分析柱（4.6 mm × 200 mm，5 μm）；乙腈 - 水二元线性梯度洗脱：0～3 min (24 ：76)，3～15 min (45 ：55)；流速 1.5 mL/ min；检测波长：203 nm。所有组分在 15 min 内出完，在记录的色谱图中，按保留时间先后出峰顺序为 R_1、Rg_1、Rb_1。结果见色谱图 6.2 所示。

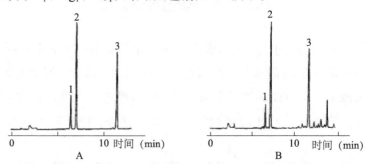

图 6.2　对照品（A）和供试品（B）色谱图

1. 三七皂苷 R_1；2. 人参皂苷 Rg_1；3. 人参皂苷 Rb_1

6.3.2　测定方法

1. 混合对照品溶液的配制

精密称取 80℃干燥至恒重的 R_1、Rg_1、Rb_1 对照品，分别为 23.1mg、24.0mg、33.4 mg，置 10 mL 容量瓶中，加甲醇溶解并稀释至刻度，摇匀，作为混合对照品溶液。

2. 供试品溶液的配制

精密称取 80 ℃干燥至恒重的三七总皂苷原料约 100 mg，精密吸取血塞通注射液 2 mL，分别置 10 mL 容量瓶中，加甲醇定容，摇匀，作为供试品溶液。

3. 测定法

分别精密吸取混合对照品溶液及供试品溶液 10 μL，注入液相色谱仪，记录色谱图 (图 6.2)。以混合对照品溶液色谱图中 R_1、Rg_1、Rb_1 的峰面积 (3 次平均) 外标法计算三七总皂苷原料及血塞通注射液中 R_1、Rg_1、Rb_1 的含量 (%，w/w)。

6.3.3　方法学考察

1. 线性关系

精密吸取上述混合对照品溶液，分别进样 2 μL、5 μL、10 μL、12 μL、15 μL、18 μL，测定各组分的峰面积，以进样量 (μg) 为横坐标，积分面积为纵坐标，做线性回归，得各组分的回归方程，相关系数及线性范围见表 6.11。

表 6.11　3 种组分线性关系测定结果

名称	回归方程	相关系数	线性范围(μg)
三七皂苷R_1	$Y=90.58X+138.57$	0.9995	6.7~60.1
人参皂苷Rg_1	$Y=130.13X+89.95$	0.9994	4.8~43.4
人参皂苷Rb_1	$Y=87.61X+82.15$	0.9999	4.6~41.6

2. 精密度考察

取上述混合对照品溶液，于测定条件下进样 25 μL，重复进样 5 次，以 3 种组分峰面积分别计算，结果 R_1、Rg_1、Rb_1 的 RSD 分别为 0.66%、0.82%、0.56% ($n=5$)。

3. 供试品溶液稳定性考察

精取血塞通注射 2 mL，置 50 mL 容量瓶中，加甲醇稀释至刻度，摇匀，制成 2 mg/mL 的供试溶液，进样 10 μL，分别于 0 h、1 h、2 h、5 h、8 h、10 h 测定各组分峰面积，结果 10 h 内供试溶液中 Rg_1、Rb_1 组分很稳定，RSD 为 0.53% 和 0.28%，而 R_1 因含量较低，峰面积响应值小并略有下降趋势，RSD 为 2.0%，基本稳定。

4. 方法的重现性

分别精称三七总皂苷原料 (990701-4) 适量，同时称取 5 份，加甲醇制成约 2 mg/mL 的供试溶液，进样 10 μL，以峰面积外标法计算测定含量，结果 3 种组分的 RSD 均小于 1.8% ($n = 5$)。

5. 方法加样回收率试验

精密称取对照品适量，加甲醇制成每 1 mL 含 R_1 0.52 mg、Rg_1 1.49 mg、Rb_1 1.63 mg 的对照品加入溶液，另精密吸取血塞通注射液 1 mL (含量为 R_1 9.2%、Rg_1 34.0%、Rb_1 38.3%) 于 10 mL 容量瓶中，1 式 5 份，加甲醇稀释至刻度，摇匀，作为供试品溶液。吸取上述 2 种溶液各 1 mL 混合，吸取 20 μL 注入液相色谱仪，依法测定，测得总量减去注射液各组分含量，即得回收率，结果 3 种组分的平均回收率 R_1 为 99.8%、Rg_1 为 100.6%、Rb_1 为 98.9%，RSD 小于 1.1 %($n = 5$)。

6.3.4　样品测定

考察了数批不同厂家生产的原料及制剂含量，重复测定 2 次，结果如表 6.12 所示。

表 6.12　三七总皂苷与血塞通注射液含量测定结果 (%)

批次	三七总皂苷原料			血塞通注射液		
	R_1	Rg_1	Rb_1	R_1	Rg_1	Rb_1
1	8.0	33.7	34.6	8.9	34.0	35.5
2	8.1	33.5	33.0	8.3	33.1	36.1
3	8.4	35.5	32.5	9.2	34.0	38.3
4	7.8	34.2	33.0	9.8	34.2	38.1

批次	三七总皂苷原料			血塞通注射液		
	R_1	Rg_1	Rb_1	R_1	Rg_1	Rb_1
5	7.8	33.7	35.7	8.0	31.3	38.0
6	7.5	34.0	33.8	9.2	36.9	33.0
7	5.8	18.0	36.0	7.1	35.0	29.3
8	6.1	28.9	35.9	10.5	38.9	43.7
9	6.2	26.2	36.1	9.2	35.0	35.1
10	9.8	39.5	34.4	9.2	34.7	34.9
11	6.5	31.7	31.7	8.6	31.6	38.6
12	7.1	33.0	31.1	8.3	32.7	34.3
13	6.6	32.5	32.5	9.1	34.9	35.9
14	8.1	32.2	32.4	8.9	33.1	35.1
15	6.9	32.4	30.7	8.6	32.5	36.2

此外，龙全江等（2007）建立了同时测定该制剂的主要活性成分三七皂苷 R_1、人参皂苷 Rg_1、人参皂苷 Rb_1 含量的方法。色谱条件为色谱柱：Kromasil C_{18}（4.6 mm × 250 mm）；流动相：乙腈 - 水，二元线性梯度洗脱：0～10 min（32 ∶ 68）；10～40 min（57 ∶ 43）；检测波长：203 nm；流速：1.0 mL/min；柱温：室温；进样量：10 μL。精密称取人参皂苷 Rg_1 16.0 mg、人参皂苷 $Rb_1$15.0 mg、三七皂苷 R_1 5.0 mg 于 10 mL 容量瓶中，加甲醇 5mL 使完全溶解，定容至 10 mL，即得对照品溶液。精密吸取血塞通注射液 2 mL，置 50 mL 容量瓶中，定容。精密吸取 2 mL，蒸干，精密加入 1 mL 甲醇定容，即得供试品溶液。考察了数批不同厂家生产的原料及制剂含量，分别重复测定 2 次。结果血塞通注射液中人参皂苷 Rg_1 的含量占三七总皂苷投料量的 34.0%，人参皂苷 Rb_1 的含量占三七总皂苷投料量的 35.3%，三七皂苷 R_1 的含量占三七总皂苷投料量的 7.7%；RSD 分别为 1.8%、3.2%、1.3%。

徐鹏等（2013）还采用 HPLC- ELSD 法测定了血塞通注射液中三七皂苷 R_1 及人参皂苷 Rg_1、Re、Rb_1、Rd。采用 Venusil XBP C_{18} (4.6 mm × 250 mm，5 μm) 色谱柱，梯度洗脱流动相：乙腈 (A)- 水 (B) 梯度洗脱 (A% 为 19% → 19% → 36% → 19% → 19%，相应时间周期为 0 → 12 min → 60 min → 60.01 min → 70 min)；体积流量：1 mL/min，柱温：30℃，雾化管温度 36℃，漂移管温度 70℃，载气压力 25 psi (1 psi =6.895 kPa)。色谱图见图 6.3 所示。

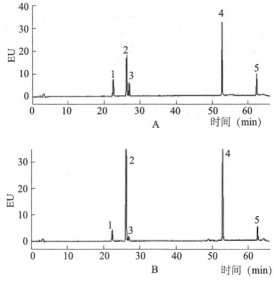

图 6.3 对照品 (A) 和血塞通样品 (B) HPLC 图

1. 三七皂苷 R_1；2. 人参皂苷 Rg_1；3. 人参皂苷 Re；4. 人参皂苷 Rb_1；5. 人参皂苷 Rd

　　精密量取血塞通注射液 1 mL，置 100 mL 容量瓶中，加甲醇稀释至刻度摇匀，作为供试品溶液。精密称取三七皂苷 R_1 及人参皂苷 Rg_1、Re、Rb_1、Rd 对照品分别置 10 mL 容量瓶中，加甲醇溶液溶解并稀释至刻度，摇匀。制成每 1 mL 含三七皂苷 R_1 0.32 mg、人参皂苷 Rg_1 0.91 mg、人参皂苷 Re 0.18 mg、人参皂苷 Rb_1 0.63 mg、人参皂苷 Rd 0.34 mg 作为各组分的对照品溶液。精密量取上述对照品溶液各 1 mL 置 10 mL 容量瓶中，加甲醇稀释至刻度，摇匀，作为混合对照品溶液。取 3 批血塞通注射液，分别按供试品溶液制备方法制成供试品溶液，依上述色谱条件进样，计算血塞通注射液中三七皂苷 R_1 及人参皂苷 Rg_1、Re、Rb_1、Rd 5 种皂苷的质量浓度。结果如表 6.13 所示。

表 6.13　样品的测定结果 (n =3)

批号	三七皂苷 R_1 (μg/mL)	RSD (%)	人参皂苷 Rg_1 (μg/mL)	RSD (%)	人参皂苷 Re (μg/mL)	RSD (%)	人参皂苷 Rb_1 (μg/mL)	RSD (%)	人参皂苷 Rd (μg/mL)	RSD (%)
A20100804001	15.22	0.92	84.92	0.85	3.07	1.49	47.95	1.26	14.37	2.20
A20100804002	15.74	1.11	84.63	0.74	3.08	1.99	47.93	0.88	14.20	2.13
A20100804003	15.52	1.16	85.06	0.67	3.06	1.61	48.06	1.10	14.27	2.70

6.4　血塞通片

血塞通片为五加科植物三七药材的根中提取的有效成分三七总皂苷加适量赋形剂制成的片剂。其有多种生理活性，能活血祛瘀、通脉活络、抑制血小板聚集和增加脑血流量，用于脑路瘀阻，中风偏瘫，心脉瘀阻，胸痹心痛，脑血管病后遗症，冠心病心绞痛等症。因此，本节对血塞通片皂苷含量分析方法进行了介绍。

血塞通片质量标准收载于《中华人民共和国卫生部药品标准》十七册，用紫外分光光度法测定其三七总皂苷含量。何元凯（2003）采用薄层扫描法对血塞通片进行了含量测定研究，方法如下。

6.4.1　薄层及扫描条件

1. 薄层条件

正丁醇 - 乙酸乙酯 - 水（4∶1∶5）上层溶液为展开剂，硅胶 G 预制板，展距 8 cm。

2. 扫描条件

测定波长 λ_S=535 nm，参比波长 λ_R=460 nm。

6.4.2　样品及对照品溶液的制备

取本品适量（约相当于三七总皂苷 0.1g），精密称定，置 10 mL 容量瓶中，加甲醇适量，超声处理 5 min，加甲醇至刻度，摇匀，过滤，作为供试品溶液，另取经 60 ℃真空干燥 2 h 的对照品人参皂苷 Rg_1 3 mg、Rb_1 2 mg，三七皂苷 R_1 2 mg，精密称定，置于同一 1 mL 容量瓶中，加甲醇溶解并稀释至刻度，摇匀，此混合液作为对照溶液。

6.4.3　测定方法

将点好样的硅胶 G 预制板，展开，取出晾干，喷以 27% 硫酸无水乙醇溶液，于 105℃烘干约 5 min，取出放冷至室温，见图 6.4 所示。

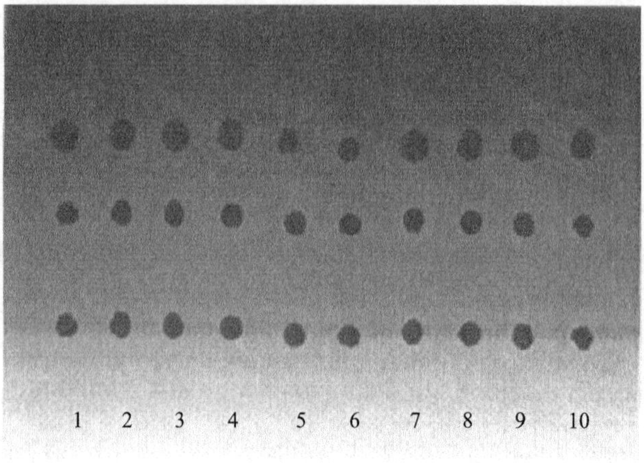

图 6.4　薄层照片

从下到上依次为：人参皂苷 Rb$_1$、三七皂苷 R$_1$、人参皂苷 Rg$_1$

1，2，3，4，7，8，9，10 为样品；5，6 为对照品

6.4.4　方法学考察

1. 标准曲线

精密吸取对照品 1 μL、2 μL、3 μL、4 μL、5 μL，点于同一薄层板上，展开，晾干，喷以 27% 硫酸无水乙醇溶液，于 105 ℃烘干约 5 min，取出放冷至室温，测定，结果表明人参皂苷 Rg$_1$ 在 3~15 μg，人参皂苷 Rb$_1$ 在 3~15 μg，三七皂苷 R$_1$ 在 2~10 μg 内，与积分面积的积分值线性良好，回归方程分别为：

人参皂苷 Rg$_1$：$Y=1432.1X-2.6$，$r=0.9981$；

人参皂苷 Rb$_1$：$Y=1788.5X-74.3$，$r=0.9978$；

三七皂苷 R$_1$：$Y=1404.14X-124.7$，$r=0.9983$。

2. 稳定性考察

精密吸取对照品溶液适量，点于薄层板上，展开，每 10 min 测定 1 次积分值、人参皂苷 Rg$_1$、人参皂苷 Rb$_1$、三七皂苷 R$_1$ 斑点，在 1 h 内基本稳定。峰面积平均值分别为 892.6、1415、1132.3；RSD 分别为 2.32%、3.43%、2.98%。

3. 回收率试验

取已知含量的样品 3 份，分别加入人参皂苷 Rb_1 3 mg，人参皂苷 Rg_1 2 mg，三七皂苷 R_1 2 mg。按前法测定加样回收率，依法重复测定 3 次，人参皂苷 Rb_1 平均回收率为 99.1%，RSD=4.76%；人参皂苷 Rg_1 平均回收率为 98.9%，RSD=4.71%；三七皂苷 R_1 的平均回收率为 99.3%，RSD=3.72%。

4. 重现性试验

精密称取血塞通片粉 5 份，按样品液制备方法进行操作，作为供试品溶液。分别取供试品 6 μL，对照品溶液 2 μL、4 μL，交叉点于同一硅胶板上，按前述方法展开，扫描测定，测定峰面积积分值，人参皂苷 Rg_1、人参皂苷 Rb_1、三七皂苷 R_1 的 RSD 分别为 3.41%、2.78%、2.93%。

6.4.5　样品测定

将供试品溶液 6 μL，对照品溶液 2 μL 及 4 μL 交替点在同一薄层板上，按前法展开，测定斑点的积分值。结果如表 6.14 所示。

表 6.14　样品中主要成分含量的测定结果

批号	人参皂苷Rb_1		人参皂苷Rg_1		三七皂苷R_1	
	每片含量(m/mg)	RSD(%)	每片含量(m/mg)	RSD(%)	每片含量(m/mg)	RSD(%)
980407	8.25	0.87	7.48	1.11	1.35	0.98
980425	8.42	1.11	7.23	1.45	1.27	0.95
990102	8.37	0.92	7.67	1.34	1.38	1.21
990612	8.73	1.20	7.38	0.78	1.42	0.65
990916	8.03	1.34	7.58	0.96	1.29	1.22

此外，苏静等（2005）采用高效液相色谱梯度洗脱法同时检测了血塞通片中三七皂苷 R_1、人参皂苷 Rg_1、人参皂苷 Rb_1 的含量。色谱条件为：Eclipse XDB-C_{18} 色谱柱（4.6 mm × 150 mm，5 μm）；乙腈 - 水二元线性梯度洗脱，0～15 min（25∶75～32∶68），平衡 5 min；流速 1.0 mL/min；检测波长：203 nm，柱温：30 ℃。所有组分在 15 min 内出完，在记录的色谱图中，按保留时间先后的出峰顺序为三七皂苷 R_1、人参皂苷 Rg_1、人参皂苷 Rb_1，保留时间与对照品保留时间一致，如图 6.5 所示。

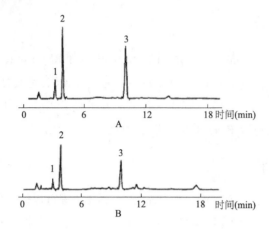

图 6.5　对照品（A）、样品（B）色谱图

1. 三七皂苷 R_1；2. 人参皂苷 Rg_1；3 人参皂苷 Rb_1

精密称取 80 ℃干燥至恒重的三七皂苷 R_1、人参皂苷 Rg_1、人参皂苷 Rb_1 对照品适量，加甲醇制成每 1 mL 各含人参皂苷 R_1 0.508 mg、人参皂苷 Rg_1 1.681 mg 和人参皂苷 Rb_1 2.731 mg 的混合对照品溶液。取样品 20 片，除去糖衣，精密称定，精密称取适量 (约相当于三七总皂苷 35 mg)，置 10 mL 容量瓶中，加甲醇适量，超声处理 5 min 使溶解，放冷，加甲醇稀释至刻度，摇匀，用 0.45 μm 滤膜过滤，滤液作为供试品溶液。分别精密吸取混合对照品溶液及供试品溶液 5 μL，注入液相色谱仪，记录色谱图 (图 6.5)。以混合对照品溶液色谱图中三七皂苷 R_1、人参皂苷 Rg_1、人参皂苷 Rb_1 的峰面积 (5 次平均) 外标法计算血塞通片中三七皂苷 R_1、人参皂苷 Rg_1、人参皂苷 Rb_1 的含量。取 3 批样品测定含量，结果如表 6.15 所示。

表 6.15　样品含量测定结果（每片含量，mg）

批号	三七皂苷R_1	人参皂苷Rg_1	人参皂苷Rb_1
20031001	2.60	10.25	17.18
20030621	1.79	7.20	8.69
20030103	2.03	8.08	9.05

马春燕（2008）采用高效液相色谱法（HPLC）测定了血塞通片中三七总皂苷的有效成分含量。色谱条件为：Dikma Diamonsil C_{18} 色谱柱（150 mm × 4.6 mm，5 μm）；流动相：乙腈 - 水梯度洗脱，0~20 min (20 ：80~40 ：60)，20~21 min（40 ：60 ~ 20 ：80)，21~30 min（20 ：80)；流速：1.0 mL/min；柱

温：30 ℃；检测波长：203 nm；进样量：10 μL。在此条件下，样品各组分分离良好，色谱图见图 6.6。

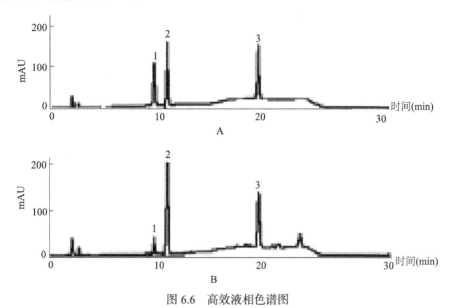

图 6.6 高效液相色谱图

1. 三七皂苷 R_1；2. 人参皂苷 Rg_1；3. 人参皂苷 Rb_1

精密称取用五氧化二磷减压干燥 2 h 的三七皂苷 R_1、人参皂苷 Rg_1、人参皂苷 Rb_1 对照品适量，用甲醇溶解并稀释成质量浓度分别约 0.25 mg/mL、0.50 mg/mL、0.50 mg/mL 的溶液，即得对照品溶液。取样品 10 片，除去包衣后精密称定，研细，精密称取细粉适量（约相当于含三七总皂苷 50 mg）置 25 mL 容量瓶中，加甲醇适量，超声处理 30 min，放冷，用甲醇稀释至刻度，摇匀，过滤即得供试品溶液。取供试品溶液，注入色谱仪，记录峰面积，按外标法计算含量，结果如表 6.16 所示。

表 6.16 样品含量测定结果（$n=3$）

批号	百分标示含量（%）		
	R_1	Rg_1	Rb_1
20060106	5.86	30.94	32.49
20040804	6.70	33.11	31.25
20060115	6.62	33.16	32.48
051204	9.80	34.30	36.91
050802	8.25	32.63	38.54

6.5 血塞通分散片

血塞通分散片是在已有国家标准药物血塞通片和血塞通注射液的处方基础上经现代提取及制剂工艺研制而成的中药新药。其原剂型为普通糖衣片（即血塞通片），崩解迟缓，药物溶出慢，不能满足心脑血管患者希望药物迅速起效的需求。而分散片遇水迅速崩解、药物溶出迅速、起效快、生物利用度高、不良反应少、服用及携带都很方便。该药以五加科人参属植物三七［*Panax notoginseng* (Burk.) F. H. Chen］提取的有效部位三七总皂苷为主要成分 (主要为人参皂苷 Rg_1、人参皂苷 Rb_1、三七皂苷 R_1)（黄泰康，1994），具有活血化瘀、通脉活络、抑制血小板聚集和增加脑血流量之功，用于治疗脑络瘀阻、中风偏瘫，心脉瘀阻，胸痹心痛，脑血管后遗症，冠心病心绞痛属上述证候者。柏俊等（2007）研究表明，血塞通分散片可降低模型大鼠的血液黏稠度；对模型动物的体内外血栓形成可降低形成率；对正常小鼠及实验性急性血瘀证模型小鼠耳郭微循环具有一定促进作用，说明血塞通分散片具有活血化瘀、抗血栓形成及促进微循环作用。张晓青等（2005）表明，血塞通分散片对动物急性脑缺血、急性心肌缺血具有明显保护作用。因此，本节对血塞通分散片中皂苷含量分析方法进行归纳与介绍。

彭文达等（2007）对血塞通分散片的制备工艺及质量控制方法进行了研究报道，方法如下。

6.5.1 色谱条件与系统适用性试验

色谱柱：Polaris C_{18}(150 mm × 4.6 mm，5 μm)；检测波长：203 nm；流速：0.9 mL/min；柱温：35 ℃；梯度洗脱流动相如表 6.17 所示。

表 6.17 梯度洗脱流动相

时间（min）	乙腈（%）	水（%）
0	15	85
30	40	60
31	15	85
36	15	85

在上述选定条件下分析，人参皂苷 Rb_1 峰、人参皂苷 Rg_1 峰、三七皂苷 R_1 峰与样品中其他组分色谱峰均可达基线分离，且与其他相邻色谱峰分离

度大于 1.5；按人参皂苷 Rg₁ 峰计算，理论塔板数在 6000 以上，同时取缺
三七总皂苷的阴性溶液进行分析，试验结果表明，缺三七总皂苷的阴性溶
液无干扰。

6.5.2 溶液制备

1. 对照品溶液的制备

分别精密称取在 60 ℃减压干燥 2 h 的人参皂苷 Rb₁、人参皂苷 Rg₁、三七
皂苷 R₁ 对照品适量，加甲醇制成每 1 mL 含人参皂苷 Rb₁ 1.5 mg、人参皂苷
Rg₁ 1.5 mg、三七皂苷 R₁ 0.4 mg 的混合溶液，摇匀，即得。

2. 供试品溶液的制备

取本品 10 片，精密称定，研细，取约 0.36 g，精密称定，置锥形瓶中，精
密加甲醇 25 mL，超声处理 10 min，放冷，加甲醇稀释至刻度，摇匀，过滤，
弃去初滤液，续滤液用微孔滤膜 (0.45 μm) 过滤，即得。

3. 阴性溶液的制备

取除三七总皂苷外的其余辅料，按制备工艺方法制备缺三七总皂苷的阴性
样品，按上述供试品溶液制备方法制成缺三七总皂苷的阴性溶液。

6.5.3 方法学考察

1. 线性关系考察

精密吸取含人参皂苷 Rb₁ 1.572 mg/mL、人参皂苷 Rg₁ 1.612 mg/mL、三七
皂苷 R₁ 0.413 mg/mL 的混合对照品溶液 1 μL、3 μL、5 μL、7 μL、9 μL 进样测
定。以进样量 (X) 为横坐标，峰面积积分值 (Y) 为纵坐标，绘制标准曲线，得人
参皂苷 Rb₁、人参皂苷 Rg₁、三七皂苷 R₁ 的回归方程分别为：$Y=262.1X+6.299$、
$Y=346.6X+8.854$、$Y=307.7X-1.234$，r 均为 0.9999。结果表明人参皂苷 Rb₁
在 1.572～14.148 μg、人参皂苷 Rg₁ 在 1.612～14.508 μg、三七皂苷 R₁ 在
0.413～3.717 μg 内具有良好的线性关系。

2. 精密度试验

精密吸取批号为 20051211 的样品溶液 5 μL，重复进样 5 次，测定其峰面积积分值。得人参皂苷 Rb_1、人参皂苷 Rg_1、三七皂苷 R_1 的 RSD 分别为 0.92%、0.52%、0.69%。

3. 稳定性试验

分别精密吸取批号为 20051211 的样品溶液 5 μL，于 0 h、4 h、8 h、12 h、24 h 进样，测定其峰面积积分值，得人参皂苷 Rb_1、人参皂苷 Rg_1、三七皂苷 R_1 的 RSD 分别为 0.66%、0.56%、0.49%，说明样品在 24 h 内稳定。

4. 重复性试验

取批号为 20051211 的样品，按含量测定项下的方法测定 5 次，得人参皂苷 Rb_1、人参皂苷 Rg_1、三七皂苷 R_1、三七总皂苷的平均含量分别为 5.41mg/片、20.22mg/片、18.69mg/片、44.31mg/片，RSD 分别为 0.92%、0.34%、1.68%、0.72%。

5. 回收率试验

取已知含量 (三七皂苷 R_1 34.573 mg/g、人参皂苷 Rg_1 129.217 mg/g、人参皂苷 Rb_1 119.44 mg/g) 的样品约 0.18 g，精密加三七皂苷 R_1 对照品溶液 (1.0746 mg/mL)、人参皂苷 Rg_1 对照品溶液 (4.5412 mg/mL)、人参皂苷 Rb_1 对照品溶液 (4.5658 mg/mL) 各 5.0 mL，再精密加甲醇 10 mL，按前述的方法制备样品溶液，进样 5 μL，测定，计算即得。结果人参皂苷 Rb_1、Rg_1、三七皂苷 R_1 的平均回收率分别为 98.23%、98.41%、99.01%，RSD 分别为 0.52%、1.98%、1.45%。

6.5.4　样品测定

按上述拟定的含量测定方法，分别精密吸取对照品溶液与供试品溶液各 5 μL，注入液相色谱仪，测定 10 批样品人参皂苷 Rb_1、人参皂苷 Rg_1、三七皂苷 R_1 的含量，测定结果如表 6.18 所示。

表 6.18　10 批样品测定结果（ $\bar{\chi} \pm s$ ， $n=3$ ）

批号	人参皂苷R₁含量 （mg/片）	人参皂苷Rg₁含量 （mg/片）	人参皂苷Rb₁含量 （mg/片）	总量 （mg/片）
20051211	5.41	20.22	18.69	44.31
20051212	4.95	18.86	17.52	41.34
20051213	5.25	20.08	19.28	44.62
20060121	2.93	15.6	13.88	32.46
20060122	3.00	16.5	14.18	33.72
20060123	2.65	16.5	13.38	32.55
20060124	4.68	20.25	16.87	41.75
20060301	4.94	19.05	16.54	40.53
20060302	5.14	19.05	15.67	39.86
20060303	5.47	19.05	15.71	40.24

此外，汪存存（2008）采用高效液相色谱法同时测定血塞通分散片中三七皂苷 R_1、人参皂苷 Rg_1 和人参皂苷 Rb_1 的含量。色谱条件为：Diamonsil (TM) C_{18} 色谱柱（ 5 μm，200 mm × 4.6 mm）；流动相：乙腈 - 水为流动相，梯度洗脱，如表 6.19 所示。流速：l mL/min，两次进样间隔平衡时间：3 min；检测波长：203 nm；柱温：30 ℃；进样量：10 μL。

表 6.19　流动相梯度洗脱程序

时间（min）	乙腈（%）	水（%）
0	20	80
15	40	60
21	20	80
25	20	80

取三七皂苷 R_1、人参皂苷 Rg_1 和人参皂苷 Rb_1 对照品适量，精密称定，分别加甲醇制成每毫升含三七皂苷 R_1 0.69 mg、人参皂苷 Rg_1 1.53 mg 和人参皂苷 Rb_1 2.12 mg 的溶液，作为储备液；再分别吸取上述溶液各 1 mL，置同一 5 mL 容量瓶中，加甲醇至刻度，摇匀，即得每毫升对照品溶液含三七皂苷 R_1 0.136 mg、人参皂苷 Rg_1 0.306 mg 和人参皂苷 Rb_1 0.423 mg。取分散片品 20 片，研细，取约 0.1 g，精密称定，置 25 mL 容量瓶中，加甲醇 20 mL，超声处理 (功率 250 W，频率 33 kHz) 20 min，取出，放至室温，加甲醇至刻度，摇匀，用微孔滤膜 (0.45 μm) 过滤，取续滤液作为供试品溶液。照本品处方称取除三七总皂苷外的其他成分，按本品制备工艺制成阴性供试品。精密称取 0.1 g，照供试品溶液的

制备方法制备，作为阴性供试品溶液。取本品样品 10 批，按上述方法处理，进样测定，结果如表 6.20 所示。

表 6.20　血塞通分散片含量测定

批号	三七皂苷R₁含量（mg/片）	人参皂苷Rg₁含量（mg/片）	人参皂苷Rb₁含量（mg/片）	总皂苷含量（mg/片）
030501	4.095	16.620	18.108	38.823
030502	4.245	16.890	18.367	39.502
030503	4.104	16.945	18.047	39.096
030804	4.182	16.581	18.418	39.181
030805	4.180	16.687	18.290	39.157
030806	4.147	16.623	18.201	38.971
030807	4.218	16.808	18.344	39.370
041008	4.083	16.835	16.033	36.951
041009	4.177	17.306	16.679	38.162
041010	4.096	17.043	16.276	37.415

段红吉等（2015）对血塞通分散片指纹图谱进行了研究。方法为取三七总皂苷对照提取物适量，精密称定，加 70% 甲醇使溶解，并稀释制成每 1 mL 含 2.5 mg 的溶液，即得对照品溶液。取重量差异项下的同一批次样品，研细，称取适量（约相当于三七总皂苷 25 mg）3 份，各置 10 mL 容量瓶中，分别精密加入甲醇、乙醇、70% 甲醇至刻度，称定质量，超声处理（功率 250 W，频率 33 kHz）20 min，放冷，再称定质量，并用相应溶剂补足减失的质量，作为供试品溶液。同时，考察了 3 个不同提取时间对本品指纹图谱的影响。即取重量差异项下的同一批次样品，研细，称取适量（约相当于三七总皂苷 25 mg）3 份，各置 10 mL 容量瓶中，加入甲醇至刻度，称定质量，分别超声提取（功率 250 W，频率 33 kHz）10 min、20 min、30 min 后，放冷，再称定质量，并用甲醇补足减失的质量，作为供试品溶液。结果表明，3 种提取溶剂及提取时间，对图谱无明显影响，故选择 70% 甲醇为提取溶剂，超声时间为 10 min。按处方比例及制法，制备缺三七总皂苷对照药品。再按上述所得供试品溶液制备方法制成缺三七总皂苷的阴性对照溶液。参照《中国药典》2010 版一部"三七总皂苷"指纹图谱项，选用十八烷基硅烷键合硅胶为填充剂的色谱柱作为分析柱，检测波长为 203nm。照《中国药典》2010 版一部"三七总皂苷"指纹图谱项，选择以乙腈为流动相 A，以水为流动相 B，流动相比例如表 6.21 所示，进行梯度分析。

表 6.21　流动相比例的选择

时间(min)	流动相A（%）	流动相B（%）
0~20	20~19	80~81
20~50	19~40	81~60
50~56	40~55	60~45
56~60	55~20	45~80
60~70	20	80

6.6　血塞通滴丸

血塞通滴丸是昆明制药金泰得药业在血塞通片基础上改良而成的中药新剂型，组方主要为三七总皂苷加适量聚乙二醇基质混合后滴制而成，可更有效地发挥活血祛瘀、通脉活络的作用，临床用于各种心脑血管疾病属心血瘀阻、脑络瘀阻证候者（金惠铭，2012）。因此，本节对血塞通滴丸皂苷含量分析方法进行了介绍。

王梅等（2002）采用高效液相梯度法同时测定了三七皂苷 R_1、人参皂苷 Rg_1、人参皂苷 Rb_1 的含量，方法如下。

6.6.1　色谱分析条件

大连Spherisorb C_8 分析柱 (4.6 mm × 200 mm，5 μm)，乙腈－水 0～15 min (20∶80～40∶60)，平衡 3 min，流速 1.0 mL/min 二元线性梯度洗脱，检测波长：203 nm，所有组分在 15 min 内出完，在记录的色谱图中，按保留时间先后的出峰顺序为三七皂苷 R_1、人参皂苷 Rg_1、人参皂苷 Rb_1，保留时间与对照品保留时间一致。

6.6.2　前处理方法比较

取样品 10 丸，加甲醇适量，超声处理 5 min，已全部溶解，直接进样测定各组分峰面积；取上述溶液置冰箱中冷冻 2 h(或冷藏 8 h)，使聚乙二醇 6000 完全析出后，迅速用 0.45 μm 滤膜过滤，滤液放至室温后同法进样测定各组分峰面积，结果两种方法测得 3 组分峰面积值基本稳定，说明冷冻去除赋形后测定结果准确，基质虽对测定无干扰，但考虑高分子聚合物不宜过多带入色谱柱，以影响柱效，故选用冷冻沉淀过滤法测定样品。

6.6.3　阴性对照试验

取聚乙二醇 70 mg，加甲醇 5 mL 溶解后，吸取 20 μL 注入液相色谱仪，在与对照品 (R_1、Rg_1、Rb_1) 相同保留时间的位置上，无相应的峰出现，表现赋形剂不干扰测定结果。

6.6.4　方法学考察

1. 线性关系考察

精密称取 80 ℃ 干燥至恒温的 R_1、Rg_1、Rb_1 对照品适量，加甲醇制成每毫升各含 R_1 0.51 mg、Rg_1 2.40 mg、Rb_1 3.34 mg 的混合溶液，作为供试品溶液，于试验条件下进样，精密吸取上述混合对照品溶液，分别进样 2 μL、5 μL、10 μL、12 μL、15 μL、18 μL，测定各组分的峰面积，以进样量 (μg) 为横坐标，测得峰面积为纵坐标，做线性回归，得各组分的回归方程、相关系数及线性范围。

2. 精密度考察

取血塞通滴丸 (990320) 供试品溶液，进样 20 μL，连续进样 5 次。

3. 方法重现性考察

取本品 (批号 990320) 同时取样 5 份，照含量测定方法处理，取供试品溶液 20 μL，注入液相色谱仪，按外标法以峰面积计算每丸的含量，重复 5 次。

4. 供试品稳定性测试

取供试品溶液，每间隔 2 h 测定 R_1、Rg_1、Rb_1 含量，10 h 内峰面积无明显变化。

5. 方法加样回收率试验

精密称取 80 ℃ 干燥恒重的 R_1、Rg_1、Rb_1 对照品适量加甲醇制成每毫升各含 R_1 0.589 mg、Rg_1 1.050 mg、Rb_1 1.190 mg 的混合对照品溶液，作为对照品加入溶液。另取本品 (批号 990320) 2 丸置 5 mL 容量瓶中，共 5 份，加入对照品溶液 2 mL，加甲醇至刻度，超声处理 5 min，冷冻后过滤，滤液放至室温，测得各组分总量，减去已知含量，分别计算回收率。

根据 3 批样品实际测定结果及参照三七皂苷原料中 R_1、Rg_1、Rb_1 的百分含量 (R_1 约为 5%、Rg_1 约为 30%、Rb_1 为 30%) 推算结果下浮 80%，将血塞通滴丸的含量低限定为每丸含三七皂苷 R_1 不得少于 0.20mg，含人参皂苷 Rg_1、Rb_1 均不得少于 1.20mg。

此外，周家明等（2004）也采用 HPLC 测定单体皂苷 R_1、Rg_1、Rb_1 的含量。色谱条件为：色谱柱 Shim-Pack VP-ODS(250 mm × 4.6 mm，5 μm)，流动相为：乙腈 - 水（20 ∶ 80），流速 1 mL/min，柱温：40℃，检测波长：203 nm，进样量：20 μL，理论板数按 Rg_1 峰计算应不低于 3000。精密称取血塞通滴丸 60 粒，置于 50 mL 容量瓶中，加蒸馏水 15 mL，超声处理 30 min 使其溶解，然后迅速转入 D_{101} 大孔吸附树脂（内径 15 mm，长 250 mm）内，先用 50 mL 蒸馏水洗脱，弃去水液，后用 70% 乙醇 150 mL 洗脱（流速 1.5 mL/min），收集洗脱液，水浴蒸干后用甲醇定容至 10 mL 容量瓶中，摇匀，低温（0 ℃以下）放置 60 min，使聚乙二醇（6000）全部析出，迅速用 0.45 μm 滤膜过滤，滤液作为供试样品溶液。精密称取 80 ℃干燥恒重的三七皂苷 R_1，人参皂苷 Rg_1、Rb_1 对照品适量，加甲醇分别制成 1 mL 含三七皂苷 R_1 1 mg 及人参皂苷 Rg_1 2.5 mg、Rb_1 1 mg 的溶液，作为对照品溶液。精密吸取供试样品各 20 μL，注入液相色谱仪，测定，即得，结果如表 6.22 所示。

表 6.22　血塞通滴丸样品含量测定结果（%）

批号	三七皂苷R_1	人参皂苷Rg_1	人参皂苷Rb_1
990615	2.0750	14.1620	7.1850
991224	2.0050	13.7250	6.9370
991230	1.1914	13.2160	6.7320

董瑞祥等（2008）建立了血塞通滴丸的鉴别、含量测定方法。色谱条件为：用十八烷基硅烷键合硅胶为填充剂，以乙腈为流动相 A，水为流动相 B，按表 6.23 梯度洗脱。色谱条件与系统适应性试验：用十八烷基硅烷键合硅胶为填充剂，以乙腈为流动相 A，水为流动相 B，按下列梯度洗脱。流速为 1.0 mL/min，检测波长：203 nm，柱温：40 ℃，理论塔板数按人参皂苷 Rg_1 峰计算，应不低于 4000；人参皂苷 Rg_1 峰和三七皂苷 R_1 峰的分离度应大于 2.0。重复进样，其相对标准偏差（RSD）应小于 2.0%。

表 6.23 不同梯度洗脱

时间（min）	A（%）	B（%）
0	20	80
14	40	60
15	60	40
16	20	80
30	20	80

分别取 60 ℃减压干燥 2 h 的对照品三七皂苷 R_1、人参皂苷 Rg_1 和人参皂苷 Rb_1 适量，精密称定，加 20% 乙腈制成每 1 mL 含三七皂苷 R_1 对照品 0.2 mg，人参皂苷 Rg_1 对照品 1.5 mg，人参皂苷 Rb_1 对照品 1.5 mg 的混合溶液，即得对照品溶液。取本品 20 丸，研细，称取粉末适量（约 150 mg），精密称定，置于 10 mL 容量瓶中，加 20% 乙腈溶解，并稀释至刻度，摇匀，用 0.45 μm 滤膜过滤，取续滤液，即得。分别精密吸取供试品溶液 10 μL 与对照品溶液各 10 μL，注入液相色谱仪，依法测定，记录其峰面积，以外标峰面积法进行计算，即得供试品溶液。采用上述方法，检测 3 批样品，结果如表 6.24 所示。

表 6.24 制剂的含量测定

批号	R_1 (mg)	Rg_1 (mg)	Rb_1 (mg)	皂苷总量(mg)	平均值
050201	0.9534	5.0179	4.4237	10.3951	10.36
	0.9483	4.9871	4.3913	10.3266	
050202	09501	4.9786	4.3879	10.3166	10.40
	09587	5.0410	4.4941	10.4938	
050203	0.9450	4.9785	4.4419	10.3654	10.34
	0.9432	4.9486	4.4239	10.3158	

闫荟等（2008）为建立准确、可控的血塞通滴丸质量标准体系，保证药品质量，进行了质量标准及其方法学的研究。方法为：取血塞通滴丸 20 丸，研细，精密称适量（约相当于 PNS 50 mg），置 10 mL 容量瓶中，加 90% 甲醇溶解并稀释至刻度，摇匀，量取 5 mL，浓缩至 1 mL，即得供试品溶液。分别精密称量人参皂苷 Rb_1、人参皂苷 Rg_1 及三七皂苷 R_1 对照品，加甲醇制成每 1 mL 各含 2 mg 的溶液，作为对照品溶液。取缺三七总皂苷的滴丸样品 0.1 g，按供试品溶液制备方法制备，即得阴性对照溶液。参照三七、三七片（国家药典委员会，2005）的国家标准、血塞通注射液质量标准（试行）（国家药典标准委员会一室，2001）及有关文献，采用高效液相色谱法测定血塞通滴丸中人参皂苷 Rb_1、人参皂苷 Rg_1 及三七皂苷 R_1 的含量，以标示量的百分含量表示。其 PNS 含量应不低于标示量的 80.0%。

6.7　血塞通颗粒剂

血塞通颗粒为中华人民共和国卫生部药品标准 (WS3-B-3209—98) 中药成方制剂第十七册收载品种（中华人民共和国卫生部药典委员会，1998），由三七总皂苷加适量赋形剂制成的颗粒，具有活血祛瘀、通脉活络、抑制血小板聚集和增加脑血流量之功效。原标准中含量测定为紫外分光光度法测定三七总皂苷含量。该方法利用吸光度比色法测三七总皂苷含量，无法检测三七总皂苷各单体的含量，不能完全反映内在质量，且误差较大，其方法专属性差，不利于有效控制三七总皂苷的真实质量。因此，本节采用高效液相色谱法来同时测定三七皂苷 R_1、人参皂苷 Rg_1 及人参皂苷 Rb_1 的含量，方法参照文献（马妮等，2009）。

6.7.1　色谱条件

Shim-Pack C_{18} (250 mm × 4.6 mm，5 μm) 色谱柱；流动相：乙腈 (A) - 水 (B) 梯度洗脱，0 → 18 min，20%(A) → 40%(A)；18 → 21 min，40%(A) → 20%(A)；21 → 25 min，20%(A) → 20%(A)；检测波长：203 nm，流速：1 mL/min；进样量：20 μL。

6.7.2　对照品溶液的制备

分别称取在 60 ℃减压干燥 2 h 的三七皂苷 R_1、人参皂苷 Rg_1 及人参皂苷 Rb_1 对照品适量，加甲醇制成每 1 mL 含三七皂苷 R_1 0.4 mg、人参皂苷 Rg_1 1.5 mg、人参皂苷 Rb_1 1.5 mg 的混合溶液为对照品溶液。

6.7.3　供试品溶液的制备

取本品 10 袋，除去包装、研细，精密称取 3 g（约相当于三七总皂苷 50 mg），于具塞锥形瓶中，精密加入 50 mL 甲醇，密塞，超声处理 30 min，冷却至室温，补足损失甲醇，摇匀，过滤，续滤液用 0.45 μm 微孔滤膜过滤，即得。

6.7.4　系统适用性试验

分别吸取缺三七总皂苷的阴性供试液、对照品溶液、供试品溶液 20 μL，注入液相色谱仪，按上述色谱条件测定，记录色谱图，如图 6.7 所示。

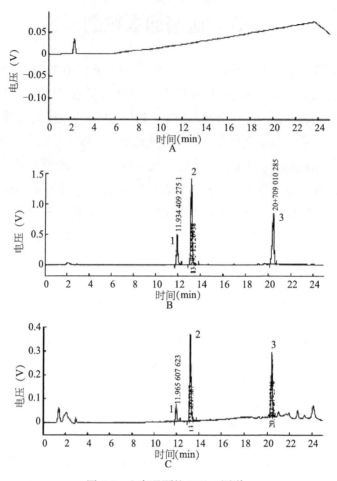

图 6.7　血塞通颗粒 HPLC 图谱

A. 阴性样品；B. 对照品；C. 样品；1. 三七皂苷 R$_1$；2. 人参皂苷 Rg$_1$；3. 人参皂苷 Rb$_1$

6.7.5　方法学考察

1. 线性关系考察

精密吸取对照品溶液配制成：三七皂苷 R$_1$ 的浓度为 8.8 μg/mL、22.0 μg/mL、88.0 μg/mL、176.0 μg/mL、264.0 μg/mL、440.0 μg/mL；人参皂苷 Rg$_1$ 的浓度为 30.8 μg/mL、77.0 μg/mL、308 μg/mL、616.0 μg/mL、924.0 μg/mL、1540.0 μg/mL；人参皂苷 Rb$_1$ 的浓度为 28.4 μg/mL、71.0 μg/mL、284.0 μg/mL、568.0 μg/mL、

852.0 μg/mL、1420.0 μg/mL，按上述色谱条件测定峰面积，以对照品浓度为横坐标、以峰面积为纵坐标作标准曲线，并进行线性回归得：三七皂苷 R_1回归方程为 $Y = 6513.1X+145333$，$r = 0.9999$，线性范围为 $8.8 \sim 440.0$ μg/mL；人参皂苷 Rg_1 回归方程为 $Y = 6852.1X+179757$，$r = 0.9992$，线性范围为 $30.8 \sim 1540.0$ μg/mL；人参皂苷 Rb_1 回归方程为 $Y = 5492.1X+ 64902$，$r = 0.9993$，线性范围为 $28.4 \sim 1420.0$ μg/mL。该方法在一定浓度范围内线性关系良好。

2. 精密度试验

按上述色谱条件，精密进样同一供试品溶液 (20060310) 重复 5 次。三七皂苷 R_1峰面积平均值为 618 265，其 RSD 为 0.64%；人参皂苷 Rg_1 峰面积平均值为 3034329，其 RSD 为 0.56%；人参皂苷 Rb_1 峰面积平均值为 2020850，其 RSD 为 0.64%。

3. 稳定性试验

将同一供试品 (20060310) 溶液，于室温下放置，每隔 2 h 进样 1 次，分别在 2 h、4 h、6 h、8 h、10 h 内测定峰面积，得三七皂苷 R_1 RSD 为 1.14%；人参皂苷 Rg_1 RSD 为 0.98%；人参皂苷 Rb_1 RSD 为 1.00%，表明供试品溶液在 10 h 内稳定。

4. 重复性试验

取同一批供试品 (20060310) 5 份，按供试品溶液制备方法制备，分别进样，测定，按标示量计算含量得：三七皂苷 R_1 平均含量为 7.02%，RSD 为 0.54%；人参皂苷 Rg_1 平均含量为 39.64%，RSD 为 2.01%；人参皂苷 Rb_1 平均含量为 34.05%，RSD 为 0.66%。

5. 加样回收率试验

取已知含量样品 (20060310) (含 R_1 7.02%、Rg_1 39.64%、Rb_1 34.05%) 约 0.60 g 3 份，精密称定，置 25 mL 容量瓶中，精密加入对照品溶液 (浓度分别为 R_1 0.33mg/mL、Rg_1 1.70mg/mL、Rb_1 1.60 mg/mL 甲醇制) 各 1.0 mL，再取样品约 1.20 g 3 份置 25 mL 容量瓶中，精密加入对照品溶液 (浓度分别为 R_1 0.33mg/mL、Rg_1 1.70mg/mL、Rb_1 1.60 mg/mL 甲醇制) 各 1.0 mL，加甲醇至刻度，超声 30 min 后冷却至室温，补足损失甲醇，摇匀，用 0.45 μm 微孔滤膜过滤，如法测定，计算

回收率，平均回收率 R_1 为 100.0%，RSD=1.00%；Rg_1 为 99.8%，RSD= 0.47%；Rb_1 为 99.8%，RSD=0.79%。

6.7.6 样品含量测定

分别吸取对照品溶液及供试品溶液注入液相色谱仪并记录，测定 5 批样品中三七皂苷 R_1、人参皂苷 Rg_1 及人参皂苷 Rb_1 的含量，按标示量计算结果，每批样品测定 3 次，RSD 值均小于 2.3%，取平均值得结果见表 6.25。

表 6.25　样品含量测定结果（$n=3$）

批号	单体含量（%）		
	三七皂苷R_1	人参皂苷Rg_1	人参皂苷Rb_1
20050806	7.23	39.39	33.75
20060211	6.96	33.69	32.86
20060310	7.02	39.64	34.05
20060311	7.27	39.79	34.60
20060312	7.17	39.99	34.54

参 考 文 献

白羽，张淑瑶，任杰 . 2001. 三七总皂苷治疗脑梗死的多中心研究 . 中国新药与临床杂志，20(4): 257.

柏俊，黄世福，孙备 . 2007. 血塞通分散片对血液流变学、血栓形成及微循环作用的实验研究 . 中国中医药科技，14(2): 93-95.

陈平 . 2014. 不同对照品对血塞通软胶囊含量测定影响 . 医药前沿，(19): 74-75.

董瑞祥，张淑爱 . 2008. 血塞通滴丸的含量测定研究 . 中国实用医药，3(27): 72-75.

段红吉，张洪，来国防，等 . 2015. 血塞通分散片指纹图谱研究 . 云南中医学院学报，38(6): 36-41.

高林荣，兰华 . 2012. 血塞通软胶囊治疗缺血性中风恢复期 45 例 . 中国中医药现代远程教育，10 (135): 32-33.

官云里 . 2013. 氟桂利嗪联合血塞通治疗 89 例偏头痛临床疗效观察 . 亚太传统医药，9 (12): 186 -187.

国家药典标准委员会一室 . 2001. 血塞通注射液质量标准（试行）. 中国药品标准，7(4): 29-30.

国家药典委员会 . 2005. 中华人民共和国药典 . 一部 . 北京：化学工业出版社：附录10-11，31-35，323.

韩亚亮，古今，何新荣，等 . 2015. HPLC 法测定血塞通软胶囊中三七皂苷 R_1 及人参皂苷 Rg_1、
　　Re、Rb_1 的含量 . 中国药物应用与监测，12(5): 268-270.

何元凯 . 2003. 血塞通片的质量标准研究 . 时珍国医国药，14(6): 338-339.

后立新 . 2009. 血塞通治疗早期糖尿病肾病 64 例疗效观察 . 中国实用医药，4 (24): 138-139.

黄海虹 . 1998. 血塞通治疗视网膜中央静脉栓塞 . 中西医结合眼科杂志，16(3): 174.

黄青萍，盘红梅，蔡乐 . 2000. 血塞通临床应用概况 . 时珍国医国药，11(12): 1143-1144.

黄泰康 . 1994. 常用中药成分与药理手册 . 北京：中国医药科技出版社：125.

金惠铭 . 2012. 病理生理学 . 北京：人民卫生出版社，5(4): 150-152.

靳桓琦，刘慧萍，李艳 . 1997. 血塞通注射液治疗视网膜静脉阻塞疗效观察 . 中医药学报，
　　25(3): 34.

兰茜，盘正华，李萍 . 2015. 血塞通软胶囊溶出度的研究 . 中国药师，18(3): 500-503.

李博，任惠，陈二花，等 . 2012. 血塞通软胶囊治疗慢性脑供血不足的疗效观察 . 中华全科医学，
　　10 (4): 512-513.

李珊 . 2011. 三七总皂苷治疗高脂血症疗效研究 . 辽宁中医药大学学报，13 (5): 175-176.

刘晖，曾韵萍，劳锦波 . 2013. 波依定结合血塞通软胶囊治疗老年单纯收缩期高血压临床观察 .
　　新中医，45 (5): 16-17.

刘军，王燕桓，傅承先 . 1998. HPLC- 光敏二极管阵列检测法测定人参单体皂苷的研究 . 中草药，
　　29 (4): 228.

刘玉梅 . 2013. 血塞通软胶囊治疗心绞痛的临床效果评价 . 吉林医学，34 (30): 6277.

龙全江，郁洋 . 2007. RP-HPLC 法测定血塞通注射液中三七皂苷 R_1、人参皂苷 Rg_1、人参皂
　　苷 Rb_1 的含量 . 现代中药研究与实践，21(1): 43-45.

马春燕 . 2008. 高效液相色谱法测定血塞通片中三组分的含量 . 中国药业，17(24): 26.

马妮，曾江，何元凯，等 . 2009. 血塞通颗粒质量标准研究 . 中成药，31(12): 1874-1877.

彭文达，李健和，黎银波，等 . 2007. 血塞通分散片的制备及质量控制 . 中药材，30(9): 1160-
　　1162.

邱海滨，周玉环，赵锦江 . 1998. HPLC 法测定血塞通注射液中人参皂苷 Rg_1 的含量 . 黑龙江
　　医药科学，21 (5): 46.

苏静，朱卫泉 . 2005，RP-HPLC 梯度洗脱法测定血塞通片中三七皂苷 R_1、人参皂苷 Rb_1 及人
　　参皂苷 Rg_1 的含量 . 药物分析杂志，25(2): 212-214.

万杏芬 . 2011. 血塞通软胶囊治疗不稳定型心绞痛的疗效观察 . 实用心脑肺血管病杂志，19 (10):
　　1768.

汪存存 . 2008. 血塞通分散片的含量测定方法分析 . 药物研究，14(6): 58-63.

王梅，范亚刚 . 2002. RP-HPLC 梯度法测定血塞通滴丸中三七皂苷 R_1、人参皂苷 Rb_1 及人参

皂苷 Rg_1 的含量 . 中成药, 24(9): 681-683.

王梅, 范亚刚, 高文分 . 2000. RP-HPLC 梯度洗脱法同时测定三七总皂苷及血塞通注射液中 3 种皂苷的含量 . 药物分析杂志, 20(6): 410-412.

王希圣, 胡建学, 顾菱香 . 2009. 拉米夫定联合血塞通软胶囊治疗慢性乙型肝炎近期疗效观察 . 实用中西医结合临床, 9 (1): 28-29.

王旭, 周富荣 . 1999. HPLC 法测定西洋参人参皂苷 Rb_1 的含量 . 中国中药杂志, 24 (4): 227

徐鹏, 冯素香, 赵迪, 等 . 2013. HPLC- ELSD 法测定血塞通注射液中三七皂苷 R_1、人参皂苷 Rg_1、Re、Rb_1、Rd. 中成药, 35(3): 521-524.

闫荟, 钟蕾, 王苏会, 等 . 2008. 血塞通滴丸的质量标准研究 . 中国实验方剂学杂志, 14(11): 1-4.

杨树伟 . 2014. 血塞通软胶囊联合甲钴胺治疗糖尿病周围神经病变的疗效观察 . 继续医学教育, 28 (9): 46-48.

杨卫平 . 2001. 临床常用中药手册 . 贵阳 : 贵州出版社 : 523.

于本固, 李桂瑛 . 1994. 血塞通静脉滴注治疗脑血栓 62 例疗效观察 . 吉林医学, 15(3): 176.

于继萍 . 2002. 新编中成药手册 . 青岛 : 青岛出版社 : 230.

张双彦, 张伟玲, 伍双凤 . 1994. 血塞通静脉滴注治疗脑血栓 62 例疗效观察 . 吉林医学, 15(3): 176.

张文斌, 陶尚贵, 曾鸿超, 等 . 2010. HPLC 法测定血塞通胶囊中人参皂苷 Rg_1、Rb_1 和三七皂苷 R_1 的含量 . 特产研究, 04: 49-51.

张晓青, 张阳根 . 2005. 血塞通分散片对心脑保护作用的实验研究 . 中国现代医学杂志, 15(10): 1503-1505.

赵宇航 . 1997. 血塞通在骨科疾病初期应用体会 . 云南中医中药杂志, 18(1): 39-50.

赵育新, 苑君, 杨延臣 . 1995. 血塞通合复方丹参针剂治疗脑梗塞 43 例疗效观察 . 实用中西医结合杂志, 8(7): 413.

中华人民共和国卫生部药典委员会 .1998. 中华人民共和国卫生部药品标准中药成方制剂 . 第十七册 : 193.

中华人民共和国卫生部药典委员会 .1998. 卫生部药品标准 : 中药成方制剂 (第十九册) : 77.

周家明, 柯金虎, 崔秀明, 等 . 2004. 高效液相色谱法测定血塞通滴丸中皂苷的含量 . 时珍国医国药, 15(3): 140.

周志华, 章观德, 王菊芬 . 1981. 三七中皂苷成分分析的研究 . 药学学报志, 16(7): 535.

邹丽, 雷灼雨 . 2009. RP -HPLC 法测定血塞通胶囊中三七皂苷 R_1、人参皂苷 Rg_1、人参皂苷 Rb_1 的含量 . 内蒙古中医药, (10): 116-117.

第7章 三七花质量研究

7.1 概　　述

　　三七花为五加科多年生草本植物生长2年以上的三七尚未开放花序的干燥品（许响等，2008），每年6~8月间采摘晒干，又称田七花、参三七花、山漆花、金不换花，是五加科多年生草本植物，主产于我国云南、广西。

　　三七花中有皂苷、多糖、黄酮、氨基酸、挥发油等多种化学成分，是三七全株中人参皂苷含量最高的部位，高达13%以上，以Rb族皂苷为主。取三七花粉碎，按照皂苷提取项操作，可测定三七花中总皂苷含量在16.96～133.30 mg/g。王淑琴（1993）报道三七花中总皂苷及皂苷元含量最高。其中（一级）总皂苷含量为28.48%，总皂苷元含量达15.36%。三七花中主要含20（S）-原人参二醇型皂苷。魏莉等（2008）发现产地和生产年限不同，三七花所含总皂苷和人参Rb_1、Rb_3的含量有显著性差异。帅绯等（1986）报道三七花挥发油经气相层析分析得到16种成分，包括萜烯类、酯类等，其中萜烯类以α-檀香烯含量最高。胥聪等（1992）首次从三七花挥发油中鉴定了单萜类化合物樟脑、龙脑、蒡，倍半萜类化合物。

　　三七花性甘凉，具清热解毒、平肝明目、生津止渴、降压、增强人体免疫力之功效，适用于头晕目眩、耳鸣、失眠、高血压、偏头痛、急性咽炎等症（张燕丽等，2011）。研究表明，三七花皂苷能明显抑制多种致炎剂所致大鼠足肿胀和小鼠耳郭炎症，对摘除肾上腺鼠仍有一定的抗炎作用，提示其有较强的抗炎活性，其抗炎效应可能不依赖肾上腺的存在（袁惠南等，1984）。利用三七花皂苷 f 配制的溶液进行抗炎实验，也发现其对急性炎症和慢性炎症均有抑制作用（张宝恒等，1985）。袁惠南等（1987）以巴豆油等致炎剂建立的动物炎症模型进行三七花总皂苷的抗炎症效果评价，发现三七花总皂苷对炎症反应有抑制作用，并能对抗由乙酸引起的小鼠腹腔毛细血管通透性亢进。广西医科大学附属肿瘤医院（江锦芳等，2006）用三七花冰块进行预防化疗性口腔炎的实验观察，观察组的口腔炎发生率为 8%，而对照组的发生率为 24%，观察组显著低于对照组，也说明三七花具有消肿抗炎的功效，三七花皂苷的抗炎作用与三七根皂苷相似，这为临床综合利用三七花治疗跌打损伤提供了部分实验依据。

此外，三七花具有镇静作用，其机制是对中枢抑制引起的。这表明，三七花用于治疗头晕目眩，耳鸣是适宜的（高崇昆，1982）。王彦斌等（2005）进行了三七花含片对酒精性肝损伤保护作用的实验研究。研究结果表明，三七花含片可显著降低酒精性肝损伤模型的大鼠肝组织中的 MDA 及 TG 含量，提高肝组织 GSH 含量，可减轻酒精性肝损伤大鼠的肝组织脂肪变性，表明三七花含片对酒精性肝损伤具有保护作用。研究中三七花含片能够通过显著降低肝内 MDA 含量，抑制过氧化反应，减轻 MDA 对肌体的损伤，同时增加 GSH 的含量，使有足够的 GSH 对抗过氧化反应，说明三七花含片具有清除自由基，抑制脂质过氧化的作用。李萍等（2003）对三七花降脂茶治疗高脂血症 50 例的观察研究表明：33 例高胆固醇血症患者，显效 26 例 (80%)，有效 7 例 (20%)，总有效率为 100%；36 例高三酰甘油血症患者，显效 27 例 (75%)，有效 9 例 (25%)，总有效率为 100%，表明三七花能有效治疗高血脂。

三七花既是名贵中药药品，又是优等食品、保健品，民间使用常以三七花为原料加工成各种食品、饮料及保健食品，长期服用对治病和养生都颇有裨益。三七花在临床和医药上的应用主要是鲜品三七花晒干后可直接入药。三七花在医药上的应用一方面用作中药材临床应用；另一方面利用三七作为原料制成的三七花颗粒、三七花冲剂、复方三七花精、三七花精等药品深受市场喜爱。此外，在食品工业中，三七花因含有皂苷特有的甘味而受到众多消费者的喜爱。常利用三七花作为原料、添加剂制成的三七花茶、三七花糕、三七花藕粉、三七花菜肴等（高明菊等，2009）。

三七花作为药品可以治病，作为食品可以养生，作为保健品可以保健，颇具市场潜力。随着对三七花研究的逐步深入，必然会为新药研发提供更坚实的理论基础，同时也为三七花的可持续产业化发展道路指明了方向。

7.2 三七花鉴别

三七花为五加科植物三七［*Panax notoginseng* (Burk.) F. H. Chen］的干燥未开放的花蕾（图7.1）。主产于云南、广西等地。其性味甘凉，具有清热解毒、平肝明目、生津止渴、降压等功效，适用于头昏、目眩、耳鸣、高血压和急性咽喉炎等症。三七花中皂苷含量高达10%以上，活性成分以Rb族皂苷为主（沈岚等，2007），可用于泡茶、炒肉、煲汤等，具有较好的养生保健作用，因而日益受到有保健意识的人群青睐。

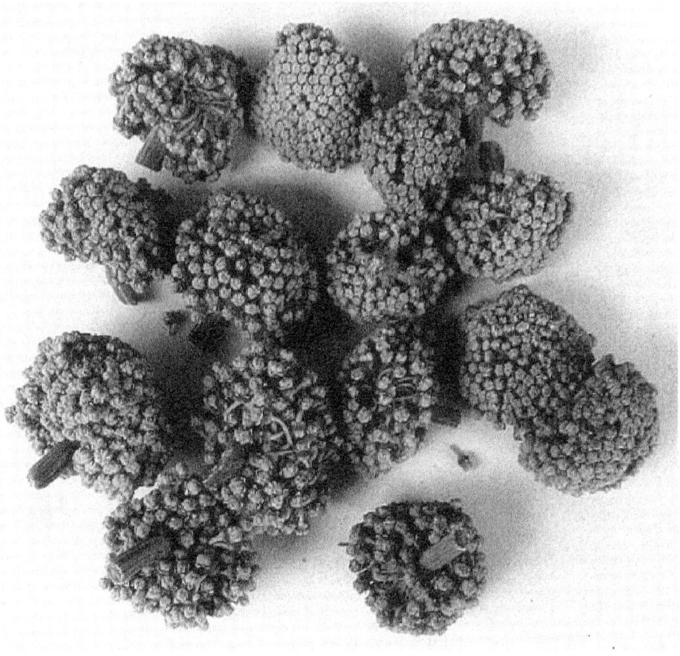

图 7.1 三七花

7.2.1 植物形态

三七为多年生草本，高达60 cm，根茎短，茎直立，光滑无毛，掌状复叶，具长柄，3～4片轮生于茎顶；小叶5～7，椭圆形或长圆状倒卵形，边缘有细锯齿，上面沿脉疏生刚毛。伞形花序单个顶生；花序梗从茎顶中央抽出，长20～30 cm；花小，130～240个，淡黄绿色；花萼5裂；花瓣、雄蕊皆为5。核果浆果状，近肾形，熟时红色。种子1～3，扁球形。花期6～8月，果期8～10月。

7.2.2 鉴别方法

1. 性状鉴别

本品伞形花序，呈不规则球形或半球形，直径 1～2 cm，外表灰绿色或墨绿色。一端具总花梗，另一端密集众多花蕾，小花 130～240 个；小花梗细短，为 3～10 mm；每个小花梗下具一披针形包片，长 2～3 mm；花盘环状，稍扁，高 0.5～1.1 mm，深绿色，皱缩；花萼 5 裂呈 5 枚三角状小齿；花冠 5 片，卵状三角形，淡黄绿色，长 0.8～1.2 mm，具纵棱线；雄蕊 5，花丝短，花药长圆形，黄色；子房下位，花柱分离为 2，不易碎，气清香，味甘，微苦。

2. 显微鉴别

三七花粉末为黄绿色，花冠表皮细胞壁及花柱表皮细胞壁呈乳头状突起；花粉粒内面的细胞壁呈不均匀刺状突起；花粉粒呈圆形或类圆形，外壁平滑，可见 2~3 个稍凸起的萌发孔，直径 25~40 μm，可见黄棕色块状物，树脂道碎片含黄色分泌物。

3. 理化鉴别

（1）薄层色谱

供试品溶液制备：取三七花干燥品粉末 0.5 g，加 20 mL 甲醇浸泡，静置过夜。水浴加热保持微沸 2 h，冷却，离心，取上清液，蒸干。残渣加甲醇 1 mL 使溶解，作为供试品溶液。

对照品溶液的制备：分别取人参皂苷 Rb_1、Rb_3 对照品，加甲醇分别制成每 1 mL 各含 0.5 mg 的溶液，作为对照品溶液。

薄层板：硅胶 G 薄层板。

点样：供试品溶液和对照品溶液分别点样 2~5 μL。

展开剂：以三氯甲烷 - 甲醇 - 水 (65：35：10)10 ℃以下放置后的下层溶液为展开剂。

显色：喷以硫酸乙醇溶液 (10%～20%)，105 ℃加热至斑点显色清晰，在日光下检视斑点。

结果：如图 7.2 所示。

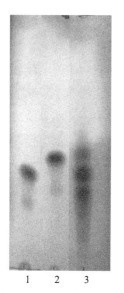

图 7.2　三七花薄层色谱图

1. 人参皂苷 Rb$_1$；2. 人参皂苷 Rb$_3$；3. 三七花样品

（2）检查甾醇类

取三七花粉末 2 g，加甲醇 15 mL，温浸 30 min，过滤，取滤液 1 mL，加乙酸 1 mL 与硫酸 1～2 滴，显黄色，渐变为红色、紫色、青色、污绿色。

（3）检查黄酮类

另取滤液数滴，点于滤纸上，干后置紫外光灯（365 nm）下观察，显淡蓝色荧光，滴加硼酸饱和的丙酮溶液与 10% 柠檬酸溶液各一滴，干后置紫外光灯下观察，有强烈黄绿色荧光。

7.3　三七花皂苷含量分析

三七花中含有大量皂苷类成分，也是其主要活性成分。刘杰等（1985）报道三七花皂苷 50~100 mg/kg 均能明显抵制多种致炎剂所致大鼠足肿胀和小鼠耳郭炎症，提示其具有较强的抗炎活性。并能对抗缓激肽、组胺、5-HT 等所致的毛细管通透性增强及炎症组织 PG 释放，说明三七花皂苷对这些炎症介质有一定的对抗作用。袁惠南等（1984）报道三七花总皂苷能明显抑制小鼠的外观行为活动和自发活动；与阈下剂量的巴比妥类催眠药戊巴比妥钠及非巴比妥类的水合氯醛合并呈协同作用；三七花总皂苷对中枢神经系统具有抑制效能。王佑华等

（2007）报道三七花总皂苷对 SHR 收缩压、舒张压有一定降低作用，以降低收缩压为主，且作用温和而持久，对心率影响小，各剂量组作用差异明显，具有一定剂量依赖关系。前期研究还发现三七花总皂苷对去甲肾上腺素诱导的人主动脉血管平滑肌细胞增殖有抑制作用，能降低增殖细胞内钙离子浓度，故三七花总皂苷的降压机制可能与钙拮抗作用有关。金楠等（2007）报道三七花总皂苷能明显降低血瘀大鼠的全血比黏度，降低其血细胞比容，延长凝血酶原时间，降低纤维蛋白的数量，可以有效预防血小板聚集，防止血液黏度增加，从而起到预防血栓的作用。因此，本节对三七花皂苷含量分析方法进行了归纳与介绍。

7.3.1　总皂苷含量分析

1. 样品采集

三七花均于 2012 年 8 月采自云南境内文山州与红河州各地，晾干，粉碎，过 40 目筛，备用。

2. 含量分析

（1）供试品溶液的制备

称取三七茎叶/花粉末 1.5 g，加 20 mL 70% 乙醇溶液浸泡过夜，加热回流提取 3 次，时间分别为 2 h、1 h、2 h。收集提取液，于 3500 r/min 离心 15 min，旋干上清液，加 20 mL 水溶解，加 30 mL 石油醚萃取 2 次，收集水层。待水层旋干至 6 mL，过 D_{101} 型大孔吸附树脂柱 (内径 2 cm, 长 30 cm)，以水 120 mL 洗脱，弃去水液，再用 20% 乙醇、50% 乙醇、70% 乙醇各 40 mL、40 mL、320 mL 先后洗脱，合并洗脱液，旋干，残渣加甲醇溶解并定容至 25 mL 容量瓶中，混合均匀，即得供试品溶液。

（2）吸收波长的确定

精密吸取三七总皂苷对照品溶液及供试品溶液适量至具塞磨口试管中，待甲醇挥干后，加入 0.2 mL 新鲜配制的 5% 香兰素 - 冰醋酸试剂，0.8 mL 高氯酸，于 60 ℃水浴加热 15 min，冰水浴冷却后，加 5 mL 冰醋酸摇匀。经紫外分光光度计扫描，三七总皂苷对照品溶液、供试品溶液于 545 nm 处有一明显吸收峰。因此，确定 545 nm 为三七花总皂苷的吸收波长。

（3）三七花的总皂苷含量分析

结果参见表 7.1 和图 7.3。红河州建水县三七花（8 号）总皂苷含量最高，为 17.58%；红河州泸西县三七花（7 号）总皂苷含量最低，为 13.73%。二年生三七花（1~4 号）总皂苷含量范围为 11.83%~16.89%，三年生三七花（5~9 号）总皂苷含量范围为 15.40%~17.58%，平均值相比较，二年生总皂苷含量略低于三年生，分别为 15.26% 和 15.93%。

表 7.1 不同产地不同年限三七花总皂苷含量测定

产地	生长年限	总皂苷含量（%）	RSD（%）
文山州文山市1	二年生	16.89	0.35
文山州文山市2	二年生	14.66	0.89
文山州丘北县1	二年生	17.65	1.73
文山州丘北县2	二年生	11.83	0.61
文山州砚山县	三年生	15.40	1.11
文山州马关县	三年生	17.53	2.01
红河州泸西县	三年生	13.73	0.35
红河州建水县	三年生	17.58	1.23
红河州个旧市	三年生	15.43	2.15
平均值		15.63	

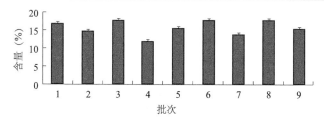

图 7.3 不同产地三七花总皂苷含量分析

此外，沈岚等（2007）采用比色法对三七花中总皂苷的含量进行了测定。供试品溶液的制备方法为：取三七花药材粉末（过 3 号筛）约 0.2 g，精密称定，置索氏提取器中，加氯仿 60 mL，加热回流 1 h。弃去氯仿液，药粉挥去氯仿，加甲醇 60 mL，加热回流 3 h。提取液挥干，加水 10 mL 溶解，加石油醚(30～60 ℃)提取 2 次，每次 10 mL。弃去醚液，水液通过 D_{101} 型大孔吸附树脂柱（内径 1.5 cm，长 15 cm)，以水 50 mL 洗脱，弃去水液，再用 20% 乙醇 50 mL 洗脱，弃去 20% 乙醇洗脱液，继用 80% 乙醇 80 mL 洗脱，收集洗脱液 70 mL，蒸干，残渣加甲醇溶解并定量转移至 10 mL 容量瓶中，加甲醇至刻度，摇匀，即得。吸收波长的确定方法为：精密吸取人参皂苷 Rg_1 对照品溶液、槲皮素对照品溶液、葡萄糖对照品溶液及供试品溶液适量，置具塞磨口试管中，挥干甲醇后，加入新鲜配制的 5% 香兰素 - 冰醋酸试剂 0.2 mL，高氯酸 0.8 mL，于 60 ℃水浴加热 15 min，冰水浴冷却后，加冰醋酸 5 mL 摇匀，于紫外分光光度计上扫描。人参皂苷 Rg_1 对照品溶液、供试品溶液于 560 nm 处有一明显吸收峰，且槲皮素对照品溶液、葡萄糖对照品溶液在此波长下无干扰。因此，选择 560 nm 为三七花总皂苷的吸收波长。标准曲线的制备方法为：精密称取人参皂苷 Rg_1 对照品一定量，用甲醇配制成浓度为 0.994 mg/mL 的对照品溶液。精密吸取 20 μL、40 μL、60 μL、80 μL、100 μL 于具塞磨口试管中，挥干甲醇后，加入新鲜配制的 5% 香兰素 - 冰醋酸试剂 0.2 mL，高氯酸 0.8 mL，于 60 ℃水浴加热 15 min，冰水浴冷却后，加冰醋酸 5 mL 摇匀，于 560 nm 处测定吸收值。以吸光度 A 为横坐标，浓度 C 为纵坐标，进行线性回归，得标准曲线回归方程 $C=29.444A-2.4268$，$r=0.9999$，线性范围为 3.3133~16.5667μg/mL。精密吸取供试品溶液适量，置具塞试管中，按照标准曲线制备项下操作，测定不同产地三七花总皂苷含量，结果见表 7.2。

表 7.2　三七花药材含量测定结果

样品号	总皂苷含量(mg/g生药)	$\overline{\chi} \pm s$
云南文山1	131.5642	
云南文山2	133.2995	132.3347 ± 0.8838
云南文山3	132.1403	
广西靖西1	115.1214	
广西靖西2	110.8659	110.9837 ± 4.0801
广西靖西3	106.9637	

崔翰明等（2011）采用 RP-HPLC/UV 法建立三七及其总皂苷提取物的 HPLC 指纹图谱分析方法，并对不同药用部位和不同规格三七及其总皂苷提取物进行指纹图谱分析，比较其差异。色谱条件为：Kromasil C_{18} 色谱柱 (250 mm × 4.6 mm，5 μm)；流动相：乙腈 (A)：水 (B)，线性梯度洗脱 (V/V)，洗脱程序见表 7.3；流速：1.0 mL/min；柱温：30 ℃；检测波长：203 nm；进样量：20 μL。

表 7.3　乙腈 (A)：水 (B) 流动相梯度表 (V/V)

时间(min)	乙腈（%）	水（%）
0~5	5→20	95→80
5~20	20→36	80→64
20~45	36→80	64→20
45~50	80→100	20→0
50~60	100	0
60~70	100→5	0→95

对照品和供试品溶液的制备方法为：分别精密称取适量三七皂苷 R$_1$，人参皂苷 Rg$_1$、Re、Rb$_1$、Rb$_2$、Rb$_3$ 和 Rf 对照品，加甲醇溶解，制成浓度约为 50 μg/mL 的混合对照品溶液。精密称取药材粗粉 2 g，置于 250 mL 锥形瓶中，精密加入甲醇 50 mL，称量，超声提取 45 min，冷却至室温，用甲醇补充损失的溶剂，提取液用微孔滤膜 (0.45 μm) 过滤，即得供试品溶液 (生药浓度 40 mg/mL)。分别取上述对照品和供试品溶液，按上述色谱条件测定。结果表明，在三七的色谱图中共确定了 17 个特征峰，主要峰分离良好，经对照品和 HPLC/MS 判定峰 4～11 的归属。以峰 4 三七皂苷 R$_1$ 为参照峰 (S)，计算 17 个特征峰的相对保留时间和相对峰面积，各峰精密度、稳定性和测定重现性 RSD 均小于 6.47%。通过相似度软件评价，不同规格三七根 (20～100 头) 和剪口、筋条的指纹图谱近似，相似度大于 0.971，但三七根和根茎与花和叶差异很大，相似度分别为 0.596 和 0.564。三七总皂苷提取物因药用部位及生产工艺不同，其主要特征峰的峰面积及比例存在较大差异。

魏莉等（2008）对三七主产区云南文山不同产地、生长年限三七花蕾中总皂苷和单体皂苷 Rb$_1$、Rb$_3$ 的含量进行了测定，总皂苷的含量测定方法为香草醛 - 冰醋酸显色法。取三七花蕾粉碎成粗粉，取 0.1 g，精密称定，置于索氏提取器中，加 60 mL 甲醇，提取 6 h，提取液水浴浓缩，甲醇定容至 10 mL，作为供试品溶液。取人参二醇对照品适量，精密称定，置 5 mL 容量瓶中，加甲醇溶解并稀释至刻度，摇匀，精密量取 25 μL、50 μL、75 μL、100 μL、125 μL，分别置 20 mL 磨口具塞试管中，热水浴挥干溶剂，加 5% 香草醛 - 冰醋酸溶液（新配置）0.2 mL，高氯酸 0.8 mL，于 60 ℃恒温水浴 15 min，立即取出置冰水浴内冷却，加冰醋酸 5.0 mL 摇匀，以相应试剂为空白，在 548 nm 波长处测定吸光度，以总皂苷含量为横坐标，吸光度（ABS）为纵坐标作图，得标准曲线：$Y=0.0092X/2.0+0.0329$［其中 2.0 为 Rb 族 20(S) - 原人参二醇型皂苷与 20(S)- 原人参二醇的转换系数］，r =0.998，结果表明人参二醇在 26.5～132.5 μg 内线性关系良好。精密吸取样品液至磨口具塞试管中，热水浴挥干溶剂，加 5% 香草醛 - 冰醋酸溶液（新配置）0.2 mL，高氯酸 0.8 mL，于 60 ℃恒温水浴 15 min，立即取出置冰水浴内冷却，加冰醋酸 5.0 mL 摇匀，以相应试剂为空白，紫外分光光度仪 548 nm 处测定吸光度，计算总皂苷含量。

7.3.2 单体皂苷含量分析

刘英等（2014）对三七道地产区文山州与新产区红河州三七花皂苷含量进行比较。采用 HPLC 同时测定三七花中单体人参皂苷 Rb_1、Rb_2 和 Rb_3 的含量，采用紫外分光光度法测定其总皂苷含量。具体操作方法如下。

1. 样品采集

三七花均于 2012 年 8 月采自云南境内文山州与红河州各地，晾干，粉碎，过 40 目筛，备用。

2. 含量分析

（1）色谱条件

色谱柱：Thermo Scientific Hypersil GOLD C_{18} 色谱柱（美国 Thermo Scientific 公司，250 mm×4.6 mm，5 μm）；流动相为水 (A)- 乙腈 (B) 进行线性洗脱（V/V）：0 min 19% B，20 min 40% B，40 min 50% B，50 min 100% B；流速：1 mL/ min；柱温：30 ℃；检测波长：203 nm。按照上述色谱条件进行测定，各成分分离度较好，对照品及样品的色谱图见图 7.4，色谱图基线平稳，人参皂苷 Rb_1、Rc、Rb_2、Rb_3 的分离程度较好。

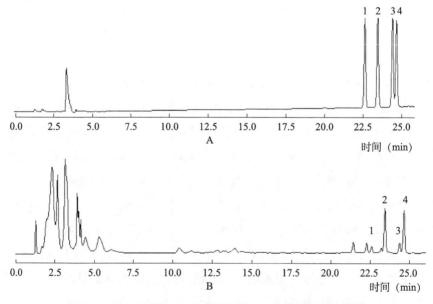

图 7.4　混合对照品 (A) 和茎叶样品 (B) 的高效液相色谱图

1. 人参皂苷 Rb_1；2. 人参皂苷 Rc；3. 人参皂苷 Rb_2；4. 人参皂苷 Rb_3

（2）对照品溶液的制备

精密称取人参皂苷 Rb_1、Rb_2、Rb_3 对照品，加甲醇溶液配置成每毫升各含人参皂苷 Rb_1、Rb_2、Rb_3 分别为 1.12 mg、1.10 mg、0.96 mg 的混合液，浓度均为 1 mmol/L，作为对照品溶液。

（3）供试品溶液制备

粉碎采集于不同产地的干燥三七茎叶，精密称取 0.6 g 粉末，加 50 mL 甲醇浸泡，静置过夜，75 ℃水浴 2 h，保持微沸，冷却，混匀，离心，经 0.45 μm 滤芯过滤，加甲醇定容至 50 mL，作为供试品溶液。

（4）线性关系考察

分别精密吸取三七花对照品人参皂苷 Rb_1、Rb_2、Rb_3 溶液各 1 μL、5 μL、50 μL、100 μL、250 μL、500 μL，加甲醇配置成浓度分别为 0.002 mmol/L、0.01 mmol/L、0.1 mmol/L、0.2 mmol/L、0.5 mmol/L、1.0 mmol/L 的对照品溶液，测定峰面积，以峰面积积分值为纵坐标，样品量为横坐标，作线性回归，得回归方程，结果见表 7.4。分析人参皂苷 Rb_1、Rb_2、Rb_3 的 r^2 值均大于 0.999，且在 0.002~1.0 mmol/L 内呈良好的线性关系，检出限均大于最小浓度。

表 7.4　标准曲线的回归方程

名称	线性范围(mmol/L)	回归方程	r^2	检出限（mmol/L）
Rb_1	0.002~1	$Y=3 \times 10^6 X+2027.5$	0.9997	0.0007
Rb_2	0.002~1	$Y=3 \times 10^6 X+21203$	0.9996	0.0004
Rb_3	0.002~1	$Y=2 \times 10^6 X+24077$	0.9992	0.0008

（5）精密度、重现性、稳定性考察

取对照品溶液各 100 μL，混合，连续进样 5 次，测得人参皂苷 Rb_1、人参皂苷 Rb_2、人参皂苷 Rb_3 百分含量的 RSD 分别为 0.70%、0.08%、0.19%，表明仪器精密度良好；按"（3）供试品溶液制备"方法平行制备 5 份供试品测定含量，测得人参皂苷 Rb_1、人参皂苷 Rb_2、人参皂苷 Rb_3 百分含量的 RSD 分别为 2.64%、3.27%、2.24%，均小于 4%，表明该试验方法重现性良好；取"（3）供试品溶液制备"方法下制备的供试品溶液，分别在 0 h、2 h、4 h、6 h、8 h、12 h、24 h 进样，计算 3 种所测皂苷成分的百分含量及 RSD 值，结果得人参皂苷 Rb_1、人参皂苷 Rb_2、人参皂苷 Rb_3 百分含量的 RSD 分别为 2.03%、3.09%、2.76%，说明供试品溶液在 24 h 内稳定。

（6）加样回收率试验

精密量取已知含量的样品 1 mL，分别精密加入人参皂苷 Rb_1、人参皂苷 Rb_2、人参皂苷 Rb_3 对照品适量，用甲醇定容至 2 mL，混匀，取 15 μL 连续进样

3 次，记录色谱图。根据所测峰面积，按照各自的线性方程计算含量，以检出量、初始量之差与加入量的比值作为加样回收率，并求 RSD 值，结果见表 7.5。

表 7.5 回收率试验（*n*=3）

名称	初始量(mg)	加入量(mg)	检出量(mg)	平均回收率(%)	RSD(%)
Rb₁	6.26	5.97	12.73	108.38	0.82
Rb₂	4.26	4.84	9.36	105.41	5.43
Rb₃	14.63	11.66	26.14	98.72	4.53

3. 含量测定结果与分析

分别取采集于云南省不同产地和不同年限三七花供试品溶液，按照"（1）色谱条件"进行测定，将测得的峰面积积分值代入各自的线性方程，计算人参皂苷 Rb₁、人参皂苷 Rb₂、人参皂苷 Rb₃ 的百分含量，结果见表 7.6。不同产地不同生长年限三七花中单体皂苷含量参见表 7.6 和图 7.5。文山州二年生与三年生三七花中人参皂苷 Rb₁、Rb₂、Rb₃ 的平均百分含量比较见图 7.5(A)，三年生不同产地三七花中 Rb₁、Rb₂ 和 Rb₃ 单体皂苷之和参见图 7.5 (B)。

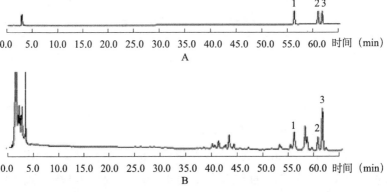

图 7.5 混合对照品 (A) 和三年生三七花样品 (B) 高效液相色谱图

1. 人参皂苷 Rb₁；2. 人参皂苷 Rb₂；3. 人参皂苷 Rb₃

表 7.6 不同产地不同年限三七花皂苷含量测定

编号	产地	生长年限	Rb₁(%)	RSD(%)	Rb₂(%)	RSD(%)	Rb₃(%)	RSD(%)
1	文山州文山市1	二年生	2.05	0.21	1.14	0.16	4.12	0.06
2	文山州文山市2	二年生	1.46	0.17	0.91	0.22	4.85	0.10
3	文山州丘北县1	二年生	1.67	0.20	1.00	0.15	5.39	0.07
4	文山州丘北县2	二年生	1.51	0.09	1.03	0.09	5.56	0.09
5	文山州砚山县	三年生	1.35	0.13	0.90	0.10	3.96	0.05

续表

编号	产地	生长年限	Rb_1(%)	RSD(%)	Rb_2(%)	RSD(%)	Rb_3(%)	RSD(%)
6	文山州马关县	三年生	1.54	0.12	0.91	0.21	4.51	0.13
7	红河州泸西县	三年生	2.19	0.22	1.23	0.07	5.66	0.06
8	红河州建水县	三年生	1.49	0.18	0.93	0.13	4.49	0.15
9	红河州个旧市	三年生	1.30	0.19	0.95	0.11	4.46	0.11

含量测定结果表明，不同产地不同生长年限三七花中单体皂苷 Rb_1 的含量为 1.30%~2.19%，单体皂苷 Rb_2 的含量为 0.90%~1.23%，单体皂苷 Rb_3 的含量为 3.96%~5.66%，在所测定三七花样品中的单体人参皂苷 Rb_1、Rb_2、Rb_3 中，以人参皂苷 Rb_3 的含量最高 [表 7.6 和图 7.5(A)]。所测三种单体皂苷成分的含量均有差别，差异性主要体现在人参皂苷 Rb_1、Rb_3 的含量上，而人参皂苷 Rb_2 的含量差异性不大。其中红河州泸西县三七花中的单体皂苷 Rb_1、Rb_2、Rb_3 含量均高于其他产地，分别为 2.19%、1.23%、5.66%，而其他三个产地的含量均相差不大。

对相同产地不同生长年限的三七花单体皂苷 Rb_1、Rb_2 和 Rb_3 的含量测定表明，文山州二年生三七花（1~4 号）中单体皂苷 Rb_1、Rb_2、Rb_3 的平均值分别为 1.67%、1.02%、4.98%，三年生三七花（5~6 号）中三者含量平均值为 1.44%、0.91%、4.24% [图 7.5(A)]。两者相比较可得，相同产地二年生三七花中单体皂苷 Rb_1、Rb_2、Rb_3 的含量略高于三年生，且含量差异性主要体现在 Rb_3 的含量上。对同一生长年限不同产地的三七花皂苷含量比较得知 [图 7.5(B)]，5~9 号样品均为三年生三七花，产地不同，Rb_1、Rb_2 和 Rb_3 单体皂苷之和分别为 6.21%、6.96%、9.08%、6.91%、6.71%，其中红河州泸西县三年生三七花单体皂苷之和最高，但与其他三个产地的差异不显著。

此外，魏莉等（2008）对三七花蕾中单体皂苷含量进行了测定，方法为：以乙腈、水为流动相进行梯度洗脱，检测波长为 203 nm，柱温：25℃，进样量为 10 μL。取药材粗粉 0.1 g，精密称定，置于索氏提取器中，加 60 mL 甲醇，提取 6 h，提取液浓缩至 10 mL。加甲醇适量使溶解并稀释至刻度，摇匀，用微孔滤膜（0.45 μm）过滤，取续滤液，备用，作为供试品溶液。取人参皂苷 Rb_1 和人参皂苷 Rb_3 对照品适量，精密称定，加甲醇制成每 1 mL 含人参皂苷 Rb_1 0.6 mg 和人参皂苷 Rb_3 2.0 mg 的对照品溶液。分别精密量取对照品溶液 0.5 mL、1.0 mL、2.0 mL、3.0 mL、4.0 mL、5.0 mL，置 10 mL 容量瓶中，甲醇稀释至刻度，取 10 μL 进样，测定峰面积。以峰面积积分值为纵坐标，样品量为横坐标，作线性回归，得回归方程人参皂苷 Rb_1：$Y = 461.95X - 14.846$，$r = 0.9999$，线性范围

0.348～4.35 μg；人参皂苷 Rb$_3$：$Y=562.4X +8.5654$，$r=0.9999$，线性范围为 1.26～15.75 μg。

沈岚等（2009）采用反相高效液相色谱 (RP-HPLC) 法对三七花中人参皂苷 Rb$_1$ 的含量进行了测定。色谱条件为：色谱柱 Alltech Platinum C$_{18}$100A 5μm 250 mm × 4.6 mm；流动相为乙腈-水(30：70)；检测波长为203 nm。色谱图见图7.6。

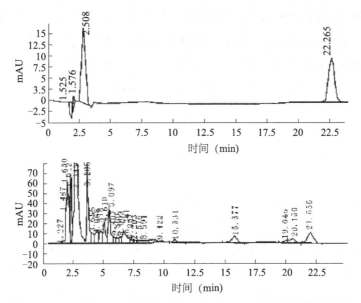

图 7.6 人参皂苷 Rb$_1$ 对照品色谱图 (上) 与三七花药材色谱图（下）

取三七花药材粉末 (过 3 号筛)10 g，精密称定 0.2 g，置索氏提取器中，加氯仿 60 mL，加热回流 1 h，弃去氯仿液，药渣挥去氯仿，加甲醇 55 mL，加热回流 4 h，提取液挥干，加水 10 mL 溶解，加石油醚 (30~60 ℃) 提取 2 次，10 mL/ 次，弃取醚液，水液通过 D$_{101}$ 型大孔吸附树脂柱 (内径 1.5 cm，长 15 cm)，以水 70 mL 洗脱，弃去水液，再用 20% 乙醇 50 mL 洗脱，弃去 20% 乙醇洗脱液，继用 80% 乙醇 80 mL 洗脱，收集洗脱液 70 mL，蒸干，残渣加甲醇溶解并定量转移至 10 mL 容量瓶中，加甲醇至刻度，摇匀，即得供试品溶液。取人参皂苷 Rb$_1$ 对照约 11 mg，精密称定，用甲醇定容至 10 mL 容量瓶中，配制成浓度为 1.16 mg/mL 的对照品溶液。用甲醇逐级稀释成一系列浓度的标准液。按上述色谱条件进样 HPLC 分析，以峰面积 (A) 对含量 (Y) 进行线性回归，得标准曲线回归方程为 $Y=0.0046A+0.1129$，$r=0.9999$，线性范围为 0.58～11.6 μg。取三七花药材粉末 10 g，精密称定 0.2 g，按上述测定方法进行 HPLC 测定，结果见表 7.7。

表 7.7　三七花药材含量测定结果 ($\bar{\chi} \pm s$)

样品号	Rb₁含量（mg/g生药）			平均含量（mg/g生药）
	1	2	3	
云南文山	25.22	26.41	24.91	25.51 ± 0.79
广西靖西	20.01	21.58	21.39	20.99 ± 0.86

张冰等（2010）根据文献报道的相关皂苷类化合物 HPLC 含量测定方法，最终确立了三七花中人参皂苷 Rb₁ 和三七皂苷 Fe 的 HPLC 含量测定方法，具体方法如下：精密称取对照品人参皂苷 Rb₁11.38 mg 和三七皂苷 Fe11.32 mg，置于 10 mL 容量瓶中，用甲醇溶解并定容至刻度，摇匀，即得对照品溶液。取三七花药材粉末(过40目筛)约0.2 g，精密称定，精密加入50%甲醇20 mL，称定质量，80℃水浴加热回流 0.5 h，放冷，再称定质量，用 50% 甲醇补足减失的质量，摇匀，过滤，取续滤液即得供试品溶液。色谱条件为流动相：乙腈 -0.05% 磷酸水溶液，梯度洗脱 (0～3 min，32 ：68；3～8 min，32 ：68→33 ：67；8～20 min，33 ：67→40 ：60)；流速：1.0 mL/min；检测波长：203 nm；柱温：30 ℃；进样量：20 μL。在选定的色谱条件下，理论塔板数按人参皂苷 Rb₁ 和三七皂苷 Fe 计算均不低于 10 000。人参皂苷 Rb₁ 和三七皂苷 Fe 与其相邻峰之间分离度均大于 1.5。人参皂苷 Rb₁ 和三七皂苷 Fe 的拖尾因子在 0.95～1.05。分别精密量取混合对照品储备液适量，用甲醇将人参皂苷 Rb₁ 配制成浓度分别为 51.21 μg/mL、102.4 μg/mL、153.6 μg/mL、204.8 μg/mL、256.1 μg/mL、307.3 μg/mL，将三七皂苷 Fe 配制成浓度分别为 50.94 μg/mL、101.9 μg/mL、152.8 μg/mL、203.8 μg/mL、254.7 μg/mL、305.6 μg/mL 的系列对照品混合溶液。在上述色谱条件下分别进样分析，记录各色谱图。以色谱峰面积 Y 为纵坐标，对照品浓度 X(μg/mL) 为横坐标绘制标准曲线。人参皂苷Rb₁和三七皂苷Fe的回归方程分别为：$Y=4.906 \times 10^3 X-3.993 \times 10^4$，$r=0.9995$；$Y=2.690 \times 10^3 X-3.427 \times 10^3$，$r=0.9998$；线性范围分别为51.21~307.3 μg/mL和50.94~305.6 μg/mL。取购于各地的三七花干燥药材粉末，制备供试品溶液，在上述色谱条件下进行分析，按外标法分别计算人参皂苷Rb₁和三七皂苷Fe的含量，结果见表7.8。

表 7.8　样品的测定结果 (%，$n=3$)

编号	购买地	人参皂苷Rb₁	三七皂苷Fe
1	云南文山1	1.54	1.00
2	云南文山2	1.66	0.67
3	河北石家庄	1.75	1.01

编号	购买地	人参皂苷Rb$_1$	三七皂苷Fe
4	山东烟台	1.67	1.31
5	江苏南京	1.38	0.83
6	陕西西安	1.39	2.61
7	贵州贵阳	1.69	1.10
8	江西南昌	1.69	0.70

7.4 三七花黄酮含量分析

药理研究表明，三七黄酮类成分具有抗病毒、抗癌的作用（Vasilis et al.，2010；Diane et al.，2001）。随着近几年三七产业的快速发展，对三七开发研究的不断深入，对三七各部位的开发利用逐步得到关注。前人的研究表明，三七的地上部分及地下部分均分离得到了黄酮类成分（郑莹等，2006；崔秀明等，2002）。三七花中黄酮类成分能显著增加心肌冠脉流量。全面分析三七总黄酮含量，可为三七的综合开发及质量控制提供依据。因此，本节对三七花黄酮含量分析方法进行了介绍。

刘英等（2015a）采用紫外分光光度法，对不同产地不同部位的三七总黄酮含量进行了测定，含量分析方法如下。

7.4.1 样品采集

三七花均于2012年8月采自云南境内文山州与红河州各地，晾干，粉碎，过40目筛，备用。

7.4.2 含量分析

1. 对照品溶液的制备

精密称取适量的槲皮素对照品，加甲醇配制成浓度为20 μg/mL的对照品溶液。

2. 供试品溶液的制备

精密称定0.1 g三七花、茎叶样品粉末，加10 mL 70%乙醇，沸水提取两次，每次 30 min，3500 r/min 离心 15 min，收集两次离心所得上清液，定容至 25 mL 容量瓶中，即得。

3. 吸收波长的确定

精密量取已配置好的槲皮素对照品溶液适量，以相应试剂甲醇作为空白对照，经紫外 - 分光光度计扫描，槲皮素对照品溶液于 256 nm 处有一明显吸收峰。因此，确定 256 nm 为三七总黄酮的吸收波长。

4. 标准曲线的制备

精密量取 20 μg/mL 槲皮素对照品溶液适量，加甲醇稀释为原浓度的 1/15 倍、1/10 倍、1/5 倍、1/2.5 倍、1/1.5 倍、1 倍，以相应试剂作为空白对照，在 256 nm 波长下测定其吸光度，绘制标准曲线，以吸光度（A）为横坐标，检测浓度（C）为纵坐标，制备标准曲线，得回归方程为 $C = 0.0433 A - 0.0114$（$r^2 = 0.9986$），线性范围为 $1.33 \sim 20$ μg/mL。

5. 精密度、重现性、稳定性考察

精密吸取不同浓度的对照品溶液，连续进样 5 次，计算得精密度的 RSD 值为 2.38%，表明仪器精密度良好；平行制备 5 份供试品测定含量，测得百分含量的 RSD 值为 2.97%，表明该试验方法重现性良好；取供试品溶液，分别在 0 h、2 h、4 h、6 h、8 h、12 h、24 h 进行紫外测定，计算所测总黄酮成分的百分含量及 RSD 值，结果 RSD 值为 1.96%，说明供试品溶液在 24 h 内稳定。

6. 加样回收率试验

取已知含量的样品 15 mL，分别精密加入三七总皂苷适量，按照 "2. 供试品溶液的制备" 进行制备与测定。所测结果，代入线性方程进行计算，得到平均加样回收率为 98.52%，RSD 值为 3.1%。

7.4.3 三七花总黄酮含量测定结果与分析

不同产地不同生长年限的三七花中总黄酮含量分析参见表 7.9。结果显示，三七花中黄酮含量高于三七地下部分。不同生长年限的三七花总黄酮平均含量，

三年生（1.58%）高于二年生（1.28%）。从产地来看，两大产区文山州和红河州的三年生三七花总黄酮含量差异不显著。

表 7.9 不同产地不同年限三七花总黄酮含量测定 (*n*=3)

产地	生长年限	总黄酮含量(%)	RSD(%)
文山州文山市东山乡	二年生	1.11	0.77
文山州文山市平坝乡	二年生	1.25	1.23
文山州丘北县八大哨乡	二年生	1.39	2.32
文山州西畴县西洒镇	二年生	1.35	0.49
文山州马关县马白镇马安山	二年生	1.29	1.58
平均值		1.28	
文山州马关县马白镇马安山	三年生	1.78	0.59
文山州文山市东山乡	三年生	1.48	2.07
红河州泸西县永宁乡	三年生	1.67	2.38
红河州建水县磨玉村	三年生	1.48	1.66
红河州个旧市老厂镇	三年生	1.51	0.79
平均值		1.58	

此外，朱艳琴等（2013）也对不同产地三七花中总黄酮的含量进行了分析，方法如下。

1. 芦丁标准溶液配制

精确称取经 60℃减压干燥至恒重的芦丁标准对照品 30.7 mg，加 60% 乙醇溶解并定容至 50 mL，制成浓度为 0.614 mg/mL 的对照品溶液。

2. 待测样品的提取

取本品粉末 0.2 g，加 60% 乙醇溶液 5 mL，超声 1 h，混匀，5000 r/min 离心 5 min，重复 3 次。吸取上清液 2 mL，置 25 mL 容量瓶中，用 60% 乙醇溶液定容。用分光光度计在 508 nm 波长处测定吸光度，以 60% 乙醇代替样品溶液，作为空白溶液。

3. 标准曲线的绘制

取上述芦丁对照品溶液各 0.2 mL、0.4 mL、0.6 mL、0.8 mL、1.0 mL、1.2 mL，分别置于 20 mL 试管中，加甲醇至 2 mL，再加 50 g/L 亚硝酸钠溶液 1 mL，摇匀，放置 6 min；再加入 100 g/L 硝酸铝溶液 1 mL，摇匀，放置 6 min；再

加入 40 g/L 氢氧化钠溶液 10 mL，60% 乙醇稀释至刻度，摇匀，放置 15 min 后，以蒸馏水为空白溶液，在 508 nm 波长处测定各标准品溶液的吸光度。以吸光度 A 为纵坐标，浓度 (mg/mL) 为横坐标绘制标准曲线，并求出回归方程为：$Y=13.825X-0.0074$，$r^2=0.9994$。

4. 方法学考察

精密度试验：取编号为 S12 的样品溶液，分别在 508 nm 波长处测定吸光度，分别为 0.255、0.256、0.257、0.255、0.258、0.257，平均值为 0.256，RSD 为 0.47%（$n=6$），表明试验的精密度良好。

稳定性试验：取编号为 S12 的待测样品，分别放置于室温，于 0 min、10 min、20 min、30 min、40 min、50 min、60 min 时测定吸光度，分别为 0.257、0.254、0.251、0.246、0.245、0.242、0.241，平均值为 0.248，RSD 为 2.46%（$n=7$），表明待测样品在 1 h 内较稳定。

重复性试验：取编号为 S12 的待测样品，按照"2. 待测样品的提取"项下的方法操作，平行制备 6 份样品，分别在 508 nm 波长处测定吸光度，含量分别为 0.472%、0.476%、0.482%、0.485%、0.476%、0.478%，平均值为 0.478%，RSD 为 0.98%（$n=6$），表明试验的重复性良好。

5. 三七花总黄酮含量的测定

取下表中 12 个不同产地的三七花样品，按"2. 待测样品的提取"项下的方法平行制备样品溶液，测定吸光度，计算其含量，结果见表 7.10。

表 7.10　三七花中总黄酮含量测定结果

产地及编号	总黄酮含量(%)	产地及编号	总黄酮含量(%)
云南马关县八寨镇(S1)	0.73	云南文山县平坝镇(S7)	0.53
云南文山县开化镇东山乡(S2)	0.72	云南西畴县莲花塘乡(S8)	0.50
云南文山县开化镇东山乡合掌(S3)	0.61	云南砚山县阿猛镇茂地冲村(S9)	0.56
云南文山县马塘镇(S4)	0.58	云南砚山县江娜镇铳卡村(S10)	0.43
云南文山县老回龙镇(S5)	0.55	云南砚山县江娜镇空心山(S11)	0.45
云南文山县腻脚乡(S6)	0.65	云南砚山县维摩乡(S12)	0.48

此研究表明，云南产三七花总黄酮含量差异较大，这可能与三七花的产地、种植条件、采收期等有关。

7.5 三七花挥发油成分含量分析

帅绯等（1986）将广西田七花和云南三七花分别用乙醚提取，提取物经水蒸气蒸馏后，用乙醚萃取，得黄色油状物，即挥发油成分。该黄色油状物经色谱 - 质谱 - 计算机联用仪分析，从中分离鉴定出 24 种不同成分，并根据气相色谱峰值计算各成分的相对含量，方法如下。

7.5.1 提取方法

分别取研细过 60 目筛的粉末 30 g，放于沙氏提取器中，在 40 ℃温度下用乙醚提取 24 h。回收乙醚，再用少量乙醚将残留物转移至蒸馏瓶中，加入 300 mL 水，进行蒸馏。然后用乙醚萃取馏出液 4 次，再回收乙醚，用无水硫酸钠脱水，挥尽乙醚后，至干燥器中干燥至恒重，得黄色油状物。其收率，云南三七花为 0.0714%，广西田七花为 0.0733%。

7.5.2 分离与鉴定

将上述提得的挥发油分别用乙醚溶解后，用色谱 - 质谱 - 计算机联用仪 (JMS D_{300}-JMA$_{2000}$) 测定。测定条件：① 气相色谱条件：色谱柱：OV-101-45m(不锈钢柱)，柱前压：1.2 kg/m^2，柱温：100～240℃ (4℃/分)，汽化温度：270℃。分流比：1/3，尾吹：0.5 kg，连接管温度：250℃。② 质谱条件：离子源 EI，离子源温度200℃，电离电压：70 eV，电离电流：300 μA，发射电流：0.38 mA，倍增器电压：1.65 kV，分辨率1000，质量范围：20～350 amu，进样方式：GC，扫描方式：M.F，扫描时间：60 min，扫描速度 2 s/l-800，灯丝电流：4.3 A，分辨率1000。

云南三七花和广西田七花的挥发油经气相层析分别得到 16 种成分，各成分经质谱分析，并经电子计算机库储讯号机检索，得以鉴定。气相色谱图如图 7.7 所示。以总峰面积为百分之百，各个峰面积与总峰面积的比值即为该成分的相对含量，各成分的相对含量如表 7.11。

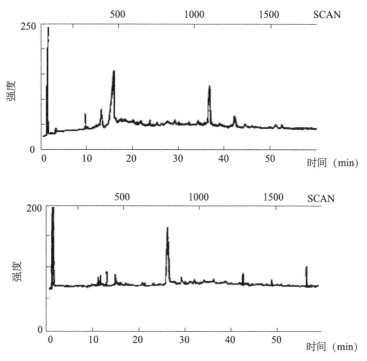

图 7.7 云南三七花（左）与广西田七花（右）挥发油成分气相色谱图

表 7.11 云南三七花与广西田七花挥发油成分的比较

编号	名称	分子量	分子式	相对含量（%）	
				云南三七花	广西三七花
1	β-榄香烯	204	$C_{15}H_{24}$	0.789	
2	γ-榄香烯	204	$C_{15}H_{24}$	1.388	
3	α-金合烯	204	$C_{15}H_{24}$	1.113	
4	α-古芸烯	204	$C_{15}H_{24}$	0.762	
5	β-古芸烯	204	$C_{15}H_{24}$	0.980	2.421
6	β-广藿香烯	204	$C_{15}H_{24}$		2.251
7	α-檀香烯	220	$C_{15}H_{24}O$	50.57	6.234
8	十六酸甲酯	270	$C_{17}H_{34}O_2$	1.334	
9	十六酸乙酯	284	$C_{18}H_{36}O_2$	0.953	
10	十八碳-10,13-二烯酸甲酯	294	$C_{19}H_{34}O_2$	1.062	
11	邻苯二甲酸二辛酯	390	$C_{24}H_{38}O_4$	0.789	
12	邻苯二甲酸二丁酯	278	$C_{16}H_{22}O_4$		0.952
13	十六烷	226	$C_{16}H_{34}$		1.299
14	十七烷	240	$C_{17}H_{36}$	1.198	0.732
15	十八烷	254	$C_{18}H_{38}$		1.039

续表

编号	名称	分子量	分子式	相对含量（%）	
				云南三七花	广西三七花
16	十九烷	268	$C_{19}H_{40}$		0.952
17	二十烷	282	$C_{20}H_{42}$		0.723
18	二十一烷	296	$C_{21}H_{44}$		0.831
19	二十二烷	310	$C_{22}H_{46}$		3.550
20	二十三烷	324	$C_{23}H_{48}$	0.572	2.771
21	二十四烷	338	$C_{24}H_{50}$	1.334	1.377
22	二十五烷	352	$C_{25}H_{52}$	9.799	1.991
23	二十六烷	366	$C_{26}H_{54}$	0.844	1.645
24	二十七烷	380	$C_{27}H_{56}$	3.266	1.922

从分析鉴定结果可以看出，三七花中挥发油成分包括萜烯类、酯类及烷烃类。萜烯类以 α-檀香烯含量最高，云南三七花中尤为显著，高达 50.57 %。广西田七花和云南三七花中此三类成分相对含量比较见表 7.12。

表 7.12 广西田七花和云南三七花中各类成分相对含量比较

品种	倍半萜类		酯类		烃类	
	种	相对含量(%)	种	相对含量(%)	种	相对含量(%)
广西田七花	3	35.81	1	2.37	12	61.82
云南三七花	6	72.44	4	5.39	6	22.17

此外，胥聪等（1992）运用气相色谱-质谱-计算机联用和标准图谱，对三七花挥发油化学成分进行了分析研究。实验方法为：将三七的风干花蕾磨粉（过 60 目筛）200 g，用蒸馏水浸渍 4 h 后，蒸馏 2 h，收集蒸馏液，以乙醚萃取，萃取液用无水硫酸钠干燥后，回收乙醚，得黄色油状物 216 mg，收率 0.108%。将三七花挥发油溶于乙醚，使用 Finnigan$_{4510}$ GC /MS /DC 联用仪进行组分的分离鉴定。气相色谱条件为：30 mm × 0.25 mm SE-54 石英毛细管柱；柱温：80～200℃ (3℃ / 分)，柱前压力：6p/ 吋 ^{2}；载气：He，气化室温度：230℃；进样量：0.2 μL。质谱测定条件为电离方式 EI；电子源温度：170℃；倍增电压：1200 V；电离电压：70 eV；发射电流：0.25 mA；扫描范围：35～350 amu；扫描速度：1 次/秒。结果显示，气相色谱测出 106 个峰，测出 59 个峰的质谱图，经与计算机测出的参考质谱图对照，并与标准质谱图核对，参照有关化合物的保留时间，鉴定 37 种化合物，结果见表 7.13。

表 7.13　三七花挥发油成分

峰号	化合物	分子式	分子量	相对含量（%）		
				本文	云南	广西
2	甲酸乙酯	$C_3H_8O_2$	74	1.39		
8	甲酸丙酯	$C_4H_8O_2$	88	1.70		
4	正庚烷	C_7H_{18}	100	0.06		
6	乙酸乙酯	$C_4H_8O_2$	88	2.37		
7	糠醛	$C_8H_4O_2$	96	0.05		
8	糠醇	$C_5H_8O_2$	98	0.03		
11	庚醛	$C_7H_{14}O$	114	0.14		
16	辛醛	$C_8H_{18}O$	128	0.47		
18	苯乙醛	C_8H_8O	120	0.04		
20	2-壬酮	$C_8H_{28}O$	142	0.15		
21	壬醛	$C_8H_{28}O$	142	0.02		
22	樟脑	$C_{10}H_{16}O$	152	0.02		
24	冰片	$C_{10}H_{18}O$	154	0.05		
26	萘	$C_{10}H_8$	128	0.11		
27	辛酸乙酯	$C_{10}H_{20}O_2$	172	0.11		
31	α-荜澄茄烯	$C_{15}H_{24}$	204	0.02		
34	α-胡椒烯	$C_{15}H_{24}$	204	0.30		
35	α-古芸烯	$C_{15}H_{24}$	204	0.00	0.762	
36	β-波旁烯	$C_{15}H_{24}$	204	0.18		
37	β-榄香烯	$C_{15}H_{24}$	204	0.64	0.789	
40	β-古芸烯	$C_{15}H_{24}$	204	0.30	0.980	2.454
41	β-石竹烯	$C_{15}H_{24}$	204	0.37		
42	β-荜澄茄油萜	$C_{15}H_{24}$	204	0.07		
45	α-愈创木烯	$C_{15}H_{24}$	204	14.39		
46	别香橙烯	$C_{15}H_{24}$	204	0.76		
48	γ-依兰油烯	$C_{15}H_{24}$	204	1.73		
50	β-愈创木烯	$C_{15}H_{24}$	204	4.74		
51	δ-愈创木烯	$C_{15}H_{24}$	204	0.53		
53	γ-杜松烯	$C_{15}H_{24}$	204	0.95		
54	δ-杜松烯	$C_{15}H_{24}$	204	3.36		
63	2,8-二甲基-5-乙酸基-双环[5.3.0]-1,8-癸二烯	$C_{14}H_{20}O_2$	220	26.19		
71	δ-荜澄茄醇	$C_{15}H_{26}O$	222	0.93		
95	6,10,14-三甲基-2-十五酮	$C_{18}H_{30}O$	268	0.32		
101	棕榈油酸甲酯	$C_{17}H_{34}O_2$	270	0.28		
103	棕榈酸	$C_{16}H_{32}O_2$	256	3.46		

续表

峰号	化合物	分子式	分子量	相对含量（%）		
				本文	云南	广西
106	11,14-二十碳二烯酸甲酯	$C_{21}H_{28}O_2$	322	0.08		
	γ-榄香烯	$C_{15}H_{24}$	204		1.388	
	α-金合欢烯	$C_{15}H_{24}$	204		1.113	
	β-绿叶烯	$C_{15}H_{24}$	204			2.251
	α-檀烯	$C_{15}H_{24}O$	220		50.57	6.234
	棕榈酸甲酯	$C_{17}H_{34}O_2$	270		1.334	
	10，13-十八碳二烯酸甲酯	$C_{19}H_{34}O_2$	294		1.062	
	棕榈酸乙酯	$C_{18}H_{36}O_2$	284		0.953	

吕晴等（2005）采用同时蒸馏萃取装置提取云南文山产的三七花挥发油，并用气相色谱-质谱联用仪对其成分进行分析，共分离出91个成分，鉴定出其中53种化合物。方法为：将三七花粉碎后，取30 g，置于2 L烧瓶中，加500mL蒸馏水，20 mL乙醚作萃取剂，同时蒸馏萃取4 h，所得提取物，用无水Na_2SO_4除水，旋转挥发除去乙醚，获得具有特殊气味的黄色油状物，其得率为1.06%。气相色谱条件为：HP弹性石英毛细管柱HP-5MS 5%甲基苯基硅氧烷，30 m×0.25 mm×0.25 μm；采用程序升温，50 ℃维持2 min，以10 ℃/min升至130 ℃，保持3 min，再以5 ℃/min升至150 ℃后，停留3 min，再以5 ℃/min升至250 ℃，恒温10 ℃/min；载气为高纯He(99.999%)；载气流量1.0 mL/min；柱前压68.97 kPa；汽化室温度为250 ℃；进样量1 μL（乙醚溶液）；分流比50∶1。质谱条件为EI离子源；离子源温度：250 ℃；接口温度：280 ℃；四极杆温度：100 ℃；电子能量：70 eV；倍增器电压1864 V；溶剂延时5 min；质量扫描范围10～550 amu。所确认的三七花挥发油中的化学成分及各化学成分在挥发油中的峰面积相对含量列于表7.14。

表 7.14　三七花挥发油的化学成分

序号	保留时间 t_R(min)	成分	分子式	分子量	相对含量(%)
1	6.68	庚醛（Heptanal）	$C_7H_{14}O$	114	0.118
2	8.01	1-辛烯-3-醇（1-Octen-3-ol）	$C_8H_{16}O$	128	0.048
3	8.23	2,4-壬二烯醛（2,4-Nonadienal）	$C_9H_{14}O$	138	0.070
4	8.43	辛醛（Octanal）	$C_8H_{16}O$	128	0.583
5	9.21	反-β-罗勒烯（trans-β-Ocimene）	$C_{10}H_{16}$	136	0.242
6	9.95	2-壬酮（2-Nonanone）	$C_9H_{18}O$	142	0.115

续表

序号	保留时间 t_R(min)	成分	分子式	分子量	相对含量(%)
7	10.16	壬醛（Nonanal）	$C_9H_{18}O$	142	0.115
8	11.21	反-2-壬烯醛（trans-2-Nonenal）	$C_9H_{16}O$	140	0.049
9	11.56	辛酸（Octanoic acid）	$C_8H_{16}O_2$	144	0.466
10	11.90	萘（Naphthalene）	$C_{10}H_8$	128	0.175
11	12.67	反-异胡薄荷酮（trans-isopulegone）	$C_{10}H_{16}O$	152	0.056
12	16.14	双环榄香烯（Bicycloelemene）	$C_{15}H_{24}$	204	3.554
13	16.54	α-荜澄茄油烯（α-Cubebene）	$C_{15}H_{24}$	204	0.348
14	17.45	α-依兰烯（α-Ylangene）	$C_{15}H_{24}$	204	0.320
15	17.63	α-胡椒烯（α-Copaene）	$C_{15}H_{24}$	204	0.734
16	17.96	α-愈创烯（α-Guaiene）	$C_{15}H_{24}$	204	0.542
17	18.26	β-榄香烯（β-Elemene）	$C_{15}H_{24}$	204	2.969
18	18.81	蛇床-4,7(11)-二烯[Selin-4,7(11)-diene]	$C_{15}H_{24}$	204	0.112
19	19.56	反-石竹烯（trans-Caryophyllene）	$C_{15}H_{24}$	204	2.821
20	20.01	β-荜澄茄油烯（β-Cubebene）	$C_{15}H_{24}$	204	1.890
21	20.33	γ-古芸烯（γ-Gurjunene）	$C_{15}H_{24}$	204	0.266
22	20.50	β-愈创木烯(β-Guaiene)	$C_{15}H_{24}$	204	1.091
23	20.56	3,7-愈创木二烯（3,7-Guaiadiene）	$C_{15}H_{24}$	204	0.530
24	20.71	白菖油萜（Calarene）	$C_{15}H_{24}$	204	0.342
25	20.92	(+)-香橙烯[(+)-Aromadendrene]	$C_{15}H_{24}$	204	0.959
26	21.42	α-古芸烯（α-Gurjunene）	$C_{15}H_{24}$	204	6.725
27	21.62	别香橙烯（Alloaromadenrene）	$C_{15}H_{24}$	204	1.467
28	22.37	α-紫穗槐烯（α-Amorphene）	$C_{15}H_{24}$	204	1.663
29	22.72	吉玛烯-D（Germacrene-D）	$C_{15}H_{24}$	204	5.258
30	22.98	β-蛇床烯（β-Selinene）	$C_{15}H_{24}$	204	2.118
31	23.56	双环吉玛烯（Bicyclogermacrene）	$C_{15}H_{24}$	204	6.568
32	23.98	β-杜松烯（β-Cadinene）	$C_{15}H_{24}$	204	0.771
33	24.41	γ-杜松烯（γ-Cadinene）	$C_{15}H_{24}$	204	0.925
34	24.95	δ-杜松烯（δ-Cadinene）	$C_{15}H_{24}$	204	2.288
35	25.44	1,2,3,4,4α,7-六氢-1,6-二甲基-4-(1-甲基乙基)-萘[Naphthalene,1,2,3,4,4α,7- hexahydro-1,6-dimethyl-4-(1-methylethyl)-]	$C_{15}H_{24}$	204	0.457
36	25.77	α-依兰油烯（α-Muurolene）	$C_{15}H_{24}$	204	0.275
37	27.49	d-橙花叔醇(d-Nerolidol)	$C_{15}H_{26}O$	222	1.344
38	28.80	(+)-匙叶桉油烯醇[(+)-Spathulenol]	$C_{15}H_{24}O$	220	12.193
39	29.01	(-)-石竹烯氧化物[(-)-Caryophyllene oxide]	$C_{15}H_{24}O$	220	2.440
40	30.20	喇叭茶醇(Ledol)	$C_{15}H_{26}O$	222	1.345
41	31.95	顺-α-胡椒烯-8-醇（cis-α-Copaene-8-ol）	$C_{15}H_{24}O$	220	1.621
42	32.66	异匙叶桉油烯醇（Isospathulenol）	$C_{15}H_{24}O$	220	1.565
43	32.93	T-依兰油醇(T-Muurolol)	$C_{15}H_{26}O$	222	0.756

续表

序号	保留时间 t_R(min)	成分	分子式	分子量	相对含量(%)
44	33.87	蛇床-11-烯-4α-醇（Selin-11-en-4-α-ol）	$C_{15}H_{26}O$	222	2.905
45	36.43	β-木香醇（β-Costol）	$C_{15}H_{24}O$	220	1.688
46	44.56	6,10,14-三甲基-2-二十五酮（6,10,14-trimethyl-2-Pentadecanone)	$C_{18}H_{36}O$	268	0.408
47	47.25	棕榈酸甲酯（Palmitic acid, methyl ester）	$C_{17}H_{34}O_2$	270	0.370
48	48.52	棕榈酸（Palmitic acid）	$C_{16}H_{32}O_2$	256	0.677
49	49.16	棕榈酸乙酯（Palmitic acid, ethyl ester）	$C_{18}H_{36}O_2$	284	0.187
50	51.63	亚油酸甲酯（Linoleic acid, methyl ester）	$C_{19}H_{34}O_2$	294	0.246
51	51.77	9,12,15-十八碳三烯-1-醇（9,12,15-Octadecatrien-1-ol）	$C_{18}H_{32}O$	264	0.054
52	52.08	3,7,11,15-四甲基-2-十六烯-1-醇（3,7,11,15-tetramethyl-2-Hexadecen-1-ol）	$C_{20}H_{40}O$	296	0.087
53	53.12	亚油酸乙酯（Linoleic acid, ethyl ester）	$C_{20}H_{36}O_2$	308	0.105

7.6 三七花维生素含量分析

研究发现，三七花和茎叶含有丰富的营养成分，具有高蛋白、高纤维、低热量、低脂肪的特点（曲媛等，2014）。此外，在食品质量评价中，维生素含量测定是其中重要指标之一，而维生素 C 是一种主要的维生素类成分。目前，最常规的植物类中维生素 C 测定方法有滴定法（吴晓伟等，2012；国家标准局，1986）、紫外分光光度法（马宏飞等，2012；斯琴格日等，2011）、高效液相色谱法（李金梅等，2012）等。为完善三七花和茎叶的营养价值及其维生素 C 的测定方法。因此，本节对三七花维生素含量分析方法进行了介绍。

杨晶晶等（2014a）采用 2,6- 二氯靛酚滴定法、紫外分光光度法、HPLC 法三种不同的分析方法，分析了不同产地三七花和茎叶的维生素 C 含量。样品采集与预处理方法为：在云南三七产区，根据三七种植区域，选取文山州文山市、丘北县、马关县、西畴县和红河州建水县、蒙自市、屏边县采集新鲜三七地上部分样品。将新鲜样品洗净晾干，粉碎后过 200 目筛，待用。2,6- 二氯靛酚滴定法分析三七花和茎叶的维生素 C 含量，方法参照 GB /T 6195—1986《水果、蔬菜维生素 C 含量测定法（2,6- 二氯靛酚滴定法）》进行实验操作。同时，参照文献（张华峰等，2009），用紫外分光光度法，对三七花和茎叶样品中的维生素 C 进行测定。此外，HPLC法分析三七花和茎叶的维生素C含量方法如下：准确称取0.5g三七茎叶和花粉末置于15.0 mL离心管中，加入5.0 mL水，振荡混匀，超声15 min，重复超声3次，每次间隔10 min，转至离心机中，在3500 r/min的转速下离心10 min，取上清液，经0.45 μm滤膜过滤，作为供试品溶液，进液相检测，经标准曲线计算，得样品维生素C含量。色谱条件为：色谱柱为Thermo Scientific Hypersil GOLD C_{18} 色谱柱（5 μm，250 mm × 4.6 mm），流动相A为0.05 mmol/L磷酸二氢钾缓冲盐，流动相B为甲醇，梯度洗脱：以3%流动相B开始保持5 min，后经18 min变至60%流动相B，再经7 min变至100%流动相B。紫外检测波长为266 nm，流速为1.1 mL/min，柱温为30 ℃，进样量为10.0 μL。不同测定方法下三七花中维生素C含量测定结果如表7.15所示。

表 7.15　三七花中维生素 C 含量（$n=3$）（mg/100g）

编号	产地	生长年限	滴定法		紫外法		HPLC法	
			含量	RSD(%)	含量	RSD(%)	含量	RSD(%)
1	文山州文山市1	二年生	8.79	0.02	13.08	3.36	13.40	0.39
2	文山州文山市2	二年生	8.85	0.02	11.34	2.92	9.48	0.18
3	文山州文山市3	二年生	8.21	0.02	11.39	1.64	13.04	0.65
4	文山州文山市4	二年生	8.72	0.02	12.67	1.51	11.10	1.15
5	文山州文山市5	二年生	7.87	0.03	8.78	2.18	7.91	2.36
6	文山州文山市6	三年生	10.07	0.02	14.46	1.80	14.53	1.21
7	文山州文山市7	三年生	9.28	0.03	12.31	3.27	9.42	0.98
8	红河州泸西县	三年生	9.64	0.02	13.79	2.40	9.78	2.12
9	红河州建水县	三年生	8.92	0.01	8.93	3.53	9.61	1.71
10	红河州蒙自县	三年生	9.00	0.02	17.42	2.72	19.28	0.53
	平均值		8.94		12.42		11.76	

此外，刘英等（2015b）采用高效液相色谱法对三七地上部分的10种水溶性与5种脂溶性维生素进行了含量测定，为三七地上部分新食品原料的开发研究提供了科学数据。水溶性维生素色谱条件为：色谱柱：Thermo Scientific Hypersil GOLD（4.6 mm × 250 mm）；流动相：0.05 mol/L KH_2PO_4 溶液（pH值为4.0）（A）- 甲醇（B），进行梯度洗脱：0 min 5% B，5 min 5% B，15 min 10% B，35 min 40% B；流速：1 mL/min；柱温：30℃；检测波长：210 nm，进样量为10 μL。脂溶性维生素色谱条件色谱柱条件为：Thermo Scientific Hypersil GOLD（4.6 mm×250 mm）；流动相：水（A）- 乙腈（B），进行线性洗脱：0 min 90% B，30 min 90% B，40 min 100% B；流速：1 mL/min；柱温：30 ℃；检测波长：

275 nm；进样量为 10 μL。水溶性维生素对照品溶液的制备方法为：精密称取水溶性维生素 C、维生素 B_1、维生素 B_3、维生素 B_6、烟酰胺、维生素 B_5、叶酸、生物素、维生素 B_{12}、维生素 B_2 对照品，加水配制成每毫升各含维生素 C、维生素 B_1、维生素 B_3、维生素 B_6、烟酰胺、维生素 B_5、维生素 B_2 为 3.52 mg、3.01 mg、0.62 mg、1.03 mg、0.61 mg、2.38 mg、0.19 mg 的混合溶液，加乙醇配制成每毫升各含叶酸、生物素、维生素 B_{12} 为 0.43 mg、0.49 mg、6.78 mg 的混合溶液，浓度分别为 20 mmol/L、10 mmol/L、10 mmol/L、10 mmol/L、10 mmol/L、10 mmol/L、0.5 mmol/L 和 1 mmol/L、2 mmol/L、5 mmol/L 的对照品溶液。脂溶性维生素对照品溶液的制备方法为：精密称取脂溶性维生素 A、维生素 D_2、维生素 D_3、维生素 K_1 对照品，加甲醇配制成每毫升各含维生素 A、维生素 D_2、维生素 D_3 为 1.44mg、1.98mg、1.92 mg 的混合溶液，加甲醇配制成每毫升含维生素 K_1 为 2.26 mg 的混合溶液，浓度均为 5 mmol/L 的对照品溶液；精密吸取脂溶性维生素 E 对照品，加甲醇配制成每毫升含维生素 E 2.16 mg 的混合溶液，浓度均为 5 mmol/L 的对照品溶液。供试品溶液的制备方法为：① 水溶性维生素提取：称量 0.50 g 三七花粉末，加入 4 mL 0.1 mol/L HCl 研磨，超声提取 20 min，3500 r/min 离心 15 min，上清液定容至 10 mL 容量瓶中，经 0.45 μm 滤膜过滤所得续滤液，作为供试品溶液，进样量为 20 μL。② 脂溶性维生素提取：称量 1.0 g 三七花粉末，20 mL 无水乙醇，超声 30 min，40℃摇床振荡 50 min，3500 r/min 离心 15 min，收集上清液。残渣用 10 mL 无水乙醇洗 3 次，合并上清液。加入 10 mL 10% NaCl，混匀，再加 30 mL 正己烷萃取，静置分层，收集上层（正己烷层），再加 10 mL 正己烷萃取，合并正己烷层，旋干，1 mL（氯仿：甲醇 =1：4）溶出，20 μL 进高效液相。水溶性维生素标准曲线的绘制方法为：分别精密吸取水溶性维生素 B_1、维生素 B_3、维生素 B_6、烟酰胺、维生素 B_5 对照品溶液各 0.1 μL、0.5 μL、1 μL、10 μL、25 μL、50 μL，加水配制成浓度分别为 0.002 mmol/L、0.01 mmol/L、0.02 mmol/L、0.2 mmol/L、0.5 mmol/L、1.0 mmol/L 的对照品溶液；精密吸取维生素 B_{12} 对照品溶液 0.5 μL、0.01 μL、0.02 μL、0.05 μL、0.1 μL、0.2 μL，加水配制成浓度分别为 0.005 mmol/L、0.01 mmol/L、0.02 mmol/L、0.05 mmol/L、0.1 mmol/L、0.2 mmol/L 的对照品溶液；精密吸取维生素 C 对照品溶液 0.125 μL、25 μL、50 μL、125 μL、250 μL、500 μL，加水配制成浓度为 0.005 mmol/L、1.0 mmol/L、2.0 mmol/L、5.0 mmol/L、10 mmol/L、20 mmol/L 的对照品溶液；精密吸取生物素对照品溶液 12.5 μL、25 μL、50 μL、125 μL、250 μL、500 μL 加乙醇配制成浓度为 0.05 mmol/L、0.1 mmol/L、0.2

mmol/L、0.5 mmol/L、1 mmol/L、2 mmol/L 的对照品溶液；精密吸取叶酸对照品溶液 1 μL、2 μL、5 μL、10 μL、100 μL、250 μL，加乙醇配制成浓度为 0.002 mmol/L、0.004 mmol/L、0.01 mmol/L、0.02 mmol/L、0.2 mmol/L、0.5 mmol/L 的对照品溶液；精密吸取维生素 B_2 对照品溶液 2 μL、5 μL、10 μL、20 μL、100 μL、250 μL，加水配制成浓度为 0.002 mmol/L、0.005 mmol/L、0.01 mmol/L、0.02 mmol/L、0.1 mmol/L、0.25 mmol/L 的对照品溶液。脂溶性维生素标准曲线绘制方法为：分别精密吸取脂溶性维生素 A、维生素 D_2、维生素 D_3、维生素 K_1 对照品溶液各 0.2 μL、5 μL、20 μL、50 μL、100 μL、200 μL，加甲醇配制成浓度分别为 0.002 mmol/L、0.05 mmol/L、0.2 mmol/L、0.5 mmol/L、1.0 mmol/L、2.0 mmol/L 的对照品溶液；精密吸取维生素 E 对照品溶液 0.6 μL、15 μL、60 μL、150 μL、300 μL、500 μL，加甲醇配制成浓度分别为 0.006 mmol/L、0.15 mmol/L、0.6 mmol/L、1.5 mmol/L、3 mmol/L、5 mmol/L 的对照品溶液。取上述各系列对照品溶液测定峰面积，以峰面积积分值为纵坐标，样品量为横坐标，作线性回归，得回归方程，结果如表 7.16 所示。

表 7.16 标准曲线的回归方程

性质	名称	线性范围(mmol/L)	标准曲线	r^2
水溶性维生素	维生素C	0.005~20	$Y=689442X-305749$	0.9991
	维生素B_1	0.002~1.0	$Y=4\times10^6X+13468$	1.0000
	维生素B_3	0.002~1.0	$Y=4\times10^6X+22095$	0.9997
	维生素B_6	0.005~20	$Y=7\times10^6X+21300$	0.9999
	烟酰胺	0.002~1.0	$Y=9\times10^6X-71535$	0.9993
	维生素B_5	0.002~1.0	$Y=2\times10^7X+16455$	0.9993
	叶酸	0.002~0.5	$Y=1\times10^7X+6789$	0.9995
	生物素	0.050~2.0	$Y=795019X-24850$	0.9996
	维生素B_{12}	0.005~0.2	$Y=5\times10^7X-38424$	0.9994
	维生素B_2	0.002~0.25	$Y=6\times10^6X+29672$	0.9995
脂溶性维生素	维生素A	0.005~20	$Y=4\times10^6X-82301$	0.9990
	维生素D_2	0.002~1.0	$Y=6\times10^6X+32091$	0.9992
	维生素D_3	0.002~1.0	$Y=1\times10^6X-87937$	0.9994
	维生素E	0.002~1.0	$Y=86068X+39575$	0.9990
	维生素K_1	0.002~0.25	$Y=7\times10^6X-3432$	0.9991

　　不同产地不同生长年限的三七花维生素含量结果见表 7.17。由表 7.17 可得，在所检测的 10 种水溶性维生素及 5 种脂溶性维生素中，三七花中共检测出 5 种，即水溶性维生素 C、烟酰胺、维生素 B_5、叶酸、脂溶性维生素 K_1，其他维生素均未检出。

表 7.17　不同产地不同生长年限三七花中维生素含量（%）

产地	生长年限	水溶性维生素				脂溶性维生素	5种维生素总和
		维生素C	烟酰胺	维生素B$_5$	叶酸	维生素K$_1$	
文山州文山市2	二年生	0.0009	0.0055	0.1130	0.3797	0.0012	0.5003
文山州文山市5	二年生	0.0017	0.0068	0.0680	0.2529	0.0012	0.3306
文山州文山市1	三年生	0.0012	0.0027	0.0220	0.0087	0.0005	0.1351
红河州泸西县	三年生	0.0021	0.0185	0.0378	0.2811	0.0012	0.3407
红河州建水县	三年生	0.0017	0.0021	0.0793	0.2666	0.0010	0.3507
红河州个旧市	三年生	0.0005	0.0059	0.0603	0.2074	0.0008	0.2749
	平均值（二年生）	0.0013	0.0062	0.0905	0.3163	0.0012	0.4155
	平均值（三年生）	0.0014	0.0073	0.0499	0.1910	0.0009	0.2505

7.7　三七花核苷类含量分析

核苷类成分是生物细胞维持生命活动的基本组成元素，参与 DNA 代谢过程，具有抗肿瘤、抗病毒、基因治疗等多种生物活性。腺苷作为一种天然成分，具有抗凝血、扩张冠状动脉、松弛支气管平滑肌、镇静中枢神经、心肌保护、镇痛、抗炎等作用（吕爱娟等，2006）。因此，本节对三七花中鸟苷和腺苷这两种核苷类化合物 RP-HPLC 含量的测定方法进行了介绍。测定方法参考文献（张冰等，2009）。

7.7.1　色谱条件和系统适用性试验

色谱柱：Dikma ODS (200 mm × 4. 6 mm，5 μm)；流动相：乙腈 - 水梯度洗脱：0～19 min(2 ：98)，19～19.01 min(2 ：98～5：95)，19.01～35 min (5 ：95～11 ：89)；流速：1.0 mL/min；检测波长：254 nm；柱温：30℃；进样量：10 μL。在选定的色谱条件下，理论塔板数按鸟苷计算不低于 4000，按腺苷计算不低于 10 000。鸟苷和腺苷与其相邻峰之间分离度均大于 1.5。

7.7.2　对照品溶液的制备

分别取鸟苷和腺苷适量，精密称定，分别置于 10 mL 容量瓶中，用流动相溶解并定容至刻度，摇匀，配制成含鸟苷 0.43 mg/mL 和腺苷 0.39 mg/mL 的对照品溶液。

7.7.3 供试品溶液的制备

取干燥的三七花药材粉末 (过 40 目筛) 约 1.0 g，精密称定，置具塞锥形瓶中，加水 25 mL，称定质量，超声 (55 kHz) 提取 30 min，放冷，再称定质量，用水补足减失的质量，摇匀，过滤，取续滤液备用。

7.7.4 线性关系的考察

分别精密量取鸟苷对照品溶液和腺苷对照品溶液 0.4 mL、0.8 mL、1.2 mL、1.6 mL、2.0 mL、2.4 mL，置 10 mL 容量瓶中，用流动相稀释至刻度，摇匀，作为系列对照品混合液。在上述色谱条件下分别进样 10 μL，记录各色谱图。以色谱峰面积 Y 为纵坐标，对照品浓度 X(μg/mL) 为横坐标绘制标准曲线。结果表明，鸟苷在 17.2～103.2 μg/mL 内线性关系良好，回归方程 (n= 6) 为：$Y=1.118 \times 10^{4}X - 2.192 \times 10^{4}$，$r = 0.9995$；腺苷在 15.6～93.6 μg/mL 内线性关系良好，回归方程 (n= 6) 为：$Y = 9.38 \times 10^{3}X - 8.86 \times 10^{3}$，$r = 0.9997$。

7.7.5 方法学考察

精密度试验：取鸟苷对照品和腺苷对照品浓度分别为 68.8 μg/mL 和 62.4 μg/mL 的对照品混合溶液照色谱条件下的方法测定，分别重复进样 6 次，记录鸟苷和腺苷的峰面积，测定结果表明 RSD 分别为 1.6% 和 1.4%。

重复性试验：称取同一样品（No.6）6 份，每份约 1.0 g，精密称定，按"7.7.3 供试品溶液的制备"项下操作，在上述色谱条件下进行分析，结果鸟苷和腺苷的平均含量 (n=6) 分别为 0.11% 和 0.11%，RSD 分别为 0.9% 和 0.7%。

稳定性试验：取同一供试溶液，室温下放置，分别于 0 h、2 h、4 h、8 h、12 h 测定，进样量均为 10 μL，记录峰面积。结果表明，鸟苷和腺苷在 12 h 内稳定性良好，RSD 分别为 0.9% 和 1.3%。

7.7.6 样品的测定

取所收集的各产地三七花干燥药材粉末，按"7.7.3 供试品溶液的制备"项下操作，在上述色谱条件下进行分析，分别计算鸟苷和腺苷的含量，结果如表 7.18 所示。

表 7.18　样品的测定结果（%）

产地	鸟苷	腺苷
新疆乌鲁木齐	0.140	0.097
贵州贵阳	0.064	0.086
江西南昌	0.110	0.099
辽宁大连	0.180	0.210
云南文山1	0.090	0.110
云南文山2	0.110	0.110

7.8　三七花叶绿素和类胡萝卜素含量分析

近年，三七地上部分（茎、叶和花）逐渐走入人们的视野。经大量研究，其中富含大量有效成分，如皂苷、黄酮、多糖、氨基酸等，但对于叶绿素和类胡萝卜素的研究未见报道（高明菊等，2009；曾江等，2007）。叶绿素具有解热、止血等药效，其含量是植物生理研究中的重要指标；类胡萝卜素则有"维生素 A 原"的美称，在生物体内可转化为维生素 A，转化后具有维生素 A 的功效（黄持都等，2007；李福枝等，2007）。因此，本节对三七花中叶绿素 a、叶绿素 b 和类胡萝卜素的含量进行测量，为三七作为新资源食品提供科学依据。测定方法参照文献（杨晶晶等，2014b）。

7.8.1　样品制备

称取 0.2 g 三七地上部分样品粉末，每个样品分别称取 3 份，分别放入研钵中，加少量石英砂、碳酸钙粉及 3 mL 80% 丙酮，研成浆状，再加 80% 丙酮继续研磨至组织变白，转入 50 mL 离心管中暗处静置 10 min，常温下以 3500 r/min 的速率离心 10 min，取上清液定溶于 25 mL 棕色容量瓶中，摇匀。

7.8.2　色素含量测定

取样品液（三七花样品液浓度稀释至初始样品液浓度的 1/2）3 mL 置光径 1 cm 的石英比色杯中，以 80% 丙酮为空白，分别在 662 nm、646 nm 和 470 nm 波长下测定吸光度，每样品测 3 遍，将其平均值带入含量测定公式计算含量。色素浓度的计算公式如下：

叶绿素 a 浓度：C_a (mg/L)$= 12.2A_{663} - 2.81A_{646}$

叶绿素 b 浓度：C_b (mg/L)= $20.13A_{646}-5.03A_{663}$

总叶绿素浓度：C_T(mg/L)= C_a+C_b

类胡萝卜素浓度：$C_{x \cdot c}$(mg/L) = $(1000A_{470}-3.27C_a-104C_b)$ / 229

色素含量（mg/g）= $\dfrac{色素浓度（mg/L）\times 提取液体积（L）\times 稀释倍数}{样品重量（g）}$

三七花中叶绿素和类胡萝卜素含量分析结果如表 7.19 所示。

表 7.19　三七花样品色素含量

编号	叶绿素a		叶绿素b		总叶绿素		类胡萝卜素	
	$\bar{\chi}\pm s$	RSD(%)	$\bar{\chi}\pm s$	RSD(%)	$\bar{\chi}\pm s$	RSD(%)	$\bar{\chi}\pm s$	RSD(%)
11	0.71 ± 0.02	2.58	0.41 ± 0.01	2.82	1.12 ± 0.04	2.60	0.10 ± 0.00	2.99
12	0.89 ± 0.04	3.28	0.48 ± 0.02	3.56	1.37 ± 0.06	3.33	0.13 ± 0.01	4.12
13	0.70 ± 0.01	1.00	0.40 ± 0.00	1.00	1.10 ± 0.00	0.27	0.11 ± 0.00	0.21
14	0.88 ± 0.02	1.41	0.50 ± 0.01	2.35	1.38 ± 0.03	1.74	0.14 ± 0.01	2.92
15	1.00 ± 0.00	0.02	0.55 ± 0.00	0.59	1.55 ± 0.00	0.22	0.17 ± 0.00	0.27
16	0.54 ± 0.00	0.21	0.28 ± 0.00	1.22	0.82 ± 0.00	0.28	0.10 ± 0.00	2.65
17	0.47 ± 0.01	1.77	0.26 ± 0.01	2.78	0.73 ± 0.02	2.13	0.08 ± 0.00	0.86
18	0.63 ± 0.01	1.74	0.35 ± 0.00	0.73	0.98 ± 0.02	1.37	0.11 ± 0.01	4.17
19	0.65 ± 0.03	4.03	0.36 ± 0.01	2.00	1.00 ± 0.04	3.34	0.12 ± 0.01	4.00
20	0.69 ± 0.03	4.03	0.36 ± 0.01	2.00	1.00 ± 0.04	3.34	0.12 ± 0.01	4.00
平均值	0.72	1.75	0.40	1.76	1.12	1.64	0.12	2.62

7.9　三七花γ-氨基丁酸含量分析

γ- 氨基丁酸 (GABA) 作为神经递质，具有诸多生理功能，如调节血压与心率、治疗神经退行性疾病、保肝利肾、抗衰老、促进生长激素分泌、预防肥胖等（Park et al., 2007；Leventhal et al., 2003）。日本和中国台湾分别在 2001 年和 2005 年将 GABA 列为食品级，相继国家卫生部也于 2009 年将 GABA 列为新资源食品。据文献报道，GABA 检测方法有比色法（陈恩成等，2006）、高效液相色谱法（HPLC）（李惠芬等，2005；国家标准局，1996）、GC-MS（Damien et al., 2005）等。由于 GC-MS 检测仪器价格昂贵、操作复杂，在测定植物中有效成分含量时普遍采用 HPLC，其优点为灵敏度高、检测快、操作简便等。因此，本节对三七花中 GABA 含量分析方法进行了介绍。参照文献（杨晶晶等，2014c），采用 PITC 柱前衍生化高效液相色谱法测定。

7.9.1　对照品溶液的制备

精密称取 10.3 mg GABA 对照品，置 10 mL 容量瓶中，加水定容至刻度，摇匀即为 1.03 g/L GABA 对照品溶液。分别用水一次稀释至 0.50 g/L、0.10 g/L、0.08 g/L、0.05 g/L、0.02 g/L、0.01 g/L 的 GABA 溶液摇匀备用。

7.9.2　样品制备

准确称取 0.2 g 三七花粉置于 15.0 mL 离心管中，加入 2.0 mL 水，涡旋振荡，超声 15min，重复 3 次，置于离心机中，在 3500 r/min 的转速下离心 10 min，取上层清液备用。

7.9.3　样品柱前衍生化

分别 400.0 μL 样品上清液和对照品溶液，加入 200.0 μL PITC- 乙腈（25：1000）和 400.0 μL 三乙胺 - 乙腈（1.4 ： 8.6)，涡旋振荡，静置 2 h。加入 1.0 mL 正己烷，涡旋振荡，静置待分层后吸取下层溶液，经 0.45 μm 滤膜过滤。将滤液用氮气吹干，检测前用甲醇 - 水（1 ：1）复溶。

7.9.4　色谱条件

Thermo Scientific Hypersil GOLD C_{18} 色谱柱（4.6 mm × 250 mm，5 μm），流动相 A 为 4.1 g/L 乙酸钠缓冲盐 - 乙腈（95 ： 5），流动相 B 为乙腈；线性梯度洗脱程序：0~15 min，5%~10%B，15~20 min，10%~100%B，100%B 用以平衡色谱柱。紫外检测波长为 254 nm，流速为 1.0 mL/min，柱温：30 ℃，进样量：10.0 μL。三七花供试品溶液中 GABA 出峰时间与对照品溶液相吻合，出峰时间为 8.8 min 左右。

7.9.5　方法学考察

线性关系：取 0.01 g/L、0.02 g/L、0.05 g/L、0.08 g/L、0.10 g/L、0.50 g/L、1.03 g/L 对照品溶液进样检测，以 GABA 质量浓度（g/L）为横坐标，以 GABA 各浓度的峰面积为纵坐标，绘制标准曲线，其线性回归方程为 $Y=1.6 \times 10^6 X - 1.1 \times 10^5$，$r^2=0.9996$，表明 GABA 在 0.01~1.03 g/L 内线性关系良好。以 3 倍的噪声比计算检

出限，最低检出限为 0.0001 g/L。

精密度试验：取 0.50 g/L GABA 对照品溶液连续进样 5 次，由相应峰面积经标准曲线方程计算其浓度，GABA 的 RSD 为 0.26%，表明精密度良好。

稳定性试验：取三七花的样品溶液，分别于 0 h、3 h、6 h、12 h、24 h、48 h 按照上述色谱条件进行检测，GABA 的 RSD 为 0.84%，表明样品溶液在 48 h 内比较稳定。

重复性试验：取 6 份文山州不同产地三七花样品，按照上述方法制备，进样检测，结果显示 GABA 的 RSD 为 3.0%，表明重复性良好。

取不同产地三七花样品，按照上述方法制备样品溶液，按上述色谱条件进行检测。采用线性回归方程计算含量，结果如表 7.20 所示。

表 7.20　三七花中 GABA 质量分数（$\bar{\chi} \pm s$，$n=3$）

编号	GABA质量分数（%）	RSD（%）
1	0.56 ± 0.010	1.41
2	0.55 ± 0.000	0.05
3	0.41 ± 0.008	1.61
4	0.58 ± 0.001	0.13
5	0.60 ± 0.002	0.21
6	0.46 ± 0.000	0.05
7	0.59 ± 0.008	1.07
8	0.48 ± 0.001	0.11

7.10　农药残留分析

随着对农产品质量安全的重视，欧盟、美国、日韩等发达国家对进口中药材及保健品提出了非常严格的农药残留限量指标，其中欧盟标准涉及的农药品种最多，《欧洲药典》第五版规定了 34 种农药残留限量指标，韩国食药厅于 2005 年再次修订已经极为严格的中药进口标准，这表明国外对中药材产品质量安全的重视及将来中国三七产品出口所面临的严峻挑战。因此，建立三七花农药残留量检测方法有利于对三七及其制剂的发展与监控管理工作。

7.10.1　样品采集

三七花均于 2012 年 8 月采自云南境内文山州与红河州各地，晾干，粉碎，过 40 目筛，备用。

7.10.2　含量分析

1. 供试品的制备

将三七花样品粉碎，过 20 目筛。取 5 g 样品用滤纸包好放入索氏提取器，加 110 mL 石油醚，加热回流 6 h。提取液经旋转蒸发脱溶浓缩到 2 mL 左右，过弗罗里硅土 - 氧化铝混合净化柱（玻璃层析柱长 25 cm，内径 1.5 cm，上端具 30 mL 的储液杯，层析柱从下至上依次加 2 cm 无水硫酸钠、7 g 弗罗里硅土和 5 g 氧化铝混合物、2 cm 无水硫酸钠），用 30mL 乙酸乙酯 - 石油醚 (5∶95，体积比，下同) 预淋，当溶剂液面到达柱吸附层表面时，立即倒入样品溶液，用 100 mL 乙酸乙酯 - 石油醚淋洗，收集淋洗液于 K.D. 浓缩器中浓缩至近干，改用氮气吹干，用石油醚定容至 1 mL 待测。

2. 气相色谱检测条件

进样口温度：250 ℃；检测器温度：300 ℃；不分流进样。载气：高纯氮气 (纯度 99.99%)，流速：40 mL/min，尾吹 60 mL/min。升温程序：初始温度 160 ℃，保持 5 min；10 ℃/min 升至 175℃，保持 1.5 min；40 ℃/min 升至 190 ℃，保持 3 min；40 ℃/min 升至 230℃，保持 3.5 min；最后以 40 ℃/min 升至 260℃，保持 11 min。进样体积：1 μL。

7.10.3　实验结果与分析

采用气相色谱法（罗莉等，2012；曾江等，1996），测定三七花的农药残留量六六六、滴滴涕及五氯硝基苯的含量。含量测定结果见表 7.21，所测的三七茎叶与三七花样品中有机氯农药残留量，如六六六、滴滴涕及五氯硝基苯均小于 0.08 mg/kg。2010 版《中国药典》规定：六六六（总 BHC）≤ 0.2 ×10^{-6}，滴滴涕（DDT）≤ 0.2 ×10^{-6}，五氯硝基苯（PCNB）≤ 0.1 × 10^{-6}，由此可得三七花中农药残留符合《中国药典》规定标准。

表 7.21　不同产地不同生长年限三七花农药残留含量

产地	生长年限	六六六及异构体 (mg/kg)	滴滴涕及异构体 (mg/kg)	五氯硝基苯 (mg/kg)
文山州文山市1	二年	< 0.06	< 0.06	< 0.08
文山州文山市2	二年	< 0.06	< 0.06	< 0.08

续表

产地	生长年限	六六六及异构体 (mg/kg)	滴滴涕及异构体 (mg/kg)	五氯硝基苯 (mg/kg)
文山州文山市3	二年	<0.06	<0.06	<0.08
文山州文山市4	二年	<0.06	<0.06	<0.08
文山州文山市5	二年	<0.06	<0.06	<0.08
文山州文山市6	三年	<0.06	<0.06	<0.08
文山州文山市7	三年	<0.06	<0.06	<0.08
红河州泸西县	三年	<0.06	<0.06	<0.08
红河州建水县	三年	<0.06	<0.06	<0.08
红河州个旧市	三年	<0.06	<0.06	<0.08

张雪燕等（2010）建立了三七中苯醚甲环唑残留量的分析方法，并应用于三七样品检测。具体方法为：准确称取苯醚甲环唑标准品 0.0100 g，用丙酮溶解，定容至 10 mL，制成 1000 μg/mL 标准储备液。使用时再用石油醚 - 丙酮（体积比 9 : 1）稀释配制成质量浓度为 0.004 μg/mL、0.01 μg/mL、0.02 μg/mL、0.04 μg/mL、0.1 μg/mL、0.2 μg/mL 的系列标准液。气相色谱条件为：色谱柱 DB-1(15 m × 0.53 mm × 0.5 μm)；进样口温度：250℃；检测器温度：300℃；载气为高纯氮（纯度 99.999%）；柱流速：12 mL/min(恒流)；不分流进样，进样量：1 μL；柱温：150℃，保持 1 min，以 40℃/min 升至 270℃，保持 6 min。以能使仪器产生 3 倍噪声信号所需待测物的质量为最小检出衡量指标；用添加方法能检测出待测物在样品中的最低含量为本方法的最低检测限 (mg/kg)。采用外标（峰面积）- 标准曲线法定量。称取 2.0 g 样品置于 100 mL 具塞三角瓶中，加 10 mL 蒸馏水，浸泡 1 h，然后加入 30 mL 丙酮，超声波提取 30 min，加 1 g Celite545 抽滤，用 30 mL 丙酮清洗滤渣和三角瓶，合并滤液，浓缩，待液 - 液分配净化。样品净化方法为：①液 - 液分配净化：将样品用 50 mL 20% 氯化钠溶液转移至 250 mL 分液漏斗中，用石油醚 - 乙酸乙酯（体积比 5 : 1）混合溶剂 50 mL、40 mL、30 mL 分别萃取 3 次，收集有机相，过无水硫酸钠漏斗后浓缩至 1 mL，氮气吹干后用 2～3 mL 甲苯 - 丙酮（体积比 9 : 1）混合溶剂溶解残留物，待硅胶和中性氧化铝柱层析净化。②硅胶柱层析净化：玻璃层析柱 (1 cm × 20 cm) 内依次填入 2 cm 厚无水硫酸钠、3 g 失活硅胶、2 cm 厚无水硫酸钠。用 10 mL 甲苯 - 丙酮（体积比 9 : 1）混合溶剂预淋柱子，将液 - 液分配净化后的残留物转入柱中，用甲苯 - 丙酮（体积比 9 : 1) 混合溶剂 6 mL 清洗浓缩瓶 3 次，每次 2 mL，依次转入柱中，接着用

70 mL 此混合溶剂淋洗，弃去前 20 mL，收集后 50 mL 洗脱液于 150 mL 浓缩瓶中，浓缩至近干，氮气吹干，用 2～3 mL 石油醚 - 丙酮 (体积比 9 ∶ 1) 混合溶剂溶解残留物，待中性氧化铝柱净化。③中性氧化铝柱层析净化：玻璃层析柱 (1 cm×20 cm) 内依次填入 2 cm 厚无水硫酸钠、5 g 失活中性氧化铝、2 cm 厚无水硫酸钠，用 10 mL 石油醚 - 丙酮 (体积比 9 ∶ 1) 混合溶剂预淋，将硅胶柱层析净化残留物转入柱中，用石油醚 - 丙酮 (体积比 9 ∶ 1) 混合溶剂 6 mL 清洗浓缩瓶 3 次，每次 2 mL，依次倒入柱中，接着用 60 mL 此混合溶剂淋洗，弃去前 10 mL，收集后 50 mL 洗脱液于 150 mL 浓缩瓶中，浓缩后用此混合溶剂定容至 5mL，待气相色谱测定。苯醚甲环唑 GC 标准工作曲线方程为：$Y = 39699352X–150006$，$r = 0.9994$，线性范围 0.004～0.200 ng。由于三七属五加科人参属植物，药物成分极为复杂，其中许多成分的理化性质跟农药相似，使得残留农药的提取、分离与净化难度增大。因此，我们先用硅胶柱净化，通过调节甲苯 - 丙酮混合淋洗剂极性，使得共提物中相对分子质量较大的色素等干扰物留在柱中不被洗脱，从而与目标农药分离，再经过中性氧化铝柱，用石油醚 - 丙酮 (体积比 9 ∶ 1) 淋洗，取得了较为理想的净化效果 (图 7.8)。

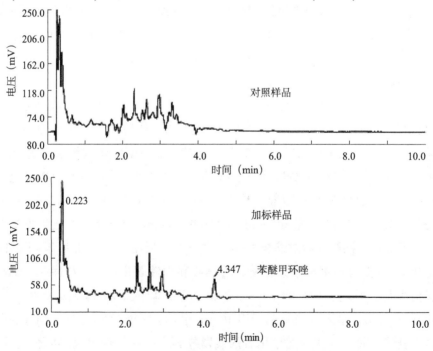

图 7.8　三七块根对照和加标样品苯醚甲环唑色谱图

依次用硅胶柱和中性氧化铝柱净化，加标样品中苯醚甲环唑添加标准为 0.1 mg/kg

分别对 15 个三七块根、须根、花样品中苯醚甲环唑含量进行 GC 法测定，结果表明，有 7 个样品检出苯醚甲环唑，检出范围为 0.02～0.60 mg/kg，检出率为 47%。从三七不同部位来看，无论是检出率还是残留水平从高到低均依次为三七花、三七须根、三七块根。

7.11　三七花重金属及有害成分分析

三七在种植、运输及加工过程中难以避免重金属的污染，随着有关重金属元素给人体生理活动造成损害的研究进一步深入，由此带来的质量安全问题也逐渐成为人们关注的热点。铅、镉、砷、铜等重金属易在体内蓄积，很难通过人体的正常代谢排出体外，从而影响人体的新陈代谢功能。人体因重金属过量导致系统癌症发生率的增加和免疫力下降。重金属污染也是影响三七质量及阻碍三七出口的一大因素。因此，很多学者研究建立了对各种有害重金属残留的检测方法。

冯光泉等（2003）利用氢化物发生原子吸收法测砷、汞，火焰原子吸收法测铅，对三七及其栽培土壤中砷、铅、汞含量进行测定，并建立了相应的测定方法。

7.11.1　样品采集

三七花均于 2012 年 8 月采自云南境内文山州与红河州各地。

7.11.2　含量分析

1. 原子荧光光度计法测定砷、铅、汞含量

砷测定条件：光电倍增管电压：300 V；砷空心阴极灯电流：35 mA；氩气流速：载气 400 mL/min；屏蔽气流量：700 mL/min；原子化器高度：8 mm。汞测定条件：光电倍增管电压：270 V；汞空心阴极灯电流：15 mA；氩气流速：载气 400 mL/min；屏蔽气流量：700 mL/min；原子化器高度：8 mm。铅测定条件：光电倍增管电压：300 V；铅空心阴极灯电流：60 mA；氩气流速：载气 400 mL/min；屏蔽气流量：1000 mL/min；原子化器高度：8 mm。

2. 原子吸收分光光度计法测定镉含量

镉测定条件：波长为 228.8 nm，光谱通带宽度：1.0 nm，灯电流：10 mA，峰高读数方式，氘灯校正背景。

3. 火焰法测定铜含量

铜测定条件：检测波长：324.8 nm，采用空气 - 乙炔火焰，燃气的流量：1.1 L/min，燃烧气高度：7.0 mm。

4. 重金属含量测定结果与分析

不同产地不同生长年限三七花中的重金属含量的检测结果见表 7.22，铅的检出量为 1.527～2.82 mg/kg；镉的检出量为 0.193～0.349 mg/kg；汞的检出量为 0.03～0.0500 mg/kg；铜的检出量为 8.24～13.27 mg/kg；砷的检出量为 0.6894～1.1192 mg/kg。

表 7.22　不同产地不同生长年限三七花重金属含量

产地	生长年限	铅 (mg/kg)	镉 (mg/kg)	汞 (mg/kg)	铜 (mg/kg)	砷 (mg/kg)
文山州文山市1	二年	1.765	0.247	0.049	11.81	0.9476
文山州文山2	二年	1.782	0.198	0.050	9.25	0.6894
文山州文山市3	二年	1.527	0.294	0.041	12.27	0.6951
文山州文山市4	二年	1.812	0.253	0.042	9.88	0.9255
文山州文山市5	二年	2.772	0.211	0.035	9.91	1.0688
文山州文山市6	三年	2.583	0.270	0.039	8.41	0.8295
文山州文山市7	三年	2.206	0.349	0.040	13.27	0.7784
红河州泸西县	三年	2.313	0.205	0.042	11.32	0.6901
红河州建水县	三年	2.570	0.193	0.050	8.54	0.9620
红河州个旧市	三年	2.820	0.213	0.036	8.24	1.1192

此外，张文斌等（2005）利用原子吸收分光光度法检测了三七饮片中铅、镉含量，利用原子荧光分光光度法测定砷、汞含量，发现三七浸膏中砷含量高于其他饮片，有可能是由于浸膏加工过程对砷具有富集作用所造成的。之后，张文斌等（2011）利用原子荧光光谱法对不同栽培地区的三七中总砷及无机砷含量进行了测定。结果表明，三七总砷残留量超过 GB/T19086《地理标志产品　文山三七》中限量标准的仅占样品总数的 7.1%，同时三七中无机砷含量占总砷的 54.8%～77.3%，故三七中无机砷含量较高。研究结果还表明，三七中总

砷和无机砷残留主要与土壤总砷含量有关。

杨玲春等（2009）也利用原子荧光光谱法测定出口三七中无机砷和总砷含量，未出现砷含量超标现象，但三七中无机砷含量占总砷的86.0%以上。

朱琳等（2010）、林龙勇等（2013）的研究同样也利用了上述的方法体系，对三七及其不同部位的砷、汞等重金属的含量进行了测定。结果发现，三七中污染较为严重的是砷和汞。

李学章等（2004）用干法灰化、硝酸浸取盐分、原子吸收法同时测定三七中的铜、镉、锂，优化了仪器工作条件，对盐酸、高氯酸、硫酸、共存元素干扰进行了试验，发现改良方法适用于三七中铜、镉、锂的检测。

参 考 文 献

陈恩成, 张名位, 彭超英, 等. 2006. 比色法快速测定糙米中 γ- 氨基丁酸含量研究. 中国粮油学报, 21(6):125.

崔翰明, 张秋燕, 彭亮, 等. 2011. 三七不同部位及总皂苷提取物 HPLC 指纹图谱研究. 中药材, 34(3): 362-367.

崔秀明, 董婷霞, 黄文哲, 等. 2002. 三七中黄酮成分的含量测定. 中草药, 33(7): 611-612.

冯光泉, 张文斌, 陈中坚, 等. 2003. 三七及其栽培土壤中几种重金属元素含量的测定. 中草药, 34(11): 1051-1054.

高崇昆. 1982. 三七花镇静作用的药理研究. 中成药, (11): 39-40.

高明菊, 崔秀明, 曾江, 等. 2009. 三七花的研究进展. 人参研究, (2): 5-7.

国家标准局. 1986. GB/T 6195-1986, 水果、蔬菜维生素 C 含量测定法(2,6- 二氯靛酚滴定法)[S].

国家标准局. 1996. JY/T019-1996, 氨基酸分析方法通则 [S].

黄持都, 胡小松, 廖小军, 等. 2007. 叶绿素研究进展. 中国食品添加剂, (3): 114-118.

江锦芳, 陈丽君, 陈惠容, 等. 2006. 三七花冰块预防化疗性口腔炎的疗效观察. 广西医科大学学报, 23(4): 551-552.

金楠, 周莉. 2007. 三七花中总皂苷对大鼠血液流变学的影响. 中国药师, 10, (12): 1193.

李福枝, 刘飞, 曾小希, 等. 2007. 天然类胡萝卜素的研究进展. 食品工业科技, 28(9): 227-232.

李惠芬, 骆达, 张庆伟. 2005. 柱前衍生化 RP-HPLC 法分析龟板中氨基酸. 昆明医学院学报, 36(11):1637.

李金梅, 许辉, 杨秋林, 等. 2012. 高效液相色谱法测定茶叶中五种水溶性维生素. 食品研究与开发, 33(8): 138-140.

李萍, 侯天印, 刘强. 2003. 三七花降脂茶治疗高血脂症 50 例. 现代中西医结合杂志, 11(3): 123-127.

李学章, 贺与平, 李维香. 2004. 原子吸收法测定三七中的铜、镉和锂. 光谱实验室, 21(4): 817-820.

林龙勇, 于冰冰, 廖晓勇, 等. 2013. 三七及其中药制剂中砷和重金属含量及健康风险评估. 生态毒理学报, 8(2): 244-249.

刘杰, 耿晓照, 刘亚平, 等. 1985. 三七花皂苷抗炎作用的实验研究. 中药通报, 10:(10).

刘军凯, 雷泞菲, 吴虹霁, 等. 2006. 常见蔬菜中维生素 C 含量的研究. 广东微量元素科学, 13(4): 56-60.

刘英, 曲媛, 崔秀明. 2015b. 高效液相色谱法测定三七地上部分维生素含量. 食品工业科技, 36(22): 49-53.

刘英, 曲媛, 崔秀明, 等. 2014. 文山、红河三七花皂苷含量的比较研究. 云南大学学报（自然科学版）, 36(5): 1-6.

刘英, 曲媛, 王承潇, 等. 2015a. 不同产地不同部位三七中总黄酮的含量测定. 安徽农业科学, 43(15): 54-55, 58.

罗莉, 陈荣洁, 丁艳芬, 等. 2012. 三七有机磷农药残留的气相分析. 云南中医学院学报, 35(4): 37-39.

吕爱娟, 吴皓. 2006. 中药中核苷类成分的研究进展. 中国中医药信息杂志, 13(7): 94.

吕晴, 秦军, 章平, 等. 2005. 同时蒸馏萃取三七花挥发油成分的气相色谱－质谱分析. 药物分析杂志, 25(3): 284-287.

马宏飞, 卢生有, 韩秋菊, 等. 2012. 紫外分光光度法测定五种果蔬中维生素 C 的含量. 化学与生物工程, 29(8): 92-94.

曲媛, 刘英, 黄璐琦, 等. 2014. 三七地上部分营养成分分析与评价. 中国中药杂志, 39(4): 601-605.

沈岚, 冯怡, 徐德胜, 等. 2007. 比色法测定三七花中总皂苷的含量. 中成药, 29(9): 1368-1370.

沈岚, 冯怡, 徐德胜, 等. 2009. 反高效液相色谱法测定三七花中人参皂苷 Rb_1 的含量. 时珍国医国药, 20(6): 1482-1483.

帅绯, 李向高. 1986. 三七花中挥发油成分的比较研究. 药学通报, 21(9): 513-514.

斯琴格日, 恩德, 依德日, 等. 2011. 苦瓜中维生素 C 含量的测定. 光谱实验室, 28(2): 846-849.

王淑琴. 1993. 中国三七. 昆明: 云南民族出版社: 435.

王彦斌, 赵鹏. 2005. 三七花含片对酒精性肝损伤保护作用的实验研究. 广西医科大学学报,

8(22): 251-252.

王佑华, 周端, 曹敏, 等. 2007. 三七花总皂苷对自发性高血压大鼠血压及心率的影响. 中西医结合心脑血管病杂志, 10(5): 965.

魏莉, 杜奕, 周浩, 等. 2008. 不同产地和生长年限三七花蕾中总皂苷及单体皂苷的含量测定. 上海中医药杂志, 42(4): 76-78.

吴晓伟, 杨剑婷, 王俊. 2012. 不同蔬菜热烫对维生素 C 的影响. 食品工业科技, 33(11): 238-240.

胥聪, 龙普明, 魏均娴, 等. 1992. 三七花挥发油的化学成分研究. 华西药学杂志, 7(2): 79-82.

许响, 李红芳. 2008. 三七花的生药学研究. 中国中医药现代远程教育, 6(10): 1303.

杨晶晶, 刘英, 崔秀明, 等. 2014c. 高效液相色谱法测定三七地上部分 γ- 氨基丁酸的含量. 中国中药杂志, 39(4): 606-609.

杨晶晶, 刘英, 曲媛, 等. 2014a. 不同方法测定三七花、茎叶中维生素 C 含量. 食品工业科技, 35(24): 53-56.

杨晶晶, 曲媛, 崔秀明, 等. 2014b. 三七地上部分中叶绿素和类胡萝卜素的含量测定. 特产研究, (2): 63-66.

杨玲春, 郑慧芳, 殷红, 等. 2009. 云南出口三七中总砷及无机砷的测定. 光谱实验室, 26(1): 51-53.

袁惠南, 刘茂坤, 赵雅灵, 等. 1987. 三七花总皂苷的抗炎症作用. 特产研究, (2): 3-8.

袁惠南, 彭茜, 赵雅灵, 等. 1984. 三七花总皂苷的镇静作用. 特产科学实验, (4): 27-29.

曾江, 崔秀明, 周家明, 等. 2007. 三七根茎的化学成分研究. 中药材, 30(11): 1388-1391.

曾江, 马妮. 1996. 食品中六六六、滴滴涕残留量的测定方法. 中华人民共和国国家标准 GB/5009. 19-1996.

张宝恒, 潘文军, 郑秦, 等. 1985. 三七花皂苷 f 的抗炎症作用. 中药药理与临床, (0): 152-153.

张冰, 陈晓辉, 毕开顺. 2009. HPLC 法同时测定三七花中鸟苷和腺苷的含量. 药物分析杂志, 29(12): 2113-2115.

张冰, 陈晓辉, 毕开顺. 2010. HPLC 法测定三七花中人参皂苷 Rb₁ 和三七皂苷 Fe 的含量. 药物分析杂志, 30(2): 233-235.

张华峰, 张蕾, 杨晓华. 2009. 紫外分光光度法测定淫羊藿中维生素 C 的含量. 光谱实验室, 26(6): 1508-1512.

张文斌, 崔秀明, 周家明. 2005. 不同三七饮片重金属含量分析. 中成药, 27(7): 790-792.

张文斌, 曾鸿超, 冯光泉, 等. 2011. 不同栽培地区的三七总砷及无机砷含量分析. 中成药, 33(2): 291-293.

张雪燕, 吴文锐, 毛佳, 等. 2010. 气相色谱法测定三七中苯醚甲环唑残留量. 湖南农业大学学报, 36(2): 229-232.

张燕丽, 左冬冬. 2011. 三七花的现代研究进展. 中医药信息, 28(1): 116-118.

郑莹, 李绪文, 桂明玉, 等. 2006. 三七茎叶黄酮类成分的研究. 中国药学杂志, 41(3): 176-178.

朱琳, 周家明, 曾鸿超, 等. 2010. 三七茎叶和花的重金属含量分析. 现代中药研究与实践, 24(2): 70-71.

朱艳琴, 殷勤红, 杨俊, 等. 2013. 超声醇溶－紫外分光光度法测定不同产地三七花中总黄酮含量. 食品与发酵工业, 39(1): 187-189.

Damien R, Bing L, Nicolas Authier, et al. 2005. GC/MS profiling of γ-hydroxybutyrate and precursors in various animal tissues using automatic solid-phase extraction. Preliminary investigations of its potential interest in postmortem interval determination. Anal Chem, 77:1354.

Diane F B, Suzanne H, Wang W Q. 2001. Dietary agents in cancer prevention: flavonoids and isoflavonoids. Pharmaco Therapy, 90: 157-177.

Leventhal A G, Wang Y, Pu M, et al. 2003. GABA and its agonists improved visual cortical function in senescent monkeys. Science, 300:812.

Park K B, Oh S H. 2007. Production of yogurt with enhanced levels of gamma-aminobutyric acid and valuable nutrients using lactic acid bacteria and germinated soybean extract. Bioresour Technol, 98(8):1675.

Vasilis P A, Athanasios P, Dionisios V, et al. 2010. Dietary flavonoids in cancer therapy and prevention: Substrates and inhibitors of cytochrome. Pharmaco Therapy, 126: 9-20.

第8章

三七茎叶质量研究

8.1 概　　述

三七茎叶为五加科人参属植物三七 *Panax notoginseng* (Burk.) F. H. Chen 的干燥茎叶。三七茎叶性温、味辛，主要用于止血、消肿、定痛，治疗吐血、衄血、便血、外伤出血、痈肿毒疮、跌打肿痛、偏头痛等症。但是，多年来，国内外对三七的研究多限于根，对地上部分的开发应用较少，现代化学及其药理实验等研究发现，绝大多数同株植物器官之间均有很大相关性，如成分种类及功能主治等大体相似或相关，而目前，自然资源日益减少，人们受返璞归真影响，追求自然药品及保健品日趋增多，自然资源的开发利用现状已与社会的发展不相适应。因此，研究开发以往废弃的三七茎叶中的有效成分，综合利用三七各部分已势在必行。

《生草药性备要》称三七茎叶"味辛，入肝、胃二经"。《本草纲目》称三七茎叶"治折伤、跌扑出血，敷之即止，青肿经夜即散，余功同根"；《生草药性备要》称三七茎叶"治跌打，消察散血，敷毒疮，治痰火，又能止血"。《广南地志资料（上册）》（民国十二年）曰："三七产于县治各乡山地，花果似韭子，草本年约出数万斤，根叶均入药用，其花可作茶饮，根血之功高出花旗参之，其叶颈台三张二台四张三四台故名三七"。吴其浚在《植物名实图考》中曰："余在滇时，以书询广南，答云，三七茎叶，畏日恶雨，土司利之，亦勤栽培……盖皆种生，非野卉也"（周家明等，2009）。由此可见，三七茎叶自古便有其药用、食用价值。

国内外学者从人参茎叶中分离的黄酮类成分，均为山柰酚及其苷类，而从三七茎叶中分得的黄酮类成分经鉴定为槲皮素 -3-O- 槐化糖苷类（魏均娴等，1989）。三七茎叶提取的多糖为白色粉末状结晶，溶于水，平均分子量为12 000，具有较大比旋正数，揭示糖苷键为 α 构型，是 D- 葡萄糖，一般具有生物活性（黄桂宽，1996a）。除黄酮、多糖外，三七茎叶中富含微量元素锗（黄桂宽，1995）。此外，三七茎叶中含有大量的皂苷，其主要活性成分绝大部分属 20(S)- 原人参二醇型皂苷。薄层层析初步鉴定认为三七叶苷含 14 种以上化学成分，其中的人参皂苷 Rb_1、Rb_3、Rc，三七胆苷和三七皂苷 Fa、Fc、Fe，已有前人对其进行了提取分离和结构鉴定，以 Rb_1、Rb_3 含量最高（Hui et al., 2011）。三七茎叶中的化学成分复杂，除含有人参皂苷 Rb_1、Rb_3、Rc，三七叶皂苷XIII、IX、X、VI，三七皂苷 Fa、Fc、Fe 等 14 种化学成分外，还含有糖类、黄酮、黄酮类化合物、果胶、色素、脂质、蛋白质等化学成分（耿家玲等，2001）。此外三七茎叶中还富含大量人体必需 Mg、P、Ca、Mn、Na、Fe、Zn、Se 等（郝南明等，2004）。

近年来的研究表明三七茎叶毒副作用小，可供药用又可食用，具有抗炎、镇痛、抗抑郁、提高免疫力等作用（Hui et al., 2011）。其中三七叶苷能显著减少小鼠的自发活动，对抗咖啡因所引起的兴奋，增强镇静催眠药的作用（雷伟亚等，1984）。三七叶苷可明显降低 Wistar 大鼠和鹌鹑血清三酰甘油、胆固醇含量，提示三七叶苷具有明显降血脂作用。以三七叶苷为主要成分的速效降脂灵胶囊，具有治疗高血脂症、预防冠心病及动脉粥样硬化症的功效（徐庆等，1993）。三七茎叶中人参二醇苷 Rb_1 抗炎作用的机制可能与其抑制花生四烯酸代谢限速酶 PLA_2 活性，从而降低其炎性产物如 PGE_2 等生成有密切关系（李淑慧等，1999）。不仅如此，三七叶苷可延长果蝇平均寿命，提高其飞翔能力，降低头部脂褐素含量，抑制小鼠体内外组织的 LPO 生成并提高小鼠血、脑组织 SOD 活性（梁钢等，1993）。韦嘉松等（1993）报道三七叶苷延寿、抗衰老的机制可能是通过直接减少自由基的形成，抑制体内脂质过氧化及激活 SOD 活性，从而加速自由基清除，降低自由基对机体结构与功能的损害。

目前对三七茎叶及其活性成分的深入研究和开发利用滞后于中医临床应用，其作用机制和物质基础都有待于深入研究。因此，合理开发利用三七茎叶药物资源，对为广大人民群众患者服务，提高综合利用三七的经济效益，具有一定的意义。

8.2 三七茎叶鉴别

8.2.1 显微鉴别

三七茎叶粉末呈淡黄绿色，上下表皮细胞壁深弯曲，气孔不等式。梯纹、螺纹及网纹导管直径 10 ~15 μm，树脂道碎片易见，含黄色分泌物。

8.2.2 理化鉴别

人参皂苷 Rb_1、Rc、Rb_3 可作为三七茎叶的鉴别特征，三七茎叶薄层色谱图见图 8.1。人参皂苷 Rb_1、Rc、Rb_3 的薄层鉴别方法如下。

供试品溶液制备：取三七茎叶粉末 0.5 g，加 20 mL 甲醇浸泡，静置过夜。水浴加热保持微沸 2 h，冷却，离心，取上清液，蒸干。残渣加甲醇 1 mL 使溶解，作为供试品溶液。

对照品溶液的制备：分别取人参皂苷 Rb_1、Rc、Rb_3 对照品，加甲醇分别制成每 1 mL 各含 0.5 mg 的溶液，作为对照品溶液。

薄层板：硅胶 G 薄层板。

点样：供试品溶液和对照品溶液分别点样 2~5 L。

展开剂：以三氯甲烷 - 甲醇 - 水（65 ：35 ：10）10℃以下放置后的下层溶液为展开剂。

显色：喷以硫酸乙醇溶液（10%～20%），105℃加热至斑点显色清晰，在日光下检视斑点。

结果：如图 8.1 所示。

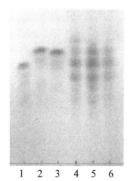

图 8.1 三七茎叶薄层色谱图

(1.参皂苷 Rb_1；2.人参皂苷 Rc；3.人参皂苷 Rb_3；4 ~ 6.不同产地三七茎叶样品)

8.3　三七茎叶皂苷含量分析

三七茎叶皂苷是三七地上部分提取的总皂苷，含量为 4%~6%，其中人参皂苷 Rb_3、人参皂苷 Rc、三七皂苷 Fc、人参皂苷 Rb_1 含量较高（Yang et al.，1983）。对三七叶苷的化学研究表明，其主要含有原人参二醇型皂苷，几乎不含原人参三醇型皂苷（魏均娴等，1986），这是与三七根皂苷的最大不同点之一。1983 年已有文献报道（Yang et al.，1983）从三七茎叶中分得了 7 种皂苷成分：人参皂苷 Rb_1、Rb_3、Re，七叶胆苷IX，三七皂苷 Fa、Fc、Fe。随着研究的不断深入，李海舟等（2000）从三七茎叶乙醇提物中分离、鉴定了 16 个化合物，分别为：人参皂苷 Rh_2、F_2、Rg_3、Rg_1、Rd、Re、Rb_3、Rb_1、Rc，七叶胆皂苷 XIII、IX、XVIII，三七皂苷 R_1、Fa，甘草素及芹糖甘草。这些单体皂苷成分大多数为达玛烷型的 20(S)- 原人参二醇型和 20(S)- 原人参三醇型。近年来研究发现，三七茎叶皂苷具有镇静催眠、镇痛、抗炎、抗衰老等药理作用（Xiang et al.，2011）。此外，三七茎叶皂苷对心肌缺血 / 再灌注损伤具有保护作用（任小宇等，2012）。其还能显著减少小鼠的自发活动，对抗咖啡因所引起的兴奋，增强镇静催眠药的作用；100 mg/kg 三七茎叶皂苷给小鼠灌胃，能够抑制小鼠扭体反应次数，并能提高热板法痛反应阈（王子平等，2007）。由文献报道和我们的研究工作来看，三七茎叶总皂苷是三七茎叶的主要化学成分。不仅种类繁多含量丰富，并已经证明是三七茎叶主要的活性成分。因此，本节对三七茎叶中皂苷含量分析方法进行归纳与介绍。

孔海宁等（2007）用 HPLC-UV 方法建立了三七茎叶提取物的指纹图谱并采用 HPLC - MS 方法确定了主要皂苷活性组分，方法如下。

8.3.1　供试品的制备

精密称取三七茎叶提取物粉末 25 mg，加入乙腈 25 mL，超声 30min，用乙腈补足减失质量，制成 1.0 mg/mL 的供试品溶液，经 0.45 µm 有机系微孔滤膜过滤后进样。

8.3.2　色谱分析条件

高效液相色谱：分析色谱柱 (150 mm × 4.6 mm，C_{18}，5µm)；V（乙腈）：

V（水）=32 ： 68 等度洗脱；流速 0.7 mL/min；检测波长为 203 nm；柱温 40℃。

质谱：离子源为大气压解离源 - 电喷雾（ESI）。检测模式为负离子流模式。扫描范围：m/z 为 200～1500。辅助气 N_2 为 35×10^5 Pa。鞘气为 5×10^5 Pa。毛细管温度为 300 ℃。毛细管电压为 4.5 kV。质谱数据采集模式为自动质谱/质谱。

8.3.3 方法学考察

1. 精密度试验

取同一批三七茎叶提取物粉末，按供试品溶液制备方法制备供试品后，取溶液 10 μL 连续进样 5 次，测定指纹图谱，记录各色谱峰保留时间和峰面积。以人参皂苷 Rb$_3$ 色谱峰的保留时间和峰面积为参照，计算样品中主要色谱峰的相对保留时间和相对峰面积，并求出对应的相对标准偏差（RSD）和平均值（Mean）。相对保留时间的 RSD 均小于 0.69%，相对峰面积的 RSD 均小于 0.63%。

2. 稳定性试验

取同一批三七茎叶提取物粉末，按供试品溶液制备方法制备供试品后，取溶液 10μL 注入高效液相色谱仪中进行 HPLC 分析，分别于 0 h、2 h、4 h、6 h、8 h 和 10 h 连续检测，记录各色谱峰保留时间和峰面积。以人参皂苷 Rb$_3$ 色谱峰的保留时间和峰面积为参照，计算样品中主要色谱峰的相对保留时间和相对峰面积，相对保留时间的 RSD 均小于 0.46%，相对峰面积的 RSD 均小于 0.51%。

3. 重现性试验

取同一批三七茎叶提取物粉末 6 份，按供试品溶液制备方法制备供试品后，取溶液 10 μL 进行 HPLC 分析，记录各色谱峰保留时间和峰面积，以人参皂苷 Rb$_3$ 色谱峰的保留时间和峰面积为参照，计算样品中主要色谱峰的相对保留时间和相对峰面积，相对保留时间的 RSD 均小于 0.99%，相对峰面积的 RSD 均小 0.56%。

8.3.4 三七叶苷的HPLC-UV分析

在上述色谱分析条件下，分别测定 10 批三七茎叶提取物的指纹图谱，标定共有指纹峰 14 个，其中包括作为参照物的人参皂苷 Rb₃ 色谱峰 (S 峰)。且共有峰面积占总峰面积的93% 以上，满足规定要求。三七茎叶提取物与对照品 Rb₃ 的 HPLC 指纹图谱见图 8.2。

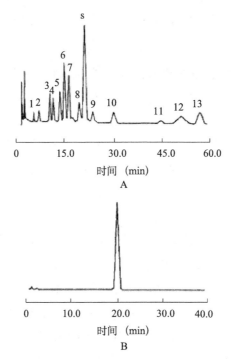

图 8.2　三七茎叶提取物（A）与标准品 Rb₃（B）的指纹图谱

此外，刘英等（2015a）对不同产地三年生三七茎叶总皂苷含量进行了测定。分析方法为：称取三七茎叶粉末 1.5g，加 20 mL 70% 乙醇溶液浸泡过夜，加热回流提取三次，时间分别为 2 h、1 h、2 h。收集提取液，于 3500 r/min 离心 15 min，旋干上清液，加 20 mL 水溶解，加 30 mL 石油醚萃取两次，收集水层。待水层旋干至 6 mL，过 D101 型大孔吸附树脂柱 (内径 2 cm，长 30cm)，以水 120 mL 洗脱，弃去水液，再用 20% 乙醇、50% 乙醇、70% 乙醇各 40 mL、40 mL、320 mL 先后洗脱，合并洗脱液，旋干，残渣加甲醇溶解并定容至 25mL 容量瓶中，混合均匀，即得供试品溶液。精密吸取三七总皂苷对照品溶液及供试品溶液适量，至具塞磨口试管中，待甲醇挥干后，加入 0.2 mL 新鲜配制的 5% 香兰素 - 冰醋酸试剂，

0.8 mL 高氯酸，于 60℃ 水浴加热 15 min，冰水浴冷却后，加 5 mL 冰醋酸摇匀。经紫外分光光度计扫描，三七总皂苷对照品溶液、供试品溶液于 545 nm 处有一明显吸收峰。因此，确定 545 nm 为三七茎叶总皂苷的吸收波长。结果显示见表 8.1，文山州丘北县三七茎叶（2 号）总皂苷含量最高，为 10.13%，高于红河州建水县与蒙自市的三七茎叶（分别为 8.34%、8.26%），且两者含量相差不大；文山州文山市三七茎叶（3 号）总皂苷含量最低，为 7.73%。三年生三七茎叶的总皂苷含量范围为 7.73%~10.13%。

表 8.1　不同产地三年生三七茎叶总皂苷含量测定

编号	产地	总皂苷含量(%)	RSD(%)
1	文山州文山县老回龙乡	8.21	1.93
2	文山州丘北县	10.13	2.51
3	文山州文山市	7.73	1.77
4	红河州建水县	8.34	3.14
5	红河州蒙自市	8.26	1.69
平均值		8.53	

　　还有研究者（朱洁等，2004）对三七叶单体皂苷的定量分析方法进行了研究，以人参皂苷 Rb_1、Rb_3 和 Rc 作为质量指标，采用 HPLC-ELSD 法进行检测，并与 HPLC-UV 法进行了比较。对照品溶液的制备方法为：精密称取人参皂苷 Rb_1 3.5 mg，人参皂苷 Rb_3 7.5 mg 和人参皂苷 Rc 10 mg，置于 10 mL 容量瓶中，加入甲醇稀释至刻度，摇匀，即得混合对照品溶液。避光保存，备用。供试品溶液的制备方法为：精密称取三七叶总皂苷 0.05g(精确到 0.000 2 g)，置于 10 mL 容量瓶中，加入适量甲醇，超声处理 10 min，冷却至室温，加甲醇至刻度，摇匀，即得。色谱条件为：HPLC-UV 的色谱条件为：色谱柱：Agilent Extend-C_{18} 柱（250 mm × 4.6 mm，5 μm）；流动相为乙腈 (A) - 水 (B)，采用梯度洗脱：0 min 25% A，8 min 35%A，15 min 40 % A；体积流量为 1.0 mL/min；柱温为 22℃；检测波长为 205 nm。HPLC-ELSD 的色谱条件为：色谱柱：Agilent Extend-C_{18} 柱（250 mm × 4.6mm，5 μm）；流动相为乙腈 (A)- 水 (B)，采用梯度洗脱：0 min 25% A，8 min 35% A，15 min 40% A；体积流量为 1.0 mL/min；柱温为 22 ℃。ELSD 参数：氮气流速为 1.5 mL/min，气化温度为 80 ℃，蒸发温度为 90 ℃。标准曲线和线性范围考察方法为：精密吸取上述对照品溶液 5 μL、10 μL、15 μL、20 μL、25 μL、30 μL，在上述 HPLC-ELSD 色谱条件下进样，以峰面积 (Y) 为纵坐标，进样量 (X) 为横坐标作标准曲线，回归方程和线性范围见表 8.2 所示。

表 8.2　各组分的回归方程和线性范围

人参皂苷	回归方程	r	线性范围(μg)
Rb$_1$	$Y = 217.38\,X + 34.789$	0.9988	1.75~10.50
Rc	$Y = 87.116\,X + 25.201$	0.9991	5.0~30.0
Rb$_3$	$Y = 134.83\,X + 21.033$	0.9997	3.75~22.50

方法学考察方法为：

（1）精密度试验

取上述对照品溶液重复进样 6 次，测得人参皂苷 Rb$_1$、Rc 和 Rb$_3$ 峰面积的 RSD 分别为 0.52%、0.23%、0.16%。

（2）稳定性试验

取上述对照品溶液，每隔 30 min 进样，连续 4h，结果 4h 内人参皂苷 Rb$_1$、Rc 和 Rb$_3$ 的峰面积积分值基本稳定，峰面积的 RSD 分别为 1.5%、1.9%、0.8%。

（3）重现性试验

取三七叶总皂苷样品（批号：20010901）共 5 份，制备供试品溶液，测得人参皂苷 Rb$_1$、Rc 和 Rb$_3$ 的质量分数的 RSD 分别为 1.9%、2.8%、2.2%。

按上述方法对不同批号的三七叶苷进行了含量测定，结果如表 8.3 所示。

表 8.3　样品含量的测定结果 ($n = 3$)

批号	人参皂苷(mg/g)			
	Rb$_1$	Rc	Rb$_3$	总量
20010901	25.8	128.6	127.8	282.2
20010902	31.6	130.7	140.3	302.6
20010904	27.7	129.1	129.9	286.7

此外，郁杰等（2010）参照《中国药典》(一部)，对试验条件进行比较优化，建立了 HPLC-MS/MS 方法。液相色谱条件为：色谱柱：Thermo 电子公司 BDSHY-PERSULC$_{18}$（150 mm × 2.1 mm，5μm）；流动相乙腈（B）和水 (A) 按以下方式梯度洗脱：流动相 B：20% → 30% (3min)，30% → 75%(5 min)；75% → 90%(10 min)。柱温：30 ℃；流速：0.3 mL/min，进样量：5 μL。质谱条件为：采用电喷雾离子源 (ESI) 负离子模式进行检测，检测模式为多反应离子监测模式 (MRM)。具体仪器参数：离子喷雾电压 (IS) 为 4100V；离子源雾化温度 (TEM) 均为 450 ℃；去簇电压 (额定电压) (DP) 为 110V；激发碰撞电压 (CE) 为 −65 V。用于定量分析的对照品离子对为：人参皂苷 Rb$_1$ m/z 1107.9 → 783.7；内标物紫杉醇 m/z 852.5 → 525.3。精密称取人参皂苷 Rb$_1$ 4.33 mg 于 10 mL 容量

瓶中，得该类对照品的对照品储备液。精密称取紫杉醇 1.01 mg 于 10 mL 容量瓶中，加入甲醇至刻度，超声 30 min，取上述溶液 100 μL 至 10 mL 容量瓶中，加入甲醇至刻度，涡旋振荡 1 min，即得内标溶液。供试品溶液的制备方法为：称取三七茎叶 1 kg，过 20 目筛，以 10 倍量 80% 乙醇提取 3 次，每次 1.5 h。提取液浓缩后分别经乙醚、正丁醇萃取，正丁醇萃取物经大孔树脂纯化后得三七茎叶总皂苷 (SLPN)。精密称取 SLPN 粉末 0.2 g 于 10 mL 容量瓶中，加入甲醇至刻度，超声 30 min 得供试品储备液。取供试品储备液 100 μL 和内标溶液 100 μL，加甲醇稀释至 1 mL，涡旋振荡 2 min，经 0.45 μm 有机滤膜过滤，即得供试品溶液。样品含量测定方法为称取 3 份 SLPN 样品各 0.2 g，按上述方法制备供试品溶液，按上述色谱条件进行操作，采用标准曲线计算含量，结果见表 8.4 所示。

表 8.4　三七茎叶总皂苷中人参皂苷 Rb$_1$ 的含量（$n=3$）

SLPN	人参皂苷Rb$_1$的（mg/g）
20080301	4.75
20080308	5.26
20080316	4.94

刘英等（2015a）还分别取不同产地三七茎叶供试品溶液，按照总皂苷含量分析的色谱条件测定，记录色谱图。将测得峰面积代入各自的线性方程，计算 4 种单体人参皂苷 Rb$_1$、Rc、Rb$_2$、Rb$_3$ 的百分含量，结果见表 8.5；产地红河州蒙自市与文山州马关县马白镇马安山的三七茎叶 4 种皂苷含量对比可见图 8.3(B)。

表 8.5　三七茎叶 4 种单体皂苷的含量测定

产地	Rb$_1$(%)	Rc(%)	Rb$_2$(%)	Rb$_3$(%)	Rb$_1$: Rc : Rb$_2$: Rb$_3$	(Rb$_1$+Rc+Rb$_2$+Rb$_3$)(%)
红河州屏边县	0.32	0.85	0.19	0.88	1 : 2.66 : 0.59 : 2.75	2.24
红河州屏边县绕瓦塘乡	0.35	1.36	0.30	1.50	1 : 3.89 : 0.86 : 4.29	3.51
红河州建水县	0.34	1.23	0.36	1.77	1 : 3.62 : 1.06 : 5.21	3.70
红河州建水县官厅镇	0.33	1.28	0.32	1.36	1 : 3.88 : 0.97 : 4.12	3.29
红河州蒙自市	0.23	0.80	0.21	0.93	1 : 3.48 : 0.91 : 4.04	2.17
红河州砚山县盘龙江	0.37	1.30	0.32	1.67	1 : 3.51 : 0.86 : 4.51	3.66
文山州文山县老回龙乡	0.33	0.89	0.27	1.12	1 : 2.70 : 0.82 : 3.39	2.61
文山州文山县东山乡	0.27	0.89	0.25	1.29	1 : 3.30 : 0.93 : 4.78	2.70
文山州文山市	0.37	0.97	0.32	1.41	1 : 2.62 : 0.86 : 3.81	3.07

续表

产地	Rb₁(%)	Rc(%)	Rb₂(%)	Rb₃(%)	Rb₁：Rc：Rb₂：Rb₃	(Rb₁+Rc+Rb₂+Rb₃)(%)
文山州马关县仁合镇	0.46	0.91	0.24	1.28	1：1.98：0.52：2.78	2.89
文山州马关县马白镇大龙潭	0.45	1.41	0.31	2.19	1：3.13：0.69：4.87	4.36
文山州马关县马白镇马安山	0.49	1.63	0.43	1.97	1：3.33：0.88：4.02	4.52
文山州西畴县西洒镇	0.47	1.43	0.39	1.79	1：3.04：0.83：3.81	4.08
文山州丘北县	0.29	0.90	0.29	1.06	1：3.10：1.00：3.66	2.54
平均	0.36	1.13	0.30	1.44		

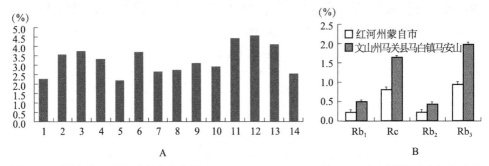

图 8.3　不同产地三七茎叶中皂苷含量 (Rb₁+Rc+Rb₂+Rb₃)% 比较 (A) 与红河州蒙自市与文山州
马关县马白镇马安山三七茎叶 4 种皂苷含量对比 (B)

在优化三七叶总皂苷提取工艺技术的基础上，有研究者应用 HPLC 分析技术，对三七叶和茎的主要皂苷成分进行分析比较（郑立雄等，2014）。供试品溶液的制备方法为：分别精密称取三七叶和茎样品各 1g，加 50mL 甲醇，超声 30min，回收甲醇，残渣定容至 10mL，微孔滤膜（0.45μm）过滤，即得。对照品溶液的制备方法为：分别精密称取人参皂苷 Rb₃ 和 Rb₁，以及三七叶皂苷 Fa 和 Fc 各 5mg，置于 10mL 容量瓶中，甲醇溶解，稀释至刻度，使浓度为 0.5mg/mL，微孔滤膜（0.45μm）过滤，即得。Rb₃ 和 Rb₁ 的含量测定方法为精密吸取对照品溶液与供试品溶液各 10μL，注入液相色谱仪，参照《中国药典》（2010 年版）"七叶神安片"项下方法进行含量测定。色谱条件为：Agilent1200 液相色谱仪，二极管阵列检测器，Zorbox SB-C₁₈ 色谱柱（5μm，4.6mm×250mm）；流动相：乙腈（A）-0.3% 磷酸水（B），梯度洗脱：0min 20%A，5min 30%A，20min 45%A；流速：1.0mL/min；柱温：25℃；检测波长：203nm。三七茎和叶中 Rb₃ 和 Rb₁ 的含量测定结果如表 8.6 所示。

表 8.6　三七茎和叶中 Rb_3 和 Rb_1 的含量测定结果

编号	批号	Rb_3(%)	Rb_1(%)	编号	批号	Rb_3(%)	Rb_1(%)
三七叶	WY20110921	0.959	0.054	三七茎	WJ20110921	0.152	0.800
	WY20111009	1.72	0.060		WJ20111009	0.148	0.792
	WY20121013	1.220	0.063		WJ20121013	0.160	0.865
	XY20120918	0.836	0.048		XJ20120918	0.034	0.613
	XY20120927	0.793	0.043		XJ20120927	0.036	0.650
	XY20121016	0.811	0.045		XJ20121016	0.035	0.622
	DY20120924	1.055	0.057		DJ20120924	0.431	1.020
	DY20121022	1.108	0.059		DJ20121022	0.467	1.110
	DY20121025	1.274	0.069		DJ20121025	0.430	1.000

8.4　三七茎叶多糖含量分析

三七茎叶多糖为白色粉末结晶，溶于水，平均分子量为 1.2×10^4，具有较大的比旋正数，糖苷键为 α- 构型，不含酰基和糖醛酸，属中性多糖（黄桂宽，1996b）。研究表明，三七中多糖类成分具有增强免疫功能、促进巨噬细胞和抗体分泌细胞的活性等作用。目前，对于多糖的含量分析，多采用苯酚 - 硫酸法，而 DNS 比色法因其操作方便、节约成本、准确可靠的特点，近年来也被广泛用于多糖的含量测定。

黄桂宽（1996b）采用乙醇回流提取三七茎叶多糖，残渣用沸水提取，乙醇沉淀，Sevag 法去蛋白，透析，乙醇沉淀，干燥后得到三七茎叶粗多糖，先后再用无水乙醇、丙酮洗涤，真空干燥得白色粉末状结晶三七茎叶多糖。取三七茎叶多糖 10mg 用 2mol/L 三氟乙酸 1mL，于 100℃ 封管水解 10h。水解物经除酸、水溶后进行 HPLC 色谱分析。流动相为乙腈 - 水 - 甲醇（90：10：5），用示差折光检测器检测，根据各组分的峰面积比较计算相对百分含量。

王扣等（2006）从水提三七叶苷的废弃液中提取多糖，并采用 3,5- 二硝基水杨酸 (DNS) 比色法对其含量进行测定。含量测定首先配制 3,5- 二硝基水杨酸（DNS）试剂，称取 3,5- 二硝基水杨酸 3.15g，溶于 131mL 2mol/L NaOH 溶液中，再将其加入到 250mL 含 91.0g 酒石酸钾钠的热水溶液中，搅拌使溶解，然后加入 2.5g 苯酚和 2.5g 亚硫酸钠，充分搅拌，溶解，冷却后定容至 500mL，用棕色瓶储存，放置 1 周后稳定。葡萄糖标准溶液的配制方法为，精密称取 D- 无水葡萄糖 5.3mg 于 10mL 容量瓶中，加水溶解配成 530μg/mL 的对照品溶液。样品溶液的配制方法为，准确称取粗多糖 50mg 一份置 25mL 容量瓶中，加水溶解，定容至刻度，摇匀，作还原糖供试液；另称取 500 mg 粗多糖置 150 mL 锥形瓶中，用 15 mLH$_2$O 溶解后加入 10 mL 6mol/L HCl，封口，于沸水浴中加热 60 min，取出冷却至室温，用 6 mol/L NaOH 溶液调 pH 值到 8.0，抽滤至 100 mL 容量瓶中，残渣用水冲洗，定容，摇匀。从中吸取 10 mL 稀释到 25 mL 作总糖供试液。标准曲线的绘制方法为：精密吸取葡萄糖标准溶液 0.4 mL、0.8 mL、1.2 mL、1.6 mL、2.0 mL 置 25 mL 容量瓶中，分别加水使成 2.0 mL，各加 1.5 mL DNS 试剂，摇匀，于沸水浴中加热 5 min，取出后迅速冷却，加水定容至刻度。用紫外分光光度计于 485 nm 处测定各溶液的吸光度，同时以 2.0 mL 去离子水作空白，计算回归方程。样品的含量测定方法为，分别吸取还原糖供试液与总糖供试液各 1.0 mL 置 25 mL 容量瓶中，按上述标准曲线的绘制方法中描述的葡萄糖标准溶液测定方法测定单糖与总糖含量，平行测定 3 份。按以下公式计算样品中多糖含量：还原糖含量 = 溶液中还原糖毫克数 × 稀释倍数 / 样品毫克数 ×100%，总糖含量 = 水解后还原糖毫克数 × 稀释倍数 / 样品毫克数 × 0.9×100%，多糖含量 = 总糖含量－还原糖含量。

此外，还有研究者采用蒽酮 - 硫酸比色法于 528 nm 波长处用分光光度法测定了三七茎叶中多糖的含量（刘岩等，2012）。三七茎叶多糖溶液的制备方法有两种，方法 1：取 2g 三七茎叶细粉，精密称定，置圆底烧瓶中，加 80% 乙醇 50 mL，置水浴中回流 1.5 h，趁热过滤，残渣用 80% 热乙醇洗涤 3 次，10 mL/ 次，将残渣及滤纸置烧瓶中，加水 150 mL，置沸水浴中加热回流 2 h，取回流液离心 20 min(4000r/min)，上清液即为三七多糖溶液 1。方法 2：取 2 g 三七茎叶细粉，精密称定，置圆底烧瓶中，加水 150 mL 置沸水浴中加热回流 2 h，取回流液离心 20 min(4000 r/min)，上清液即为三七多糖溶液 2。精密称取 105 ℃ 干燥至恒重的葡萄糖对照品 24.61 mg，置 25 mL 容量瓶中，加水溶解并稀释至刻度，摇匀，即得 0.984 4 g/L 的无水葡萄糖对照溶液，4 ℃ 保存备用。取 98 % 的浓硫酸 76 mL，稀释成 100 mL 溶液；称取蒽酮 0.20 g，放入 100 mL 容量瓶中，逐渐加入上述配制的硫酸溶液至刻度并摇匀，冷却至室温，备用 (需临用前现配) 作为显色剂。精密吸取无水葡萄糖对照溶液各 0.10 mL、0.20 mL、0.30 mL、0.40 mL、0.50 mL、0.60 mL 置于 10 mL 具塞比色试管中且都用蒸馏水补至 2.0 mL 作为对照品溶液。在冰水浴中分别于上述标准使用液中缓缓滴加 0.2 % 蒽酮 - 硫酸溶液至刻度，摇匀，放冷后置沸水浴中保温 15 min，取出，立即置冰水浴中冷却 15 min，取出，以相应试剂为空白，于 528 nm 波长处测吸光度，以吸光度为纵坐标，葡萄糖质量为横坐标，绘制标准曲线，得标准曲线及回归方程，回归方程为 $Y=2.2777X-0.0505(r=0.9991)$。结果表明葡萄糖在（0.1～0.6）g/L 与吸光度呈良好的线性关系。

8.5 三七茎叶黄酮含量分析

黄酮是三七茎叶中的有效部位之一。现代研究表明，三七黄酮类成分具有增加冠状动脉血流、降低心肌耗氧量、抗心律失常、抗氧化、抗衰老及增强机体免疫力等功能，具有治疗老年性痴呆症的可能，其在心脑血管疾病防治及保健等方面有广泛的应用前景。随着近几年三七产业的快速发展，对三七开发研究的不断深入，对三七各部位的开发利用逐步得到关注。前人的研究表明，三七的地上部分及地下部分均可分离得到黄酮类成分。有研究者从三七茎叶中分离得到 6 个黄酮类单体化合物，分别为山柰酚、槲皮素、山柰酚 -7-O-α-L- 鼠李糖苷、山柰酚 -7-O-β-D- 半乳糖苷、山柰酚 -3-O-β-D- 半乳糖葡萄糖苷、槲皮素 -3-O-β-D- 半乳糖葡萄糖苷（郑莹等，2006）。目前对三七茎叶黄酮的含量分析多采取硝酸铝 - 亚硝酸钠比色法测定总黄酮含量，即利用黄酮类化合物与铝盐反应生成红色络合物，以芦丁为标准品在 500nm 处测定吸光度（张志信等，2006；张仕秀，2005；张志信等，2005）。因此，本节对三七茎叶中黄酮含量分析进行介绍。

刘英等（2015b）对三七茎叶黄酮的含量进行了分析，方法如下。

8.5.1 样品采集

三七茎叶均于 2012 年 8 月采自云南境内文山州与红河州各地，晾干，粉碎，过 40 目筛，备用。

8.5.2 含量分析

1. 对照品溶液的制备

精密称取适量的槲皮素对照品，加甲醇配制成浓度为 20 μg/ mL 的对照品溶液。

2. 供试品溶液的制备

精密称定 0.1g 三七茎叶样品粉末，加 10mL 70% 乙醇，沸水提取两次，每次 30min，3500r/min 离心 15min，收集两次离心所得上清液，定容至 25mL 容量瓶中，即得。

3. 吸收波长的确定

精密量取"1. 对照品溶液的制备"中已配置好的槲皮素对照品溶液适量，以相应试剂甲醇作为空白对照，经紫外 - 分光光度计扫描，槲皮素对照品溶液于 256nm 处有一明显吸收峰。因此，确定 256nm 为三七总黄酮的吸收波长。

4. 标准曲线的制备

精密量取 20μg/mL 槲皮素对照品溶液适量，加甲醇稀释为原浓度的 1/15、1/10、1/5、1/2.5、1/1.5、1 倍，以相应试剂作为空白对照，在 256 nm 波长下测定其吸光度，绘制标准曲线，以吸光度（A）为横坐标，检测浓度（C）为纵坐标，制备标准曲线，得回归方程为 $C = 0.0433 A - 0.0114$（$r^2 = 0.9986$），线性范围为 1.33 ~ 20 μg/mL。

5. 方法学考察

精密吸取不同浓度的对照品溶液，连续进样 5 次，计算得精密度的 RSD 值为 2.38%，表明仪器精密度良好；按"2. 供试品溶液的制备"方法平行制备 5 份供试品测定含量，测得百分含量的 RSD 值为 2.97%，表明该试验方法重现性良好；取"2. 供试品溶液的制备"中供试品溶液，分别在 0h、2h、4h、6h、8h、12h、24 h 进行紫外测定，计算所测总黄酮成分的百分含量及 RSD 值，结果 RSD 值为 1.96%，说明供试品溶液在 24 h 内稳定。

6. 加样回收率试验

取已知含量的样品 15 mL，分别精密加入三七总皂苷适量，按照"2. 供试品溶液的制备"方法进行制备与测定。所测结果，代入线性方程进行计算，得到平均加样回收率为 98.52%，RSD 值为 3.1%。

8.5.3 三七茎叶总黄酮含量测定结果与分析

如表 8.7 所示，三七茎叶含有较高的总黄酮含量，不同产地三七茎叶总黄酮的含量为 1.01%～2.35%，13 个产地三七茎叶总黄酮含量平均达到了 1.77%，比主根 0.19% 高出 9 倍，比根茎的 0.50% 也高出 4 倍。从产地来看，文山州马关县马白镇马安山和红河州建水县磨玉村的三七茎叶总黄酮含量最高，为 2.16%，而相邻的马关县马白镇大龙潭含量最低，为 1.01%。

表 8.7 不同产地三年生三七茎叶总黄酮含量测定结果

产地	总黄酮含量(%)	RSD(%)
文山州文山市老回龙乡	1.48	2.11
文山州文山市东山乡	1.83	0.98
文山州文山市平坝乡	1.67	0.79
文山州马关县仁合镇	1.41	1.23
文山州马关县马白镇大龙潭	1.01	0.55
文山州马关县马白镇马安山	2.16	1.63
文山州西畴县西洒镇	1.82	2.33
文山州丘北县八大哨乡	1.91	3.01
红河州屏边县湾塘乡	2.16	0.99
红河州屏边县绕瓦塘乡	1.84	0.65
红河州建水县磨玉村	2.35	0.49
红河州蒙自市芷村镇	1.45	1.56
红河州砚山县盘龙江	1.88	2.03
平均值	1.77	

此外，另有研究者对三七叶黄酮类成分进行了分离，根据文献报道的黄酮类化合物的 RP-HPLC 含量测定方法，测定了三七叶中山柰酚 -3-O-β-D- 半乳（2→1）葡萄糖苷（Ⅰ）与槲皮素 -3-O-β-D- 半乳糖（2→1）葡萄糖苷（Ⅱ）的含量（郑莹等，2005）。色谱条件为：ZORBAX Extent C_{18} 柱（250 mm × 4.6 mm，5 μm），流动相为甲醇 -0.15% 乙酸水溶液（35：65），流速 1.2 mL/min，检测波长 268 nm，柱温 25℃。取化合物Ⅰ、化合物Ⅱ对照品适量，精密称定化合物Ⅰ 100.3 mg、化合物Ⅱ 100.7 mg 置 50 mL 容量瓶中，加水溶解并稀释至刻度。分别精密量取上述溶液各 1.25mL 置同一 10 mL 量瓶中，用水定容至刻度，摇匀即得对照品溶液。取干燥的三七叶细粉（过 40 目筛）10 g，加 100 mL 氯仿，水浴（65℃）回流两次，每次 1 h，弃去氯仿液。将经过氯仿回流后的三七叶用甲醇提取三次，每次加入甲醇 100 mL，水浴（65 ℃）回流，时间分别为 2h、

1.5h、1 h，合并提取液，蒸干溶剂后加水溶解并定容至 100 mL，过滤，取续滤液作为供试品溶液，分别取上述对照品溶液和供试品溶液各 10 μL，注入高效液相色谱仪，记录色谱图，按外标法以峰面积计算样品中化合物 I 与化合物 II 的含量。结果三七叶中山柰酚 -3-*O-β*-D- 半乳糖（2→1）葡萄糖苷的含量为 0.21%，槲皮素 -3-*O-β*-D- 半乳糖（2→1）葡萄糖苷的含量为 0.38%。

8.6　三七茎叶维生素含量分析

三七地上部分包含丰富的营养物质，包括一般营养元素粗蛋白、粗纤维、糖类及矿质元素等，维生素（包括水溶性与脂溶性维生素）也是衡量营养价值的重要指标（赵明明等，2013）。因此，本节对三七茎叶中维生素含量分析进行介绍。

刘英等（2015c）用高效液相色谱法对三七地上部分的 10 种水溶性与 5 种脂溶性维生素进行含量测定。

8.6.1　色谱条件

水溶性维生素色谱条件为：色谱柱：Thermo Scientific Hypersil Gold（4.6 mm × 250 mm）；流动相：0.05 mol/L KH_2PO_4 溶液（pH 值为 4.0）（A）- 甲醇（B），进行梯度洗脱：0 min 5% B，5 min 5% B，15 min 10% B，35 min 40% B；流速：1 mL/min；柱温：30 ℃；检测波长：210 nm，进样量为 10 μL。

脂溶性维生素色谱条件色谱柱条件为：Thermo Scientific Hypersil Gold（4.6 mm × 250 mm）；流动相：水（A）- 乙腈（B），进行线性洗脱：0 min 90% B，30 min 90% B，40 min 100% B；流速：1 mL/min；柱温：30℃；检测波长：275 nm。进样量为 10 μL。

8.6.2　对照品溶液的制备

水溶性维生素对照品溶液的制备方法为：精密称取水溶性维生素 C、维生素 B_1、维生素 B_3、维生素 B_6、烟酰胺、维生素 B_5、叶酸、生物素、维生素 B_{12}、维生素 B_2 对照品，加水配制成每毫升各含维生素 C、维生素 B_1、维生素 B_3、维生素 B_6、烟酰胺、维生素 B_5、维生素 B_2 为 3.52mg、3.01mg、0.62mg、1.03mg、

0.61mg、2.38mg、0.19 mg 的混合溶液，加乙醇配制成每毫升各含叶酸、生物素、维生素 B_{12} 为 0.43mg、0.49mg、6.78 mg 的混合溶液，浓度分别为 20mmol/L、10mmol/L、10mmol/L、10mmol/L、10mmol/L、10mmol/L、0.5mmol/L 和 1mmol/L、2mmol/L、5 mmol/L 的对照品溶液。

脂溶性维生素对照品溶液的制备方法为：精密称取脂溶性维生素 A、维生素 D_2、维生素 D_3、维生素 K_1 对照品，加甲醇配制成每毫升各含维生素 A、维生素 D_2、维生素 D_3 为 1.44mg、1.98mg、1.92mg 的混合溶液，加甲醇配制成每毫升含维生素 K_1 为 2.26 mg 的混合溶液，浓度均为 5 mmol/L 的对照品溶液；精密吸取脂溶性维生素 E 对照品，加甲醇配制成每毫升含维生素 E 2.16 mg 的混合溶液，浓度均为 5 mmol/L 的对照品溶液。

8.6.3　供试品溶液制备

水溶性维生素提取：称量 0.50g 三七茎叶粉末，加入 4 mL 0.1 mol/L HCl 研磨，超声提取 20 min，3500 r/min 离心 15min，上清液定容至 10mL 容量瓶中，经 0.45 μm 滤膜过滤所得续滤液，作为供试品溶液，进样量为 20 μL。

脂溶性维生素提取：称量 1.0g 三七茎叶粉末，20mL 无水乙醇，超声 30min，40 ℃摇床振荡 50min，3500r/min 离心 15 min，收集上清液。残渣用 10mL 无水乙醇洗 3 次，合并上清液。加入 10mL 10% NaCl，混匀，再加 30mL 正己烷萃取，静置分层，收集上层（正己烷层），再加 10mL 正己烷萃取，合并正己烷层，旋干，1 mL（氯仿：甲醇 =1∶4）溶出，20 μL 进高效液相色谱仪。

8.6.4　标准曲线的绘制

水溶性维生素标准曲线的绘制方法为：分别精密吸取水溶性维生素 B_1、维生素 B_3、维生素 B_6、烟酰胺、维生素 B_5 对照品溶液各 0.1μL、0.5μL、1μL、10μL、25μL、50μL，加水配制成浓度分别为 0.002mmol/L、0.01mmol/L、0.02mmol/L、0.2mmol/L、0.5mmol/L、1.0 mmol/L 的对照品溶液；精密吸取维生素 B_{12} 对照品溶液 0.5μL、0.01μL、0.02μL、0.05μL、0.1μL、0.2μL，加水配制成浓度分别为 0.005mmol/L、0.01mmol/L、0.02mmol/L、0.05mmol/L、0.1mmol/L、0.2 mmol/L 的对照品溶液；精密吸取维生素 C 对照品溶液 0.125μL、25μL、50μL、125μL、250μL、500 μL，加水配制成浓度为 0.005mmol/L、

1.0mmol/L、2.0mmol/L、5.0mmol/L、10mmol/L、20 mmol/L 的对照品溶液；精密吸取生物素对照品溶液 12.5μL、25μL、50μL、125μL、250μL、500 μL 加乙醇配制成浓度为 0.05mmol/L、0.1mmol/L、0.2mmol/L、0.5mmol/L、1mmol/L、2 mmol/L 的对照品溶液；精密吸取叶酸对照品溶液 1μL、2μL、5μL、10μL、100μL、250 μL，加乙醇配制成浓度为 0.002mmol/L、0.004mmol/L、0.01mmol/L、0.02mmol/L、0.2mmol/L、0.5 mmol/L 的对照品溶液；精密吸取维生素 B_2 对照品溶液 2μL、5μL、10μL、20μL、100μL、250 μL，加水配制成浓度为 0.002mmol/L、0.005mmol/L、0.01mmol/L、0.02mmol/L、0.1mmol/L、0.25 mmol/L 的对照品溶液。

脂溶性维生素标准曲线绘制方法为：分别精密吸取脂溶性维生素 A、维生素 D_2、维生素 D_3、维生素 K_1 对照品溶液各 0.2μL、5μL、20μL、50μL、100μL、200 μL，加甲醇配制成浓度分别为 0.002mmol/L、0.05mmol/L、0.2mmol/L、0.5mmol/L、1.0mmol/L、2.0 mmol/L 的对照品溶液；精密吸取维生素 E 对照品溶液 0.6μL、15μL、60μL、150μL、300μL、500 μL，加甲醇配制成浓度分别为 0.006mmol/L、0.15mmol/L、0.6mmol/L、1.5mmol/L、3mmol/L、5 mmol/L 的对照品溶液。

8.6.5 方法学考察

取上述水溶性维生素对照品溶液各 50μL，混合，同时取上述脂溶性维生素对照品溶液各 100 μL，混合，分别连续进样 5 次，测得水溶性维生素 C、维生素 B_1、维生素 B_3、维生素 B_6、烟酰胺、维生素 B_5、叶酸、生物素、维生素 B_{12}、维生素 B_2 百分含量的 RSD 分别为 0.31%、2.20%、0.05%、0.03%、2.55%、0.04%、2.73%、1.21%、0.03%、0.09%，脂溶性维生素 A、维生素 D_2、维生素 D_3、维生素 E、维生素 K_1 百分含量的 RSD 分别为 0.60%、0.14%、0.16%、0.69%、0.69%，表明仪器精密度良好；按平行制备三七茎叶供试品各 6 份测定含量，测得三七茎叶样品中维生素 C、烟酰胺、叶酸、生物素、维生素 K_1 百分含量的 RSD 分别为 3.07%、3.69%、2.36%、1.37%、2.46%，三七花样品中维生素 C、烟酰胺、维生素 B_5、维生素 K_1、叶酸百分含量的 RSD 分别为 2.54%、1.27%、3.24%、2.79%、3.09%，均小于 4%，表明该试验方法重复性良好；取上述三七茎叶的供试品溶液，分别在 0h、1h、2h、3h、4h、5h 进样，分别计算所测维生素的百分含量及 RSD 值，结果得三七茎叶样品中维生素 C、烟酰胺、叶酸、生物素、维生素 K_1 百分含量的 RSD 分别为 3.11%、3.23%、1.46%、1.97%、1.39%，三七茎叶样品中维生素 C、烟酰胺、维生素 B_5、叶酸、维生素 K_1 百分含量的 RSD 分别为 2.26%、1.72%、2.34%、3.15%、2.42%，说明供试品溶液在 5h 内稳定。

不同产地三年生三七茎叶维生素含量结果见表 8.8。

表 8.8 不同产地三年生三七茎叶中维生素含量 (%)

产地	生长年限	水溶性维生素				脂溶性维生素	5种维生素总和
		维生素C	烟酰胺	叶酸	生物素	维生素K_1	
红河州屏边县	三年生	0.0046	0.0093	0.1068	0.0633	0.0140	0.1980
红河州屏边县绕瓦塘乡	三年生	0.0055	0.0045	0.1071	0.0383	0.0017	0.1571
红河州建水县	三年生	0.0119	0.0044	0.1115	0.0809	0.0017	0.1571
红河州蒙自市	三年生	0.0111	0.0054	0.0510	0.0218	0.0015	0.0908
红河州砚山县盘龙江	三年生	0.0103	0.0134	0.1072	0.0340	0.0090	0.1739
文山州文山县老回龙乡	三年生	0.0093	0.0053	0.1315	0.0702	0.0013	0.2176
文山州文山县东山乡	三年生	0.0088	0.0040	0.3788	0.0432	0.0009	0.4357
文山州文山市	三年生	0.0065	0.0034	0.1265	0.0384	0.0012	0.1760
文山州马关县仁合镇	三年生	0.0075	0.0034	0.1011	0.0410	0.0012	0.1542
文山州马关县马白镇大龙潭	三年生	0.0089	0.0036	0.1866	0.0785	0.0023	0.2799
文山州马关县马白镇马安山龙树脚	三年生	0.0080	0.0035	0.1343	0.0727	0.0061	0.2246
文山州西畴县西洒镇	三年生	0.0119	0.0064	0.0562	0.0226	0.0010	0.0981
文山州丘北县	三年生	0.0108	0.0064	0.0793	0.0223	0.0013	0.1201
平均值		0.0089	0.0056	0.1291	0.0482	0.0033	0.1951

此外，还有研究者用 2,6-二氯靛酚滴定法、紫外分光光度法、HPLC 法三种不同的分析方法，分析了不同产地茎叶的维生素 C 含量（杨晶晶等，2014a），方法如下。采用 2,6-二氯靛酚滴定法分析茎叶的维生素 C 含量，方法参照 GB/T 6195—1986 水果、蔬菜维生素 C 含量测定法（2,6-二氯靛酚滴定法）进行实验操作。参照文献（杨晶晶等，2014a），用紫外分光光度法，对三七茎叶样品中的维生素 C 进行测定。HPLC 法分析茎叶的维生素 C 含量：准确称取 0.5g 三七茎叶末置于 15.0mL 离心管中，加入 5.0mL 水，振荡混匀，超声 15min，重复超声 3 次，每次间隔 10min，转至离心机中，在 3500r/min 的转速下离心 10min，取上清液，经 0.45μm 滤膜过滤，作为供试品溶液，进液相检测，经标准曲线计算，得样品维生素 C 含量。色谱条件为：色谱柱为 Thermo Scientific Hypersil GOLD C_{18} 色谱柱（5μm，250mm×4.6mm），流动相 A 为 0.05mmol/L 磷酸二氢钾缓冲盐，流动相 B 为甲醇，梯度洗脱：以 3% 流动相 B 开始保持 5min，后

经 18min 变至 60% 流动相 B，再经 7min 变至 100% 流动相 B。紫外检测波长为 266nm，流速为 1.1mL/min，柱温为 30℃，进样量为 10.0μL。不同测定方法下三七茎叶中维生素 C 含量测定结果如表 8.9 所示。

表 8.9　三七茎叶中维生素 C 含量（*n*=3）(mg/100g)

编号	产地	生长年限	滴定法		紫外法		HPLC法	
			含量	RSD(%)	含量	RSD(%)	含量	RSD(%)
1	文山州文山市	三年生	7.72	0.04	14.66	3.45	12.30	1.10
2	文山州文山市老回龙乡	三年生	9.30	0.06	10.31	2.53	9.73	0.97
3	文山州文山市市场采购	三年生	6.48	0.07	11.08	4.28	13.79	0.93
4	文山州丘北县	三年生	10.77	0.02	11.13	3.36	12.32	1.11
5	文山州西畴县	三年生	12.07	0.02	16.86	3.40	14.77	1.02
6	文山州马关县马白镇	三年生	8.85	0.04	10.21	1.87	9.61	0.73
7	红河州蒙自市	三年生	10.73	0.03	12.41	3.03	10.06	1.38
8	红河州建水县	三年生	11.92	0.03	13.79	2.40	10.84	1.61
9	红河州屏边县	三年生	4.60	0.06	12.05	0.60	10.44	0.28
10	红河州屏边县绕瓦塘乡	三年生	5.46	0.10	11.29	4.20	10.06	0.44
平均值			8.79		12.35		11.39	

8.7　三七茎叶三七素含量

三七素是一种特殊的非蛋白质氨基酸类手性化合物（鲁歧等，1988；赵国强等，1986），药理学主要表现为止血、抗脂解、促进脂肪合成等功效（于元琛等，2013），是目前国内上市销售的云南白药、血塞通等产品的主要成分。本节主要对三七茎叶三七素含量测定方法等进行整理和总结。

李琳（2015）采用反相离子对四丁基氢氧化铵与高效液相色谱法联用测定三七茎叶中三七素，方法如下。

8.7.1　色谱条件

岛津 LC-20AB 高效液相色谱仪，Thermo Scientific Hypersil GOLD C_{18} 色谱柱 (5μm，250mm × 4.6mm)，流动相：0.3% 四丁基氢氧化铵 (A)- 甲醇 (B)(磷酸调 pH 值为 4.0)，梯度洗脱：0.01~15min(15%~20%A；85%~80%B)，15~25min （20%~15%A；80%~85%B)，流速 1mL/min，进样量 10μL，柱温：25℃，检测波长：220nm。

8.7.2 样品溶液的配置

精密称取适量三七素标准品 (分子量为 176.13) 用水配成浓度为 10mmol/L 三七素标准品储备液，从中分别取 2 μL、5 μL、100 μL、200 μL、500 μL、1000μL 置于 1 mL 容量瓶中，配成浓度为 0.2 mmol/L、1 mmol/L、2 mmol/L、5 mmol/L、10 mmol/L 的三七素标准品，考察线性关系。

8.7.3 方法学考察

精密度：精密称取按上述制备的 2mmol/L 对照品，连续进样 6 次，进样体积 10 μL，记录峰面积，计算 RSD 值。

稳定性：准确称取表 8.10 中所述的 3 号样品 5 份，按上述供试品溶液制备，分别在放置 0 min、60 min、120 min、240 min、360 min、480 min、600 min、720 min、1440 min、2160 min、2880 min 后，按上述色谱条件进样 10 μL，记录峰面积，计算 RSD 值。

重复性：准确称取表 8.10 中编号为 3 的茎叶 5 份，按上述供试品溶液制备，按上述色谱条件进样 10 μL，记录峰面积，计算 RSD 值。

加样回收率试验：精密量取表 8.10 中编号为 3 的茎叶已知含量的样品，分别精密加入三七素对照品质量为 0.0085 mg、0.0165 mg、0.0270 mg (按上述供试品溶液制备)，按上述色谱条件进样 10μL，记录峰面积，计算加样回收率。

三七茎叶采集信息如表 8.10 所示。

表 8.10 三七茎叶采集信息

编号	生长年限	产地	加工方式
1	三年生	红河州蒙自市	自然晾干
2	三年生	红河州屏边县	自然晾干
3	三年生	红河州个旧市	自然晾干
4	三年生	红河州建水县	自然晾干
5	三年生	文山州文山市1	自然晾干
6	三年生	文山州文山市2	自然晾干
7	三年生	文山州丘北县1	自然晾干
8	三年生	文山州丘北县2	自然晾干
9	三年生	文山州砚山县	自然晾干
10	三年生	文山州西畴县	自然晾干
11	三年生	文山州马关县1	自然晾干
12	三年生	文山州马关县2	自然晾干

不同产地三七茎叶中三七素含量测定结果如表 8.11 所示。三七茎叶中三七素的含量为 0.416%～0.825%。其中红河州建水县的含量最高，文山州西畴县的含量最低。

表 8.11 不同产地三七茎叶中三七素含量（$\bar{\chi} \pm s, n=3$）

编号	产地	含量(%)	编号	产地	含量(%)
1	红河州蒙自市	0.671 ± 0.03	7	文山州丘北县1	0.781 ± 0.03
2	红河州屏边县	0.783 ± 0.05	8	文山州丘北县2	0.589 ± 0.02
3	红河州个旧市	0.633 ± 0.06	9	文山州砚山县	0.607 ± 0.06
4	红河州建水县	0.825 ± 0.02	10	文山州西畴县	0.416 ± 0.03
5	文山州文山市1	0.715 ± 0.04	11	文山州马关县1	0.490 ± 0.08
6	文山州文山市2	0.494 ± 0.03	12	文山州马关县2	0.426 ± 0.05

此外，李琳等（2015）还通过超声提取工艺最佳优化条件进行三七素提取，采用反相离子对色谱法系统，全面考察了三七不同生长年限、产地、部位、同属植株以及加工方式对三七素含量的影响。色谱条件为岛津 LC-20AB 高效液相色谱仪，Thermo Scientific Hypersil GOLD C_{18} 色谱柱 (4.6 mm × 250 mm，5 μm)；流动相 0.3% 四丁基氢氧化铵 (A)- 甲醇 (B)(磷酸调 pH 值为 4.0)；梯度洗脱 0.01～15 min，15%～20%A；15～25 min，20%～15% A；体积流量 1 mL/min；进样量 10 μL；柱温 25℃；检测波长 220 nm。对照品的制备方法为：精密称取三七素对照品 (分子量为 176.13) 0.017 6 g，用水定溶于 10 mL 容量瓶中，制成浓度为 10 mmol/L 的对照品储备液。线性关系考察：精密称取上述标准储备液 2μL、5μL、100μL、200μL、500μL、1000 μL 分别置于 1 mL 容量瓶中，加水定容，摇匀分别得到浓度为 0.2mmol/L、1mmol/L、2mmol/L、5mmol/L、10 mmol/L 的三七素对照品。分别精密吸取上述对照品 10 μL，按上述色谱条件测定。以峰面积为纵坐标 (Y)，以浓度 (X) 为横坐标进行线性回归计算，在 0.2～10 mmol/L 时线性关系良好，三七素回归方程为 $Y = 2 \times 10^6 X - 218414$，$r = 0.9999$。结果如表 8.12 所示。

表 8.12 不同生长年限、不同产地、不同加工方式的三七茎叶中三七素含量

编号			三七素含量（%）
1		一年生	2.064 ± 0.04
2	生长年限	二年生	0.592 ± 0.03
3		三年生	0.455 ± 0.04
4	产地	文山州	0.618 ± 0.08
5		红河州	0.639 ± 0.07

续表

编号			三七素含量（%）
6		自然晾干	0.455 ± 0.04
7	加工方式	蒸炙	0.307 ± 0.05
8		真空冷冻干燥	0.512 ± 0.04

8.8 三七茎叶中氨基酸及色素分析

8.8.1 γ-氨基丁酸分析

1. 提取

参照文献（杨晶晶等，2014b）进行提取，研成粉末→水提→抽滤→醇沉得GABA粗提物。取一定量的三七茎叶粉末置于三口烧瓶中，以物料比 (m/V, g/mL) 为1：10 的比例加入水，在 60℃下磁力搅拌提取 3h，提取后经抽滤得滤液，把滤渣再重复提取 2 遍，合并 3 次滤液，置于旋转蒸发仪上浓缩，以体积比 1：2 的比例加入乙醇溶液，醇沉 2h，抽滤留滤液，置于旋转蒸发仪上浓缩至一定体积，浓缩液即为 GABA 粗提物。

2. 含量测定

采用异硫氰酸苯酯 (PITC) 柱前衍生化 HPLC 法对三七茎叶提取物中 GABA含量进行测定（杨晶晶等，2014c）。

（1）对照品溶液的制备

精密称取 10.3 mg GABA 对照品，置 10.0 mL 容量瓶中，加水定容至刻度，摇匀即为 1.03 g/L GABA 对照品溶液。分别用水一次稀释至 0.50g/L、0.10g/L、0.08g/L、0.05g/L、0.02g/L、0.01 g/L 的 GABA 溶液，摇匀备用。

（2）样品制备

准确称取 0.2 g 三七茎叶粉末置于 15.0 mL 离心管中，加入 2.0 mL 水，涡旋振荡，超声 15 min，重复 3 次，置于离心机中，在 3500 r/min 的转速下离心 10 min，取上层清液备用。

（3）样品柱前衍生化

分别取 400.0μL 样品上清液和对照品溶液，加入 200.0μL PITC-乙腈

（25：1000）和 400.0 μL 三乙胺 - 乙腈（1.4：8.6），涡旋振荡，静置 2 h。加入 1.0 mL 正己烷，涡旋振荡，静置待分层后吸取下层溶液，经 0.45 μm 滤膜过滤。将滤液用氮气吹干，检测前用甲醇 - 水（1：1）复溶。

（4）色谱条件

Thermo Scientific Hypersil GOLD C_{18} 色谱柱（4.6 mm × 250 mm，5 μm），流动相 A 为 4.1 g/L 乙酸钠缓冲盐 - 乙腈（95：5），流动相 B 为乙腈；线性梯度洗脱程序：0~15min，5%~10%B；15~20 min，10%~100%B，100%B 用以平衡色谱柱。紫外检测波长为 254 nm，流速为 1.0 mL/min，柱温 30 ℃，进样量 10.0 μL。三七茎叶供试品溶液中 GABA 出峰时间与对照品溶液相吻合，出峰时间为 8.8 min 左右。

（5）方法学考察

线性关系：取 0.01g/L、0.02g/L、0.05g/L、0.08g/L、0.10g/L、0.50g/L、1.03 g/L 对照品溶液进样检测，以 GABA 质量浓度（g/L）为横坐标，以 GABA 各浓度的峰面积为纵坐标，绘制标准曲线，其线性回归方程为 $Y = 1.6 \times 10^6 X - 1.1 \times 10^5$，$r^2 = 0.999\ 6$，表明 GABA 在 0.01~1.03 g/L 范围内线性关系良好。以 3 倍的噪声比计算检出限，最低检出限为 0.000 1 g/L。

精密度试验：取 0.50 g/L GABA 对照品溶液连续进样 5 次，由相应峰面积经标准曲线方程计算其浓度，GABA 的 RSD 为 0.26%，表明精密度良好。

稳定性试验：取三七茎叶的样品溶液，分别于 0h、3h、6h、12h、24h、48 h 按照上述色谱条件进行检测，GABA 的 RSD 为 0.84%，表明样品溶液在 48 h 内比较稳定。

重复性试验：取 6 份文山州不同产地三七茎叶样品，按照上述方法制备，进样检测，结果显示 GABA 的 RSD 为 3.0%，表明重复性良好。

取不同产地三七茎叶样品，按照上述方法制备样品溶液，按上述色谱条件进行检测。采用线性回归方程计算含量，结果如表 8.13 所示。

表 8.13　三七茎叶中 GABA 质量分数（$\bar{\chi} \pm s$，$n=3$）

编号	GABA质量分数（%）	RSD（%）
1	0.51 ± 0.008	1.25
2	0.48 ± 0.003	0.46
3	0.30 ± 0.001	0.19
4	0.33 ± 0.000	0.07
5	0.43 ± 0.000	0.06

编号	GABA质量分数（%）	RSD（%）
6	0.57 ± 0.001	0.09
7	0.51 ± 0.004	0.63
8	0.54 ± 0.004	0.54
9	0.70 ± 0.005	0.57
10	0.60 ± 0.001	0.15
11	0.51 ± 0.001	0.20
12	0.41 ± 0.000	0.04
13	0.46 ± 0.001	0.17
14	0.46 ± 0.001	0.20

8.8.2　色素分析

测定方法参照文献（杨晶晶等，2014d）。

1. 样品溶液制备

称取 0.2 g 三七茎叶样品粉末，每个样品分别称取 3 份，分别放入研钵中，加少量石英砂、碳酸钙粉及 3mL 80% 丙酮，研成浆状，再加 80% 丙酮继续研磨至组织变白，转入 50mL 离心管中暗处静置 10min，常温下在以 3500 r/min 的速率离心 10min，取上清液定溶于 25 mL 棕色容量瓶中，摇匀。

2. 色素含量测定

取样品液三七茎叶样品液浓度稀释至初始样品液浓度的 1/2，取 3 mL 至光径 1cm 的石英比色杯中，以 80% 丙酮为空白，分别在 662nm、646nm 和 470 nm 波长下测定吸光度，每样品测 3 次，将其平均值代入含量测定公式计算含量。色素浓度的计算公式如下：

叶绿素 a 浓度：$C_a (mg/L) = 12.2A_{663} - 2.81A_{646}$

叶绿素 b 浓度：$C_b (mg/L) = 20.13A_{646} - 5.03A_{663}$

总叶绿素浓度：$C_T(mg/L) = C_a + C_b$

类胡萝卜素浓度：$C_{x·c} (mg/L) = (1000A_{470} - 3.27C_a - 104C_b)/229$

$$色素含量（mg/g）= \frac{色素浓度（mg/L）× 提取液体积（L）× 稀释倍数}{样品重量（g）}$$

三七茎叶中叶绿素和类胡萝卜素含量分析结果如表 8.14 所示。

表 8.14　三七茎叶样品色素含量

编号	叶绿素a		叶绿素b		总叶绿素		类胡萝卜素	
	$\bar{\chi} \pm s$	RSD(%)	$\bar{\chi} \pm s$	RSD(%)	$\bar{\chi} \pm s$	RSD(%)	$\bar{\chi} \pm s$	RSD(%)
1	1.40 ± 0.00	0.14	0.72 ± 0.00	0.43	2.12 ± 0.01	0.24	0.24 ± 0.00	0.11
2	2.34 ± 0.02	0.84	1.36 ± 0.03	1.94	3.70 ± 0.05	1.19	0.38 ± 0.01	1.57
3	2.28 ± 0.01	0.48	1.32 ± 0.00	0.12	3.60 ± 0.02	0.34	0.35 ± 0.01	0.90
4	2.37 ± 0.01	0.27	1.31 ± 0.01	0.71	3.69 ± 0.02	0.42	0.45 ± 0.00	0.07
5	2.39 ± 0.00	0.09	1.44 ± 0.00	0.25	3.83 ± 0.01	0.15	0.42 ± 0.00	0.30
6	1.63 ± 0.06	2.91	0.73 ± 0.03	2.81	2.36 ± 0.08	2.85	0.21 ± 0.01	2.43
7	2.05 ± 0.01	0.48	1.02 ± 0.01	0.70	3.07 ± 0.02	0.55	0.39 ± 0.00	0.19
8	2.03 ± 0.04	1.48	1.13 ± 0.01	0.83	3.16 ± 0.05	1.23	0.42 ± 0.01	1.63
9	1.71 ± 0.04	1.75	0.94 ± 0.02	1.43	2.65 ± 0.05	1.64	0.29 ± 0.01	2.39
10	2.83 ± 0.04	1.27	1.65 ± 0.03	1.32	4.48 ± 0.07	1.29	0.53 ± 0.01	1.16
平均值	2.10	0.97	1.16	1.05	3.26	0.99	0.37	1.08

8.9　三七茎叶挥发性成分含量

目前对三七茎叶化学成分的研究多集中在皂苷、黄酮类成分，而对其挥发性成分的报道较少。

有研究者采用萃取蒸馏装置成功地提取出了三七叶的挥发油成分（陈东等，2007），挥发油的提取方法为：称取 20g 已粉碎过的三七叶，置于 500 mL 烧瓶中，用电热套加热，再用 20mL 二氯甲烷作萃取剂，在 60 ℃下同时蒸馏萃取 4 h，所得提取物，于 40℃用 Na_2SO_4 干燥 12h 除水，过滤，滤液倒入浓缩瓶中，用 Vigreux 柱浓缩至约 1mL，浓缩液用于 GC-MS 分析。之后采用 GC-MS 法分析并鉴定了其组成及质量分数，GC-MS 联用条件为：色谱柱：HP-5MS（60 m×0.32 mm×0.25μm），进样温度：240℃，载气：He，流速：1mL/min，接口温度：280℃，质谱扫描范围：35~455amu，离子源：EI 源，电子能量：70 eV。结果见表 8.15。挥发油中共鉴定出 69 个成分，占总分面积73.09%。主要挥发性成分及面积归一化法测得含量为棕榈酸（27.26%）、亚油酸（10.68%）、亚麻醇（6.52%）、2,6-二叔丁基对甲基苯酚（4.67%）、1,3-环辛二烯（3.90%）、5-十八炔（2.31%）、植物醇（1.92%）、六氢化法尼基丙酮（1.39%）、斯巴醇（1.35%）等。

表 8.15　三七叶挥发性化学成分

峰号	保留时间(min)	化合物	面积（%）
1	2.451	戊醛	0.02
2	3.534	己醛	0.15
3	4.010	糠醛	0.29
4	4.322	己烯醛	0.04

续表

峰号	保留时间(min)	化合物	面积（%）
5	4.545	丁基环丁烷	0.02
6	5.098	庚醛	0.07
7	5.298	呋喃乙酮	0.01
8	5.351	1-乙基-2-甲基环丙烷	0.02
9	5.710	L-α-蒎烯	0.03
10	6.192	苯甲醛	0.02
11	6.234	5-甲基糠醛	0.02
12	6.398	乙酸	0.18
13	6.504	L-β-蒎烯	0.19
14	6.722	2-辛酮	0.03
15	6.939	辛醛	0.13
16	7.110	2,4-庚二烯醛	0.03
17	7.463	1-甲基-5-异丙烯基环己烯	0.02
18	7.533	苯甲醇	0.04
19	7.886	间甲酚	0.04
20	7.951	γ-己内酯	0.02
21	8.022	2-乙酰基-1H-吡咯	0.09
22	8.196	环戊烯	0.20
23	8.986	2,6-二甲基环己醇	0.04
24	9.051	β-苯乙醇	0.04
25	9.569	3-乙基-2,4-戊二烯醇	0.02
26	10.016	辛酸	0.22
27	10.551	对氯苯酚	0.16
28	10.898	2-羟基肉桂酸	0.49
29	11.057	异蒲勒酮	0.08
30	13.374	1,4,5-三甲基-5,6-二氢化萘	0.07
31	13.427	1,4,6-三甲基-1,2,3,4-四氢化萘	0.02
32	13.757	玷㼲烯	0.07
33	14.133	3,4-二氯苯胺	0.44
34	14.551	萜品油烯	0.09
35	14.633	大根香叶烯	0.09
36	15.068	别香树烯	0.14
37	15.209	3′,5′-二甲氧基乙酰苯	0.41
38	15.404	γ-杜松烯	0.12
39	15.645	十五烷	0.14
40	16.009	2,6-二叔丁基对甲基苯酚	4.67
41	16.480	2,6,6-三甲基-2-羟基环亚甲基	0.82
42	16.850	月桂酸	0.27
43	17.456	斯巴醇	1.35

峰号	保留时间(min)	化合物	面积（%）
44	17.598	环氧化石竹烯	0.30
45	17.622	10-甲基十九烷	0.15
46	17.992	喇叭茶醇	0.13
47	19.297	1,6-二甲基-4-异丙基萘	0.06
48	19.874	2,3-二氯苯胺	0.22
49	20.580	十四酸	0.94
50	21.927	六氢化法尼基丙酮	1.39
51	22.527	9-庚基-9-硼二环	0.02
52	23.032	(2E，6E)-3,7,11-三甲基-2,6,10-十二碳三烯醇	0.14
53	23.032	14-甲基十五酸甲酯	0.17
54	23.227	5-十八炔	2.31
55	23.315	1,3-环辛二烯	3.90
56	23.685	棕榈酸	27.26
57	24.015	棕榈酸乙酯	0.56
58	24.856	十七酸	0.63
59	25.303	9,12-十八碳二烯酸甲酯	0.63
60	25.391	N-(3,5-二氯苯基)-1,2-二甲基-1,2-环丙烷二甲酰亚胺	1.30
61	25.526	植物醇	1.92
62	25.815	亚油酸	10.68
63	25.885	亚麻醇	6.52
64	26.109	亚油酸乙酯	1.45
65	28.273	4,8,12,16-四甲基十七碳-4-内酯	0.50
66	30.244	邻苯二甲酸二异辛酯	0.18
67	31.597	十八烷	0.07
68	33.644	十七烷	0.21
69	36.479	二十一烷	0.04
70	25.526	植物醇	1.92

8.10　三七茎叶微量元素分析

8.10.1　样品处理

参考文献（黄渊泽等，1996），将文山三七叶和茎，分别用研钵初步捣碎，保存备用。

1. 干法处理样品测 Mo

准确称取 5g 样品，低温灰化后，升温至 600℃使样品彻底灰化，加入 1：1 盐酸 5mL 和 5mL 去离子水，加热、煮沸、过滤洗涤、冷却、完全地移入 50mL 容量瓶中，充分洗涤，定容；用分光光度法测定（罗家清等，1993）。

2. 湿法消化处理测 Ca、Mg、K、Zn、Cu、Mn、Co、Fe

准确称取 3 g 样品于 250 mL 三角烧瓶中，加 25 mL 浓硝酸（优级），加盖放置过夜，在低温电炉上加热使样品全部溶解，浓缩至近干，冷却，加入 6~9 mL 高氯酸（优级），加热至冒白烟并近干，冷却后，完全移入 50 mL 容量瓶中，定容，用火焰原子吸收法测定（王凯雄等，1981）。

8.10.2　微量元素分析

1. 微量元素 Mo

用日立 100～40 型紫外可见分光光度计，取不同量的 Mo 标准溶液（2 μg/mL）于 50 mL 容量瓶中，分别加入 1.5 mL 5 mol/L 的 HCl 溶液，0.1 g/L 水杨基荧光酮 2.5 mL，0.01 mol/L 的溴化十六烷基三甲基铵 4 mL。每加 1 种试剂均需摇匀。用去离子水稀释至刻度。放置 20 min，用 1 cm 比色皿，于 525 nm 波长处，以不含 Mo 的空白液作参比，测定其吸光度，做出工作曲线。准确吸取试样溶液 2～5mL 于 50 mL 容量瓶中，以上述相同方法处理后，测定吸光度，根据标准工作曲线计算出试样中 Mo 的含量。

2. 其他微量元素

用 WYX-402 型原子吸收光谱仪测定试样溶液中的 Ca、Mg、Zn、Cu、Co、K、Mn 和 Fe 含量。乙炔为燃气，压缩空气为助燃气，用上列各元素的标准溶液配制成标准系列，测定其吸光度做出标准工作曲线。由待测试样的吸光度计算各微量元素在固体试样中的含量，Ca、Mg、K 的含量高，再稀释后才能测定。三七茎叶中微量元素含量测定结果如表 8.16 所示。

表 8.16　三七茎叶中微量元素含量 WB（$\times 10^{-6}$）

试样名	Ca	Mg	Zn	Cu	Co	K	Mn	Fe	Mo
三七叶	24916	6420	68.2	34.9	25.1	4927	154.1	627.1	47.7
三七茎	28395	5610	24.2	27.5	46.3	4479	60.1	209.4	133.8

8.11　三七茎叶农药残留分析

三七病害主要有炭疽病、锈病、疫病、立枯病、白粉病、黑斑病、根腐病、疫霉病、猝倒病、干叶病、斑点病、火泡叶、缩叶病等；虫害主要有小地老虎、野蛞蝓、蚜虫、短须螨、卷叶虫、介壳虫、造桥虫、种蝇等。三七受炭疽病危害最严重，三七炭疽病与气候及植地的环境条件有密切关系，6～8月份高温多湿是发病季节，植地海拔低、气温高、荫蔽度过小均易发病。

三七的生长期一般为三年或者多于三年，三七的栽培技术难度较大，投入也较高，在生长期间容易受病虫草害影响而降低产量。尽管近年三七种植技术不断提高，亩产量可达到 100 公斤左右，但技术必须跟管理配套，如果疏于管理，不施肥、不治虫，高产量还是难以实现的。如若遇上一些灾害性气候，则产量更要受到影响，每亩产量大概只能达到 60 公斤左右。为了满足各行业对三七日益增长量的需求，获得高额经济回报，种植三七的药农在提高栽培技术、加强田间管理的同时，大量使用各种农药。据作者实地调查，从三七发芽开始到三七收获前截止，药农每个星期至少喷药一次，在病害的高发期还会提高农药用量及施药次数，施药的种类多达几十种。过量的用药，不可避免地造成农药的残留，通过试验检测，在云南文山县取样的三七中检测到了残留的多种农药。因此本节对三七茎叶中农药残留分析方法进行介绍。

8.11.1　有机氯农药检测

分析的农药包括：α-BHC；PCNB；γ-BHC；Aldrin；β-BHC；δ-BHC；p,p'-DDE；o,p'-DDT；p,p'-DDD；p,p'-DDT。

三七植物组织中有机氯农药的前处理方法为：取新鲜的三七茎叶（清水洗去表面覆着的泥土）1000g，分别将其切碎混匀，准确称取 25.0g 植物组织放入匀浆机中，加入 50.0mL 乙腈，在匀浆机中高速匀浆 2min 后，用滤纸过滤，滤液收集到装有 5～7g 氯化钠的 100mL 的具塞量筒中，盖上塞子，剧烈振荡 1min，在室温下静置 10min 分层，从 100mL 的具塞量筒中吸取 10.0mL 乙腈溶液放入 50mL 平底烧瓶中，减压蒸馏至近干，氮气吹干，加入 2mL 正己烷。将弗罗里硅土柱依次用 5.0mL 丙酮 + 正己烷 (10 : 90，$V : V$)、5.0mL 正己烷预淋，当溶剂液面到达柱吸附层表面时，立即倒入样品溶液，用 15mL 刻度离心管接收洗脱液，用 5 mL 丙酮 + 正己烷 (10 : 90，$V : V$) 清洗平底烧瓶内壁后，淋洗氟罗里硅土柱，并重复一次。将盛有淋洗液的离心管置于氮吹仪上，在水浴温度 50℃条件下，氮吹蒸发至小于 5 mL，用正己烷准确定容至 5 mL，在涡旋混合器上混匀，待测。

有机氯类农药的检测条件为：分析仪器为 GC-920 带 ^{63}Ni 电子捕获检测器气相色谱仪；色谱柱为农残 II 柱，30 m × 0.32 mm × 0.33 μm；载气为高纯氮（纯度 99.999%），柱头压 0.1MPa，尾吹 30 mL/min；柱温为程序升温，160℃，4 min，8 ℃/min，240 ℃，10 min；进样口温度为 250 ℃；检测器温度为 300 ℃；进样量为 1 μL。

8.11.2 拟除虫菊酯类农药

分析的农药包括：甲氰菊酯、氯菊酯、氯氰菊酯、氰戊菊酯、溴氰菊酯。

三七植物组织中拟除虫菊酯类农药的前处理方法为：取新鲜的三七茎叶 1000g，清水洗去表面覆着泥土，分别将其切碎混匀，准确称取 25.0g 植物组织放入匀浆机中，加入 50.0mL 乙腈，在匀浆机中高速匀浆 2min 后，过滤，收集滤液到装有 5~7g 氯化钠的 100mL 具塞量筒中，盖上塞子，剧烈振荡 1min，在室温下静止 10min 分层，从 100mL 具塞量筒中吸取 10.0mL 乙腈溶液放入 50mL 平底烧瓶中，减压蒸馏至近干，氮气吹干，加入 2mL 正己烷。将弗罗里硅土柱依次用 5.0mL 丙酮 + 正己烷 (10 : 90，$V : V$)、5.0mL 正己烷预淋，当溶剂液面到达柱吸附层表面时，立即倒入样品溶液，用 15mL 刻度离心管接收洗脱液，用 5mL 丙酮 + 正己烷 (10 : 90，$V : V$) 清洗平底烧瓶后淋洗弗罗里硅土柱，并重复一次。将盛有淋洗液的离心管置于氮吹仪上，在水浴温度 50℃条件下，氮吹蒸发至小于 5mL，用正己烷准确定容至 5mL，在涡旋混合器上混匀，待测。

拟除虫菊酯类农药的检测条件为：分析仪器为 FUL19790 带 ^{63}Ni 的 ECD 检测器气相色谱仪；色谱柱为农残 II 柱，30m × 0.32mm × 0.33μm；载气为高纯氮（纯度 99.999%），柱头压为 0.1MPa，尾吹 30mL/min；柱温为 240℃恒温；进样口温度为 280℃；检测器温度为 300℃；进样量为 1μL。

8.11.3　有机磷类农药检测

分析的农药包括敌敌畏、甲胺磷、乙酸甲胺磷、二嗪农、乐果、毒死蜱、马拉硫磷、对硫磷、喹硫磷、杀扑磷、乙硫磷。

三七植物组织中有机磷类农药的前处理方法为：取新鲜的三七茎叶 1000g，清水洗去表面覆着的泥土，分别切碎混匀，准确称取 25.0g 植物组织放入匀浆机中，加入 50.0mL 乙腈，在匀浆机中高速匀浆 2min 后，过滤，滤液收集到装有 5～7g 氯化钠的 100mL 具塞量筒中，盖上塞子，剧烈振荡 1min，在室温下静止 10min 分层，从 100mL 具塞量筒中吸取 10.0mL 乙腈溶液放入 50mL 平底烧瓶中，减压蒸馏至近干，氮气吹干后加入 2mL 丙酮，洗平底烧瓶内壁，将丙酮溶液完全转移到 15mL 刻度离心管中，再用 3mL 丙酮分三次洗平底烧瓶，并转移到离心管，最后准确定容到 5.0mL，在涡旋混合器上混匀，待测。

有机磷类农药的检测条件为：分析仪器为 FULI9790 带 FPD 检测器气相色谱仪；色谱柱为 OV-1701 柱，30m×0.32mm×0.25μm；载气为高纯氮（纯度 99.9999%）；柱头压为 0.1MPa，尾吹 25mL/min；氢气：60mL/min；空气：50mL/min；柱温为程序升温，100℃ (0min)，40℃/min，180℃ (3min)，20℃/min，220℃ (2min)，20℃/min，240℃ (10min)；进样口温度为 250℃；检测器温度为 250℃；进样量为 1μL。

8.11.4　氨基甲酸酯类农药检测

分析的农药包括：速灭威、叶蝉散、仲丁威、呋喃丹、抗蚜威、西维因。

三七植物组织中氨基甲酸酯类农药的前处理方法为：取新鲜的三七茎叶 1000g，清水洗去表面覆着的泥土，分别切碎混匀，准确称取 25.0g 植物组织放入匀浆机中，加入 50.0mL 乙腈，在匀浆机中高速匀浆 2min 后，过滤，滤液收集到装有 5～7g 氯化钠的 100mL 的具塞量筒中，盖上塞子，剧烈振荡 1min，在室温下静止 10min 分层，从 100mL 的具塞量筒中吸取 10.0mL 的乙腈溶液放入 50mL 的平底烧瓶中减压蒸馏至近干，氮气吹干，加入 2mL 乙酸乙酯，过氟罗里硅土－氧化铝混合柱净化（玻璃层析柱长 25cm，内径 1.5cm，柱底部自带玻璃砂芯，上端具 30mL 的储液杯），层析柱从下至上依次加 2cm 无水硫酸钠、129 弗罗里硅土和中性氧化铝的混合物 (7：5，*w*：*w*)、2cm 无水硫酸钠，用

30mL 乙酸乙酯预淋，当溶剂液面到达柱吸附层表面时，立即倒入样品溶液，用 60mL 乙酸乙酯淋洗，收集淋洗液，经旋转蒸发器减压浓缩至近干，改用氮气吹干，丙酮定容至 1 mL 待测。

氨基甲酸酯类农药检测条件为：分析仪器：GC-920 带 NPD 检测器气相色谱仪；色谱柱：DM-5 柱；载气：高纯氮（纯度 99.999%)，流速 2.5mL/min，尾吹 20mL/min，氢气：3mL/min，空气：60mL/min，柱温：程序升温，100℃ (1min)，20℃/min，160℃ (1min)，5℃/min，220℃，(1min)；进样器温度：240℃，检测器温度：320℃；进样量：1μL。

8.11.5 多菌灵分析方法

准确称取新鲜三七茎叶植物组织样品 5g，置于 250mL 样品瓶中，加入 80mL 丙酮，在匀浆机中高速匀浆 2min 后超声 60min，过滤，量取 40mL 滤液转移到 250mL 平底烧瓶中，用真空旋转浓缩仪浓缩约至 5mL，加入 50mL 2% 氯化钠溶液，摇匀后加入 10mL 1mol/L 盐酸溶液，再加入 20mL 二氯甲烷萃取褪色（颜色深时可萃取两次），二氯甲烷层用 10mL 1mol/L 盐酸溶液反萃取一次，弃去二氯甲烷相，酸液用 2mol/L 氢氧化钠调 pH 值为 6.5～7.0，再用二氯甲烷萃取三次 (30mL，30mL，15mL)，合并有机相。二氯甲烷溶液经旋转蒸发仪减压浓缩至约 15mL，加入 2mL 的甲醇，浓缩至近干，改用氮气吹干，甲醇定容到 2mL 待测。

多菌灵的检测条件为：分析仪器：FL2200 带紫外检测器色谱柱：Diamonsil (TM)C_{18} 5μm，250mm × 4.6mm；流动相：甲醇∶水 =45∶55；波长：281nm，进样量：10μL。

此外，还有研究者通过采用稀土等 5 种改良剂对六六六、滴滴涕污染的三七栽培土壤进行处理，而后测定三七茎叶、块根及土壤中六六六、滴滴涕的残留量（施莉屏等，2008）。测定方法为：农药标准储备液：α - BHc，β- BHc，γ- BHc，δ-BHC；p,p' - DDE，p,p' - DDD，o,p' - DDT，p,p' - DDT 含量均为 100g/mL（国家标准物质研究中心提供）；丙酮（重蒸馏）、石油醚（沸程 60～90℃，重蒸馏后经气相色谱仪检查无干扰峰）；无水硫酸钠（经 650℃高温灼烧）；浓硫酸。所有试剂均为分析纯，水为蒸馏水。进样口温度：250℃，柱温：8℃/min 从 100℃升温至 220℃，保持 2 min；10℃/min 从 220℃升温至 250℃保持 10 min。检测器温度：290 ℃，载气为 99.999 % 高纯氮气，流速为 2 mL/min，尾吹气 30 mL/min，分流比 1∶10，无分流方式进样（进样时间 0.75 min），进样量为

1 μL，外标法定量。

还有人建立了有机磷农药残留的多成分 GC - FPD 分析方法，可运用于三七茎叶农药残留检测（罗莉等，2012）。仪器工作条件为：GC- FPD，GC：Agilent 6890N；色谱柱：HP-5MS，30m×0.25mm×0.25μm，进样方式：分流进样；进样量 1μL；进样口温度 230℃；检测器温度 280℃；程序升温：初始温度 80℃，10℃ /min 升至 200℃，20℃ /min 升至 250℃，保持 10min。对照品储备液的制备方法为：取对硫磷、甲基对硫磷、乐果、氧化乐果、甲胺磷、久效磷、二嗪农、乙硫磷、马拉硫磷、杀扑磷、敌敌畏、乙酰甲胺磷等 12 种有机磷农药对照品适量，用乙酸乙酯分别制成每 1 mL 约含 100μg 的溶液，即得。混合对照品储备液的制备方法为：精密取上述各对照品储备液 1 mL，置 20 mL 棕色容量瓶中，加乙酸乙酯稀释至刻度，摇匀，即得。供试品溶液的制备方法为：取三七茎叶粉末（过二号筛）约 5g，精密称定，加无水硫酸钠 5g，加入乙酸乙酯 50～100 mL，冰浴超声处理 3min，放置，取上层液过滤，药渣加入乙酸乙酯 30～50 mL，冰浴处理 2min，放置，过滤，合并两次滤液，用少量乙酸乙酯洗涤滤纸及滤渣，与上述滤液合并。取滤液于 40℃下减压浓缩至近干，用乙酸乙酯转移至 5 mL 容量瓶中，并稀释至刻度，精密量取 1 mL，置活性炭小柱 [120～40 目，0.25 g，内径 0.9cm（如 Supelclean ENVI - Carb SPE Tubes，3 mL 活性炭小柱），用乙酸乙酯 5 mL 预洗] 上，置多功能真空样品处理器上，用正己烷 - 乙酸乙酯（1 ：1）混合溶液 5 mL 洗脱，收集洗脱液，置氮吹仪上浓缩至近干，精密加入乙酸乙酯 1 mL 使溶解，即得。测定法为：分别精密吸取对照品溶液与供试品溶液各 1 μL，注入气相色谱仪，测定，即得。

刘佳等（2015）还对三七不同器官中有机氯农药残留量进行了研究。色谱条件为：DB-1701 弹性石英毛细管柱（30 m×0.32mm，0.25μm）；^{63}Ni- ECD 电子捕获检测器；进样口温度：230℃；检测器温度：300℃；不分流进样。程序升温：初始 100℃，先以每分钟 10℃升至 220℃，再以每分钟 8℃升至 250℃，保持 10min。理论板数按 α-BHC 峰计算，不低于 $1×10^6$，两个相邻色谱峰的分离度应大于 1.5。混合对照品溶液的制备方法为：精密量取六六六（BHC）（α-BHC，β-BHC，γ-BHC，δ-BHC），滴滴涕（DDT）（p,p'-DDE，p,p'-DDD，o,p'-DDT，p,p'-DDT）及五氯硝基苯农药对照品适量，用石油醚（60～90℃）制成每 1 L 含 0μg、1μg、5μg、10μg、50μg、100μg、250μg 的系列溶液，即得。供试品溶液的制备方法为：取样品适量，于 60℃干燥 4h，粉碎成细粉，取约

2g，精密称定，置于 100 mL 具塞锥形瓶中，加水 20 mL 浸泡过夜。精密加丙酮 40 mL，称定质量，超声（功率：500 W，频率：59 kHz）处理 30 min，放冷，用丙酮补足质量，再加氯化钠约6g，精密加入二氯甲烷30 mL，称定质量，超声（功率：500W，频率：59 kHz）处理 15 min，用二氯甲烷补足质量，静置（使分层），将有机相迅速移入装有适量无水硫酸钠的100mL具塞锥形瓶中，放置 4 min。精密量取 35 mL，于40℃水浴减压浓缩至干，用石油醚（60～90℃）溶解并转移至 10 mL 具塞刻度离心管中，加石油醚（60～90℃）精密稀释至 5 mL，小心加入硫酸1mL，振摇 1 min，以半径为 3 cm，3000 r/min 离心 10 min。精密量取上清液 2 mL，置于具刻度的浓缩瓶中，连接旋转蒸发器，40℃下（或用氮气）将溶液浓缩至适量，精密稀释至1mL，即得。测定法为：将1μL的样品溶液注入气相色谱仪，按上述色谱条件测定。结果如表 8.17 所示。嵩明县白邑镇三七各部位均检出五氯硝基苯，其含量为根皮＞须根≥剪口＞筋条＞茎叶；而寻甸县六哨乡三七仅根皮及须根中检出五氯硝基苯，其含量为根皮＞须根。

表 8.17　三七中五氯硝基苯含量测定结果

产地	茎叶 （1.0×10^{-7}）	剪口 （1.0×10^{-7}）	筋条 （1.0×10^{-7}）	根皮 （1.0×10^{-7}）	须根 （1.0×10^{-7}）
嵩明县白邑镇	1.856	8.204	4.028	27.928	8.975
寻甸县六哨乡	未检出	未检出	未检出	0.347	0.196

此外，三七茎叶农药残留分析方法还可参考第 7 章 7.10 节，采用气相色谱法，测定三七茎叶中的农药残留量六六六、滴滴涕及五氯硝基苯的含量。含量测定结果见表 8.18，所测的三七茎叶样品中有机氯农药残留量，如六六六、滴滴涕及五氯硝基苯均小于 0.08 mg/kg。

表 8.18　不同产地三七茎叶农药残留含量测定

产地	六六六及异构体 (mg/kg)	滴滴涕及异构体 (mg/kg)	五氯硝基苯 (mg/kg)
文山州西畴县	＜0.06	＜0.06	＜0.08
文山州马关县仁和镇	＜0.06	＜0.06	＜0.08
文山州马关县马白镇1	＜0.06	＜0.06	＜0.08
文山州马关县马白镇2	＜0.06	＜0.06	＜0.08
文山州砚山县	＜0.06	＜0.06	＜0.08
文山州文山市平坝镇	＜0.06	＜0.06	＜0.08
文山州文山市东山乡	＜0.06	＜0.06	＜0.08
红河州建水县官厅镇	＜0.06	＜0.06	＜0.08
红河州屏边县1	＜0.06	＜0.06	＜0.08
红河州屏边县2	＜0.06	＜0.06	＜0.08

8.12 三七茎叶重金属及有害成分分析

本节对三七茎叶重金属及有害成分分析方法进行介绍，方法参考第 7 章 7.11 节。

8.12.1 样品采集

不同产地三七茎叶均于 2012 年 8 月采自云南境内文山州与红河州各地，晾干，粉碎，过 40 目筛，备用。

8.12.2 含量分析

同第 7 章 7.11 节。

8.12.3 试验结果

不同产地三七茎叶中的重金属含量的检测结果见表 8.19，发现其中铅的检出量为 2.158~3.470mg/kg；镉的检出量为 0.221~0.354mg/kg；汞的检出量为 0.063~0.083mg/kg；铜的检出量为 10.50~14.92mg/kg；砷的检出量为 0.972~1.790mg/kg。

表 8.19 不同产地三七茎叶重金属含量

产地	铅 (mg/kg)	镉 (mg/kg)	汞 (mg/kg)	铜 (mg/kg)	砷 (mg/kg)
文山州西畴县	3.119	0.228	0.075	11.85	1.480
文山州马关县仁和镇	2.772	0.258	0.074	11.90	1.443
文山州马关县马白镇1	2.241	0.312	0.070	13.72	1.622
文山州马关县马白镇2	2.158	0.275	0.069	10.50	1.404
文山州砚山县	3.075	0.351	0.071	11.09	1.565
文山州文山市平坝镇	3.030	0.277	0.064	10.88	1.790
文山州文山市东山乡	3.454	0.251	0.075	11.25	1.539
红河州建水县官厅镇	3.259	0.354	0.063	14.92	1.585
红河州屏边县1	3.470	0.267	0.075	13.58	1.444
红河州屏边县2	2.247	0.221	0.083	12.18	0.972

此外，冯光泉等（2006）对三七农药残留及重金属残留进行了相关研究，可将其方法应用于三七茎叶重金属含量及有害成分分析中。样品处理方法为：

把 5 个不同批次的三七植株用清水将块根充分洗净，再把整个植株分离为茎叶、剪口、毛根、表皮层、皮层、中柱等 6 个部分；另外 5 个不同批次的三七植株则不清洗即分为茎叶、剪口、毛根、主根等 4 个部分。将各组三七样品按不同部位分别晒干，粉碎过 40 目筛后备用；其土壤样品自然晾干粉碎过 100 目筛，备用。用氢化物发生 - 原子荧光光谱法测砷、汞，火焰原子吸收法测铅、镉（李静等，2003；梁忠明，1994；中国医学科学院卫生研究所，1985）。结果表明，4 种重金属元素在三七植物体 4 个不同部位的分布特征为：砷残留量：茎叶 > 毛根 > 剪口 > 主根；铅残留量：毛根 > 茎叶 > 剪口 > 主根；镉残留量：毛根 > 茎叶 > 剪口 > 主根；汞残留量：茎叶 > 毛根 > 剪口 > 主根。可见，砷、汞、铅、镉在三七植物体中的分布均表现为在茎叶、毛根中分布较高，剪口次之，主根中分布最少。

刘佳等（2015）也对三七不同器官中农药及重金属残留特征进行研究，了解其农药残留及重金属类型及含量。样品处理方法为：把样品不清洗分离为茎叶、筋条、剪口、根皮、须根等 5 个部位，再将各组三七样品按不同部位分别晒干，粉碎，过 40 目筛后备用；其土壤样品自然晾干，粉碎，过 100 目筛，备用。供试品溶液与试剂空白溶液的制备方法为：取样品约 0.5 g，精密称定，置于聚四氟乙烯微波消解罐中，加硝酸 5 ~ 10 mL，密闭，按微波消解仪设置程序进行消解。消解完全后，取出消解罐，放冷，将消解液转移至 50 mL 容量瓶中，用少量水洗涤消解罐 3 次，洗液合并于容量瓶中，加入 Au 单元素标准溶液（ 1 μg/mL）200 μL，加水稀释至刻度，摇匀，即得（如有少量沉淀，必要时可离心分取上清液）。除不加 Au 单元素外，其余同法制备试剂空白溶液。标准品溶液的制备方法为：精密量取 Pb、As、Cd、Cu 标准品储备液适量，用 10% 硝酸溶液稀释制成每 1mL 含 Pb、As 各 0 ng、1 ng、5 ng、10 ng、20 ng，含 Cd 0 ng、0.5 ng、2.5 ng、5 ng、10 ng，含 Cu 0 ng、50 ng、100 ng、200 ng、500 ng 的系列混合溶液。另精密量取 Hg 标准品储备液适量，用 10% 硝酸溶液稀释制成每 1mL 含 Hg 0 ng、0.2 ng、0.5 ng、1 ng、2 ng、5 ng 的系列溶液。该液应临用现配。内标溶液的制备方法为：精密量取 Ge、In、Bi 单元素标准品储备液适量，用水稀释制成每 1 mL 各含 1 μg 的混合溶液，即得。测定法：测定时选取的同位素为 ^{63}Cu、^{75}As、^{114}Cd、^{202}Hg 和 ^{208}Pb，其中 ^{63}Cu、^{75}As 以 ^{72}Ge 作为内标，^{114}Cd 以 ^{115}In 作为内标，^{202}Hg、^{208}Pb 以 ^{209}Bi 作为内标。仪器的内标进样管在仪器分析工作过程中始终插入内标溶液中，依次将样品管插入各个质量浓度的标准品溶液中进行测定（质量浓度依次递增）。以测量值（3 次读数的平均值）为纵坐标，质量浓度为横坐标，绘制标准曲线。将仪器的样品管插入供试品溶液中，测定，取 3 次读数的平均值。根据标准曲线计算得相应的质量浓度。在同样的分析条件下进行空白试验。

参 考 文 献

陈东，邓国宾，杨黎华，等 . 2007. 三七叶挥发油的化学成分分析 [J]. 天然产物研究与开发，19(B05): 37-40.

冯光泉，刘云芝，张文斌，等 . 2006. 三七植物体中重金属残留特征研究 [J]. 中成药，28(12): 1796-1798.

耿家玲，王兴文 . 2001. 三七叶苷的开发与应用 [J]. 云南中医学院学报，24(3): 7-8.

郝南明，田洪，苟丽 . 2004. 三七生长初期不同部位微量元素的含量测定 [J]. 广东微量原色科学，11(6): 31-34.

黄桂宽 . 1995. 三七中的微量元素 [J]. 广西医科大学学报，(2): 217-219.

黄桂宽 . 1996a. 三七提取物成分分析 [J]. 中草药 .（增刊）: 58-60.

黄桂宽 . 1996b. 三七茎叶多糖的化学成分研究 [J]. 中草药，(A9): 58-60.

黄渊泽，彭昭蓉 . 1996. 云南天然饮料物中的微量元素分析 [J]. 云南大学学报，18(3): 281-284.

孔海宁，韩金玉，黄鑫 . 2007. 三七茎叶提取物指纹图谱的建立 [J]. 化学工业与工程，24(3): 211-253.

雷伟亚，史栓桃，余思畅 . 1984. 三七叶皂苷的镇痛及对中枢神经系统的抑制作用 [J]. 中药通报，9(3): 38.

李海舟，刘锡葵，杨崇仁 . 2000. 三七茎叶的化学成分 [J]. 药学实践杂志，18(5): 354.

李静，梁高道，吴玠，等 . 2003. 双道原子荧光光谱法同时测定食品中的砷和汞 [J] . 双道原子荧光应用论文集，3: 20-22.

李琳 . 2015. 三七茎叶中三七素提取分离研究及经皮渗透性能评价 [C]. 昆明：昆明理工大学 .

李琳，王承潇，曲媛，等 . 2015. 反相离子对色谱法测定三七中三七素含量 [J]. 中国中药杂志，40(20)：4026-4030.

李淑慧，楚延 . 1999. 三七叶皂苷抗炎作用的实验研究 [J]. 四川生理科学杂志，21(4)：22.

梁钢，洪息君，黄志明，等 . 1993. 三七茎叶总皂苷的抗衰老实验研究 [J]. 中草药，24(11)：581.

梁忠明 . 1994. 重金属号中药 [M]. 北京：中国中医药出版社 .

刘佳，王丽，陆雪萍，等 . 2015. 三七药材中农药及重金属残留特征研究 [J]. 中国药房，26(21)：2975-2977.

刘岩，范开，李龙军，等 . 2012. 三七多糖的含量测定方法及不同部位多糖的含量变化研究 [J]. 中国实验方剂学杂志，18(19)：118-120.

刘英，崔秀明，杨野，等 . 2015a. 不同产地三七茎叶质量评价研究 [J]. 中国医药工业杂志，46(7)：701-703.

刘英，曲媛，崔秀明 . 2015c. 高效液相色谱法测定三七地上部分维生素含量 [J]. 食品工业科技，36(22)：49-53.

刘英，曲媛，王承潇，等 . 2015b. 不同产地不同部位三七中总黄酮的含量测定 [J]. 安徽农业科学，43(15)：54-55，58.

鲁歧，李向高 . 1988. 三七止血成分的分离鉴定与含量测定 [J]. 中成药，(9)：34-35.

罗家清，徐其亨 . 1993. 水杨基荧光酮 - 溴化十六烷基三甲基铵光度法测定微量钼 [J]. 微量元素与健康研究，10(4)：54.

罗莉，陈荣洁，丁艳芬，等 . 2012. 三七有机磷农药残留的气相分析 [J]. 云南中医学报学报，35(4)：37-39.

任小宇，孙桂波，张强，等 . 2012. 三七茎叶皂苷对大鼠离体心脏缺血 / 再灌注损伤的保护作用 [J]. 中国药理学通报，28(1)：92-96.

施莉屏，刘云芝，冯光泉，等 . 2008. 稀土等对三七及土壤中六六六、滴滴涕降解作用研究 [J]. 西南农业学报，21(3)：684-687.

王凯雄，谢旭一，周志瑞 . 1981. 茶叶中微量营养元素的原子吸收光谱分析 [J]. 高等化学学报，2(1)：116-120.

王扣，李莲芳，段霁 . 2006. 水提三七叶苷副产物多糖的分离及含量测定 [J]. 云南中医中药杂志，27(6)：38-39.

王子平，华燕 . 2007. 三七茎叶化学成分及药理作用研究概况 [J]. 中国民族民间医药，17(1)：76-78.

韦嘉松，龙盛京 . 1993. 田七茎叶提取物对氧自由基的清除作用 [J]. 广西医学院学报，10(4)：387.

魏均娴，唐宝书，王菊芳，等 . 1986. 三七叶皂苷成分的研究 [J]. 华西药学杂志，1(1)：7.

魏均娴，王菊芬 . 1989. 人参茎叶中化学成分的分析 [J]. 中药通报，(11)：31-32.

徐庆，赵一，成桂仁，等 . 1993. 三七叶总皂苷降血脂作用的研究 [J]. 中国中药杂志，18(6)：367.

杨晶晶，刘英，崔秀明，等 . 2014c. 高效液相色谱法测定三七地上部分 γ - 氨基丁酸的含量 [J]. 中国中药杂志，39(4)：606-609.

杨晶晶，刘英，曲媛，等 . 2014a. 不同方法测定三七花、茎叶中维生素 C 含量 [J]. 食品工业科技，35(24)：53-56.

杨晶晶，曲媛，崔秀明，等 . 2014d. 三七地上部分中叶绿素和类胡萝卜素的含量测定 [J]. 特产研究，(2)：63-66.

杨晶晶，曲媛，杨晓艳，等 . 2014b. 三七茎叶中 γ - 氨基丁酸提取工艺研究 [J]. 云南大学学报，36(6)：907-911.

于元琛，李佳，汪海洋 . 2013. 三七素的研究进展 [J]. 食品与药品，(15)：291-293.

郁杰，秦枫，洪伟鸣 . 2010. HPLC-MS/MS 法检测三七茎叶总皂苷中人参皂苷 Rb_1 的含量 [J]. 江苏农业科学，(5)：370-372.

张仕秀 . 2005. 中药三七茎叶中黄酮类物质初步研究 [J]. 陕西中医学院学报，28(4)：54-56.

张志信，宋关斌，张仕秀 . 2006. 正交试验法优选三七茎叶中总黄酮的提取工艺 [J]. 生物技术，16(5)：65-67.

张志信，张仕秀，宋关斌 . 2005. 微波 - 碱水法提取三七茎叶总黄酮的工艺研究 [J]. 药物生物技术，12(6)：389-392.

赵国强，王秀训 . 1986. 三七止血成分 dencichine [J]. 中草药，(17)：34-36.

赵明明，彭茂民，周有祥，等 . 2013. 水溶性维生素检测分析的研究进展 [J]. 湖北农业科学，52(23)：5676-5680.

郑立雄，陈金东，任扬帆，等 . 2014. 三七叶与茎 HPLC 的比较分析及 Rb_3 含量的测定 [J]. 云南中医学院学报，37(5)：32-35.

郑莹，李绪文，桂明玉，等 . 2006. 三七茎叶黄酮类成分的研究 [J]. 中国药学杂志，41(3)：176-178.

郑莹，李绪文，金永日，等 . 2005. RP-HPLC 法测定三七叶中黄酮类成分的含量 [J]. 药物分析杂志，25(9)：1089-1091.

中国医学科学院卫生研究所 . 1985. 土壤卫生监测检验方法 [M]. 北京：人民卫生出版社 .

周家明，崔秀明，张文斌，等 . 2009. 三七茎叶和花的食用考证 [J]. 现代中药研究与实践，23(5)：39-40.

朱洁，杨蓉，张洪彬 . 2004. HPLC -ELSD 法测定三七叶中人参皂苷 Rb_3、Rc、Rb_1 的含量 [J]. 中草药，35(12)：1365-1366.

Hui X，Liu YX，Zhang B，et al. 2011. The antidepressant effects and mechanism of action of total saponins from the caudexes and leaves of Panax notoginseng in animal models of depression[J].

Phytomedicine，18(8-9)：731-738.

Xiang H，Liu Y，Zhang B，et al. 2011. The antidepressant effects and mechanism of action of total saponins from the caudexes and leaves of Panax notoginseng in animal models of depression[J]. Phytomedicine，18(8-9)：731-738.

Yang TR，kasai R，Zhou J，et al. 1983. Dammarane saponins of leaves and seeds of Panax notoginseng[J]. Phytochem，22(6)：1473.

第9章

三七药材多种成分含量测定与指纹图谱研究

三七药材是以皂苷类为主要化学成分的多组分复杂体系，其发挥药效的物质基础依赖于所含的多种化学成分的综合作用。目前，三七的质控方法大多以三七皂苷 R_1、人参皂苷 Rg_1、人参皂苷 Rb_1 指标作为定量、定性指标。《中国药典（一部）》（2015 年版）中"三七【含量测定】"项下规定：该品按干燥品计算，含人参皂苷 Rg_1、人参皂苷 Rb_1 及三七皂苷 R_1 的总量不得少于 5.0%。该标准由于梯度改变较快，人参皂苷 Rg_1 与人参皂苷 Re 未能分开，人参皂苷 Rb_1 与附近小峰无法分离。而同版药典三七的提取物"三七总皂苷"则在"【含量测定】"项相应增加了人参皂苷 Re 与人参皂苷 Rd 的含量测定，同时增加了指纹图谱"【检查】"项，使测定结果更接近真实值。因此，有必要对三七质量标准进一步深入研究，为其后续产品提供可靠的质量保证。

9.1 样品与试剂

9.1.1 三七药材

采自云南不同地州，收集到了同一药材的主根和剪口，共 40 批（表 9.1）。

表 9.1 三七药材收集情况表

产地 \ 部位	主根	剪口
文山马关	1	1
红河建水	2	2

产地 ＼ 部位	主根	剪口
文山德厚	3	3
红河开远大庄	4	4
红河泸西	5	5
文山广南	6	6
文山东山乡	7	7
石林舍色村	8	8
文山丘北	9	9
红河蒙自鸣鹫	10	10
曲靖师宗	11	11
红河个旧	12	12
文山马关八寨	13	13
昆明寻甸	14	14
文山麻栗坡	15	15
文山西畴	16	16
文山砚山阿猛	17	17
红河建水普雄	18	18
红河弥勒东山	19	19
曲靖	20	20

9.1.2　血塞通制剂

考虑到质量标准的可延续性，除了收集三七药材以外，还对以三七总皂苷为原料的各种血塞通制剂也做了相应的指纹色谱研究（表9.2）。

表 9.2　血塞通制剂收集情况表

序号	制剂	批号
1	血塞通滴丸	20141002
2	血塞通胶囊	140702
3	血塞通咀嚼片	150401
4	血塞通颗粒	140436
5	血塞通片	150104
6	血塞通软胶囊	14KR
7	血塞通注射液	ZHA1423

9.1.3　其他试剂

三七总皂苷对照提取物：中国食品药品检定研究院，批号：110870-201002，含量 R_1：6.9%，Rg_1：28.0%，Re：3.8%，Rb_1：29.7%，Rd：7.3%，使用前无需处理。

三七对照药材：中国食品药品检定研究院，批号 120941-201108。

乙腈：色谱纯。

水：娃哈哈纯净水。

9.2　试 验 条 件

9.2.1　仪器

高效液相色谱仪：岛津 LC20A；仪器包括四元梯度泵、在线真空脱气机、自动进样器、柱温箱、紫外检测器。

超声清洗仪、电子天平。

Waters Symmetry Shield RP$_{18}$（4.6mm×250mm，5μm）色谱柱。

9.2.2　测定方法

按照《中国药典（一部）》（2015 年版）"三七总皂苷"项下方法测定。

色谱条件及系统适用性试验以十八烷基硅烷键合硅胶为填充剂；以乙腈为流动相 A，水为流动相 B，按表 9.3 进行梯度洗脱；检测波长为 203nm；柱温为 30℃。人参皂苷 Rg$_1$ 与人参皂苷 Re 的分离度应大于 1.5，理论板数按人参皂苷 Rg$_1$ 峰计算应不低于 6000。

表 9.3　梯度洗脱表

时间(min)	流动相A（%）	流动相B（%）
0～20	20	80
20～45	20→46	80→54
45～55	46→55	54→45
55～60	55	45

对照提取物溶液的制备：取三七总皂苷对照提取物（中国食品药品检定研究院：110870-201002，含量 R$_1$：6.9%，Rg$_1$：28.0%，Re：3.8%，Rb$_1$：29.7%，Rd：7.3%）12.75mg 加入 5mL 容量瓶中，加甲醇溶解并稀释至刻度，依法操作，即得。

供试品溶液的制备：取该品粉末（过四号筛）1.0g，精密称定，精密加入甲醇 50mL，称定质量，放置过夜，超声处理 40min，放冷，再称定质量，用甲醇补足减失的质量，摇匀，过滤，取续滤液，即得。

测定法分别精密吸取对照提取物溶液与供试品溶液各 10μL，注入液相色谱仪，测定，即可（色谱图见图 9.1～图 9.3）。

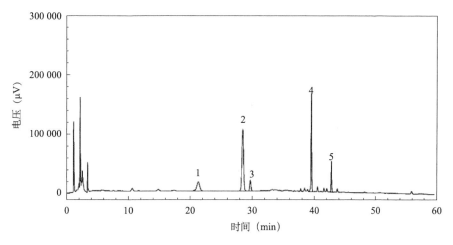

图 9.1　三七总皂苷对照提取物 HPLC 色谱图

1. R_1；2. Rg_1；3. Re；4. Rb_1；5. Rd

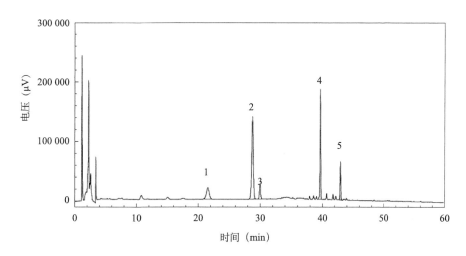

图 9.2　三七药材（主根 -2）HPLC 色谱图

1. R_1；2. Rg_1；3. Re；4. Rb_1；5. Rd

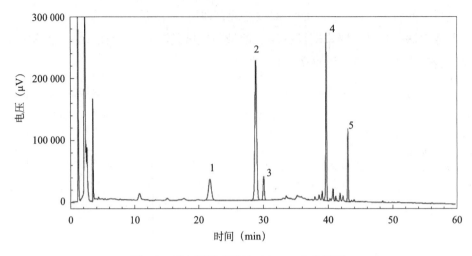

图 9.3 三七药材（剪口 -2）HPLC 色谱图

1. R_1；2. Rg_1；3. Re；4. Rb_1；5. Rd

9.2.3 三七药材提取方法的优化与确定

《中国药典（一部）》（2015 年版）"三七【含量测定】"项规定的提取法为甲醇回流提取，同版药典"三七总皂苷【含量测定】"项的方法为 70% 的甲醇溶解。以三七皂苷为原料的各种血塞通制剂的"【含量测定】"项提取方法也略有不同。血塞通滴丸（国家食品药品监督管理局国家药品标准 YBZ22622005—2010Z）为加甲醇超声使溶解；血塞通胶囊（卫生部药品标准中药成方制剂第 17 册，1998）为加甲醇溶解；血塞通咀嚼片（国家食品药品监督管理局国家药品标准 YBZ10892009）为加甲醇溶解；血塞通颗粒（国家食品药品监督管理局国家药品标准 YBZ0062011）为加水溶解，用正丁醇萃取，正丁醇液蒸干，然后甲醇溶解；血塞通片（国家食品药品监督管理总局标准 YBZ00362013）为加甲醇超声处理 10min；血塞通软胶囊（国家食品药品监督管理局国家药品标准 YBZ00432004—2010Z）为加 90% 甲醇溶解；血塞通注射液（国家食品药品监督管理局国家药品标准 WS3-B-3590—2001（Z）—2011）为加甲醇溶解；注射用血塞通（冻干）（国家食品药品监督管理局国家药品标准 WS-10986（ZD-0986）—2002—2011Z）为加甲醇溶解；血塞通分散片（国家食品药品监督管理局国家药品标准 YBZ12792004—2010Z）为加 90% 甲醇溶解。

针对不同处理方法，设计了不同方案。考察了不同处理方法对三七药材五种皂苷成分提取效果的影响。方法如下（表9.4）：

表9.4　三七药材不同提取方法五种成分含量测定比较

方法	R_1（%）	Rg_1（%）	Re（%）	Rb_1（%）	Rd（%）	合计（%）	RSD（%）
①	0.779	2.922	0.350	2.523	0.565	7.138	
②	0.809	2.890	0.345	2.484	0.551	7.078	
③	0.826	2.904	0.350	2.477	0.568	7.125	
④	0.881	2.841	0.344	2.328	0.554	6.947	1.03
⑤	0.898	2.880	0.346	2.369	0.540	7.032	
⑥	0.890	2.880	0.350	2.363	0.548	7.031	
⑦	0.893	2.889	0.343	2.300	0.518	6.943	
⑧	0.897	2.880	0.346	2.366	0.539	7.027	

①取三七药材粉末（过四号筛）0.6g，精密称定，精密加入甲醇50mL，称定质量，放置过夜，置80℃的水浴上保持微沸2h，放冷，再称定质量，用甲醇补足减失的质量，摇匀，过滤，即得。

②取三七药材粉末（过四号筛）1g，精密称定，精密加入甲醇50mL，称定质量，放置过夜，置80℃的水浴上保持微沸2h，放冷，再称定质量，用甲醇补足减失的质量，摇匀，过滤，即得。

③取三七药材粉末（过四号筛）2g，精密称定，精密加入甲醇50mL，称定质量，放置过夜，置80℃的水浴上保持微沸2h，放冷，再称定质量，用甲醇补足减失的质量，摇匀，过滤，即得。

④取三七药材粉末（过四号筛）0.6g，精密称定，精密加入甲醇50mL，称定质量，放置过夜，超声处理40min，放冷，再称定质量，用甲醇补足减失的质量，摇匀，过滤，即得。

⑤取三七药材粉末（过四号筛）0.6g，精密称定，精密加入甲醇50mL，称定质量，放置过夜，超声处理1h，放冷，再称定质量，用甲醇补足减失的质量，摇匀，过滤，即得。

⑥取三七药材粉末（过四号筛）1g，精密称定，精密加入甲醇（《中国药典》三七【"含量测定"】项下浓度）50mL，称定质量，放置过夜，超声处理40min，放冷，再称定质量，用甲醇补足减失的质量，摇匀，过滤，即得。

⑦取三七药材粉末（过四号筛）1g，精密称定，精密加入70%甲醇（《中国药典》三七总皂苷"【含量测定】"项下规定浓度）50mL，称定质量，放置过夜，超声处理40min，放冷，再称定质量，用甲醇补足减失的质量，摇匀，过滤，即得。

⑧取三七药材粉末（过四号筛）1g，精密称定，精密加入90%甲醇（《中国药典》血塞通软胶囊、血塞通分散片"【含量测定】"项下规定浓度）50mL，称定质量，放置过夜，超声处理40min，放冷，再称定质量，用甲醇补足减失的质量，摇匀，过滤，即得。

结果：不同提取方法间RSD%均不大于2.0%，可以认为提取方法间无明显差异，故采用方法④、⑥作为提取方法较为简单。为了能更好地把三七中除5个主峰外的其余小峰体现出来，取样量为1.0g较好，最终选择方法⑥为供试品溶液制备方法。

9.3   三七药材【含量测定】方法学考察

9.3.1   标准曲线的制备

取三七总皂苷对照提取物25.50mg置入5mL容量瓶中，加甲醇溶解并稀释至刻度，即得对照提取物溶液①；取对照提取物溶液① 5mL置入10mL容量瓶中，加甲醇稀释至刻度，即得对照提取物溶液②（溶液①的浓度为：R_1:0.3519mg/mL，Rg_1:1.482mg/mL，Re:0.1938mg/mL，Rb_1:1.5147mg/mL，Rd:0.3723mg/mL。溶液②的浓度为：R_1:0.17595mg/mL，Rg_1:0.7140mg/mL，Re:0.0969mg/mL，Rb_1:0.75735mg/mL，Rd:0.18615mg/mL）。

取对照提取物溶液② 1 μL、5 μL、10 μL、20 μL和对照提取物溶液① 15 μL、20 μL进样注入色谱仪，记录色谱图。以进样量为横坐标，峰面积为纵坐标，绘制标准曲线并进行回归计算。三七皂苷R_1、人参皂苷Rg_1、人参皂苷Re、人参皂苷Rb_1、人参皂苷Rd的标准曲线回归方程分别为：

三七皂苷R_1：$y = 304985x - 6878.8$，$r = 0.9999$。

人参皂苷Rg_1：$y = 341001x + 8972.3$，$r = 1.0000$。

人参皂苷Re：$y = 312245x - 1340.2$，$r = 0.9999$。

人参皂苷 Rb_1：$y = 242708x - 19419$，$r = 1.0000$。

人参皂苷 Rd：$y = 332785x - 4828.2$，$r = 0.9999$。

三七皂苷 R_1、人参皂苷 Rg_1、人参皂苷 Re、人参皂苷 Rb_1、人参皂苷 Rd 分别在 $0.17595 \sim 7.03800 \mu g$、$0.71400 \sim 28.56000 \mu g$、$0.09690 \sim 3.87600 \mu g$、$0.75735 \sim 30.29400 \mu g$、$0.18615 \sim 7.44600 \mu g$ 范围内与峰面积呈良好的线性关系。

9.3.2 重复性试验

取 6 份三七药材粉末，照上述已确定的供试品溶液制备方法操作，分别测定含量。结果：三七皂苷 R_1、人参皂苷 Rg_1、人参皂苷 Re、人参皂苷 Rb_1、人参皂苷 Rd 的平均含量分别为 0.868%（RSD=1.3%）、2.875%（RSD=0.6%）、0.352%（RSD=1.1%）、2.411%（RSD=0.8%）、0.535%（RSD=0.5%），表明方法精密度良好。

9.3.3 准确度试验

精密称取 6 份已知含量（三七皂苷 R_1、人参皂苷 Rg_1、人参皂苷 Re、人参皂苷 Rb_1、人参皂苷 Rd 的平均含量分别为 0.868%、2.875%、0.352%、2.411%、0.535%）的三七药材粉末 0.5 g，分置 6 个具塞锥形瓶中。药材中含三七皂苷 R_1 约为 4.34mg、人参皂苷 Rg_1 14.38mg、人参皂苷 Re 1.76mg、人参皂苷 Rb_1 12.06mg、人参皂苷 Rd 2.68mg。按 1∶1 的比例分别加入三七皂苷 R_1 对照品、人参皂苷 Rg_1 对照品、人参皂苷 Re 对照品、人参皂苷 Rb_1 对照品、人参皂苷 Rd 对照品，照上述供试品溶液制备方法操作，计算回收率。结果三七中三七皂苷 R_1、人参皂苷 Rg_1、人参皂苷 Re、人参皂苷 Rb_1、人参皂苷 Rd 的平均回收率为 98.5%（RSD=1.0%）、101.2%（RSD=0.7%）、97.8%（RSD=0.9%）、98.1%（RSD=1.4%）、99.4%（RSD=0.8%）。

9.4 三七药材五种皂苷成分的含量测定与结果分析

9.4.1 三七药材含量测定结果

三七药材含量测定结果如表 9.5 所示。

表 9.5 三七药材五种皂苷成分的含量测定结果

序号	R₁（%）	Rg₁（%）	Re（%）	Rb₁（%）	Rd（%）	合计（%）
主根1	1.562	6.405	1.022	5.086	1.496	15.571
主根2	1.239	4.314	0.643	3.504	0.907	10.606
主根3	0.685	3.914	0.394	3.051	0.634	8.679
主根4	0.714	3.209	0.328	2.554	0.608	7.412
主根5	0.742	2.386	0.285	2.186	0.484	6.083
主根6	1.225	3.334	0.400	2.734	0.795	8.489
主根7	0.588	3.785	0.711	3.104	0.658	8.846
主根8	1.140	3.163	0.274	3.588	0.766	8.932
主根9	0.870	2.372	0.254	2.222	0.476	6.193
主根10	0.946	3.949	0.457	2.420	0.542	8.313
主根11	0.950	4.456	0.375	3.027	0.732	9.540
主根12	0.811	3.718	0.470	3.137	0.723	8.858
主根13	0.957	2.969	0.508	3.289	0.665	8.387
主根14	1.229	3.440	0.377	2.925	0.612	8.583
主根15	0.628	3.530	0.378	2.775	0.715	8.026
主根16	0.927	3.584	0.604	3.073	0.736	8.925
主根17	0.606	3.063	0.318	2.561	0.574	7.121
主根18	1.828	3.434	0.390	3.504	0.960	10.116
主根19	1.483	3.831	0.494	3.335	0.903	10.047
主根20	1.120	3.062	0.357	2.775	0.706	8.019
剪口1	1.547	6.529	1.007	4.798	1.287	15.169
剪口2	2.041	6.730	0.903	5.085	1.621	16.380
剪口3	1.546	5.960	0.823	4.845	1.163	14.336
剪口4	1.572	5.789	0.770	4.226	1.091	13.448
剪口5	1.839	4.622	0.682	3.575	1.061	11.780
剪口6	1.711	5.865	0.730	4.713	1.273	14.292
剪口7	1.547	6.529	1.007	4.798	1.287	15.169
剪口8	1.792	5.324	0.590	4.684	1.309	13.699
剪口9	1.547	5.818	0.615	4.532	0.978	13.490
剪口10	1.792	6.406	0.746	4.522	1.176	14.642
剪口11	1.606	6.035	1.012	5.017	1.472	15.142
剪口12	1.632	6.053	0.630	4.389	1.068	13.772
剪口13	2.037	4.435	0.761	4.473	1.312	13.017
剪口14	1.669	6.418	0.662	4.673	1.382	14.802
剪口15	1.243	5.329	0.914	3.763	1.178	12.428
剪口16	0.857	6.232	0.965	4.496	1.238	13.789
剪口17	1.190	5.219	0.611	3.344	0.776	11.141
剪口18	2.076	6.019	0.831	5.470	1.428	15.825
剪口19	1.694	6.624	0.924	4.584	1.403	15.230
剪口20	2.217	6.153	0.580	4.863	1.384	15.196

9.4.2 三七药材含量测定结果分析

三七药材含量测定结果分析如表 9.6～表 9.10 及图 9.4～图 9.8 所示。

表 9.6 三七药材中三七皂苷 R_1 含量测定结果分析

测定指标	主根			剪口		
	结果范围（%）	样品批次	所占比例（%）	结果范围（%）	样品批次	所占比例（%）
三七皂苷R_1	≤0.7	4	20	≤0.7	0	0
	0.7～1.0	8	40	0.7～1.0	1	5
	1.0～1.4	5	25	1.0～1.4	2	10
	1.4～1.8	2	10	1.4～1.8	12	60
	1.8～2.2	1	5	1.8～2.2	4	20
	2.2～2.5	0	0	2.2～2.5	1	5

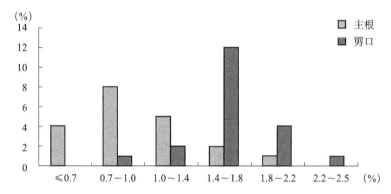

图 9.4 三七药材中三七皂苷 R_1 结果（批次）比较示意图

表 9.7 三七药材中人参皂苷 Rg_1 含量测定结果分析

测定指标	主根			剪口		
	结果范围（%）	样品批次	所占比例（%）	结果范围（%）	样品批次	所占比例（%）
人参皂苷Rg_1	≤2.5	2	10	≤2.5	0	0
	2.5～3.5	8	40	2.5～3.5	0	0
	3.5～4.5	9	45	3.5～4.5	1	5
	4.5～5.5	0	0	4.5～5.5	4	20
	5.5～6.5	1	5	5.5～6.5	11	55
	6.5～7.0	0	0	6.5～7.0	4	20

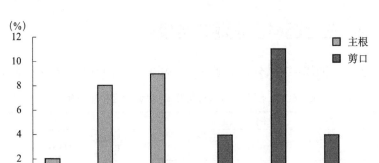

图 9.5　三七药材中三七皂苷 Rg_1 结果（批次）比较示意图

表 9.8　三七药材中人参皂苷 Re 含量测定结果分析

测定指标	主根			剪口		
	结果范围 （%）	样品批次	所占比例 （%）	结果范围 （%）	样品批次	所占比例 （%）
	≤0.3	3	15	≤0.3	0	0
	0.3～0.4	9	45	0.3～0.4	0	0
人参皂苷Re	0.4～0.6	4	20	0.4～0.6	2	10
	0.6～0.8	3	15	0.6～0.8	9	45
	0.8～1.1	1	5	0.8～1.0	9	45

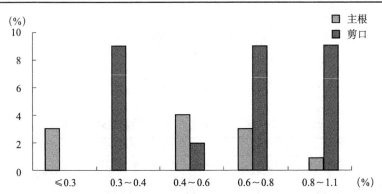

图 9.6　三七药材中三七皂苷 Re 结果（批次）比较示意图

表 9.9　三七药材中人参皂苷 Rb_1 含量测定结果分析

测定指标	主根			剪口		
	结果范围 （%）	样品批次	所占比例 （%）	结果范围 （%）	样品批次	所占比例 （%）
	≤2.4	2	10	≤2.4	0	0
	2.4～3.4	14	70	2.4～3.4	1	5
人参皂苷Rb₁	3.4～4.4	3	15	3.4～4.4	4	20
	4.4～5.5	1	5	4.4～5.5	15	75

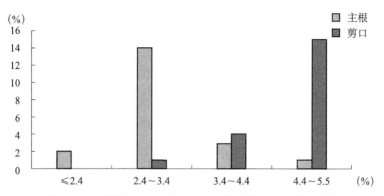

图9.7　三七药材中三七皂苷 Rb$_1$ 结果（批次）比较示意图

表 9.10　三七药材中人参皂苷 Rd 含量测定结果分析

测定指标	主根			剪口		
	结果范围 （%）	样品批次	所占比例 （%）	结果范围 （%）	样品批次	所占比例 （%）
人参皂苷Rd	≤0.6	4	20	≤0.6	0	0
	0.6~0.8	12	60	0.6~0.8	1	5
	0.8~1.1	3	15	0.8~1.1	4	20
	1.1~1.7	1	5	1.1~1.7	15	75

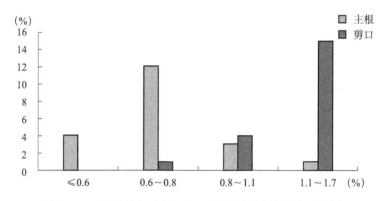

图9.8　三七药材中三七皂苷 Rd 结果（批次）比较示意图

9.5　指纹图谱分析

植物药在质量控制方面使用色谱指纹图谱开始于 20 世纪 70 年代，后来不断有人研究。由于国外尤其是美国 FDA 和 WHO 对草药产品的指南中均提到指纹图谱的要求，我国药品监督管理部门也明文要求首先对中药注射剂的质量控制实施指纹图谱。现阶段，色谱指纹图谱的作用主要是将常规的以单一指标成分或活性成分为质量控制的指标提升到一个新的阶段，用色谱的指纹特征和通过指纹图谱得到的量化参数，更有效地鉴别真伪，判断中药材和中成药质量的稳定性和市场商品质量的一致性。指纹图谱分析是一种符合中药特色的质量控制模式之一。基于以上原因，我们对三七药材和以三七皂苷为原料药的血塞通制剂进行了 HPLC 指纹图谱研究。

9.5.1　指纹图谱方法学考察

按照前面已确定的药材提取方法及 HPLC 分析方法，考察了方法的精密度、重复性及稳定性，结果证明精密度、重复性、稳定性良好（表 9.11 ~ 表 9.13）。

（1）精密度

按已建立的药材提取方法提取一份三七药材，然后进行 HPLC 分析，连续进样 6 次，数据采用《中药色谱指纹图谱相似度评价系统》2012.130723 版本处理，以 6 次数据的平均数生成对照指纹图谱，结果表明方法精密度相似度高于 0.95（表 9.11）。

表 9.11　精密度考察

	S1	S2	S3	S4	S5	S6	对照指纹图谱
S1	1.000	1.000	1.000	1.000	1.000	1.000	1.000
S2	1.000	1.000	1.000	1.000	1.000	1.000	1.000
S3	1.000	1.000	1.000	1.000	1.000	1.000	1.000
S4	1.000	1.000	1.000	1.000	1.000	1.000	1.000
S5	1.000	1.000	1.000	1.000	1.000	1.000	1.000
S6	1.000	1.000	1.000	1.000	1.000	1.000	1.000
对照指纹图谱	1.000	1.000	1.000	1.000	1.000	1.000	1.000

（2）重复性

按已建立的药材提取方法，重复提取 6 份药材，然后进行 HPLC 分析，数据采用《中药色谱指纹图谱相似度评价系统》2012.130723 版本处理，以 6 次数据的平均数生成对照指纹图谱，结果表明方法重复性相似度高于 0.95（表 9.12）。

表 9.12　重复性考察

	S1	S2	S3	S4	S5	S6	对照指纹图谱
S1	1.000	0.999	1.000	1.000	0.999	1.000	1.000
S2	1.000	1.000	0.999	1.000	1.000	0.999	1.000
S3	0.999	1.000	1.000	0.999	1.000	1.000	0.999
S4	1.000	1.000	1.000	1.000	0.999	1.000	1.000
S5	1.000	1.000	1.000	1.000	1.000	1.000	0.999
S6	1.000	1.000	1.000	1.000	1.000	1.000	1.000
对照指纹图谱	1.000	1.000	1.000	1.000	0.999	1.000	1.000

（3）稳定性

按已建立的药材提取方法提取一份三七药材，于室温放置，在不同的时间点，进行 HPLC 分析条，数据采用《中药色谱指纹图谱相似度评价系统》2012.130723 版本处理，以 6 次数据的平均数生成对照指纹图谱，考察药材稳定性，结果表明三七药材在 48h 内是稳定的（表 9.13）。

表 9.13　稳定性考察

时间（h）	S1	S2	S3	S4	S5	S6	对照指纹图谱
0	1.000	1.000	1.000	1.000	1.000	1.000	1.000
2	1.000	1.000	1.000	1.000	1.000	1.000	1.000
4	1.000	1.000	1.000	1.000	1.000	1.000	1.000
10	1.000	1.000	1.000	1.000	1.000	1.000	1.000
24	1.000	1.000	1.000	1.000	1.000	1.000	1.000
48	1.000	1.000	1.000	1.000	1.000	1.000	1.000
对照指纹图谱	1.000	1.000	1.000	1.000	1.000	1.000	1.000

9.5.2　不同产地三七主根与剪口、血塞通系列制剂的HPLC指纹图谱分析

对收集到的不同产地三七主根及剪口、血塞通系列制剂，按照所建立的药材提取方法及 HPLC 分析方法进行了分析，数据采用《中药色谱指纹图谱相似度评价系统》2012.130723 版本处理，以三七总皂苷对照提取物生成对照指纹图谱。

指纹图谱处理：参照《中国药典（一部）》（2015 年版）"三七总皂苷【指纹图谱】"项下规定，对 5～60min 内峰面积大于人参皂苷 Rg_1 2% 的峰进行积分，分析结果与相似度计算结果见表 9.14、表 9.15 及图 9.9～图 9.11。

表 9.14　三七药材相似度结果

编号	相似度	编号	相似度
主根1	0.990	剪口1	0.995
主根2	0.997	剪口2	0.994
主根3	0.989	剪口3	0.997
主根4	0.993	剪口4	0.993
主根5	0.999	剪口5	0.992
主根6	0.995	剪口6	0.996
主根7	0.991	剪口7	0.991
主根8	0.995	剪口8	0.998
主根9	0.997	剪口9	0.995
主根10	0.981	剪口10	0.991
主根11	0.987	剪口11	0.997
主根12	0.994	剪口12	0.992
主根13	0.995	剪口13	0.994
主根14	0.996	剪口14	0.992
主根15	0.992	剪口15	0.990
主根16	0.997	剪口16	0.986
主根17	0.993	剪口17	0.984
主根18	0.989	剪口18	0.998
主根19	0.997	剪口19	0.990
主根20	0.997	剪口20	0.994

表 9.15　血塞通系列制剂相似度结果

	血塞通滴丸	血塞通胶囊	血塞通咀嚼片	血塞通颗粒	血塞通片	血塞通软胶囊	血塞通注射液
相似度	0.999	0.993	0.994	0.989	0.997	0.998	0.993

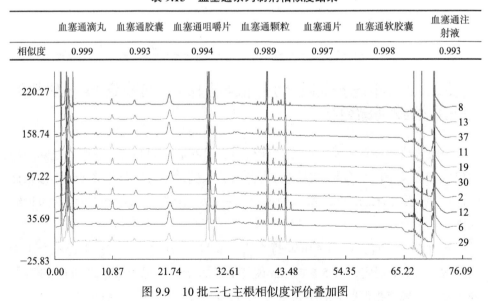

图 9.9　10 批三七主根相似度评价叠加图

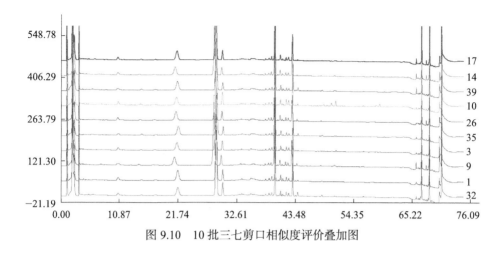

图 9.10　10 批三七剪口相似度评价叠加图

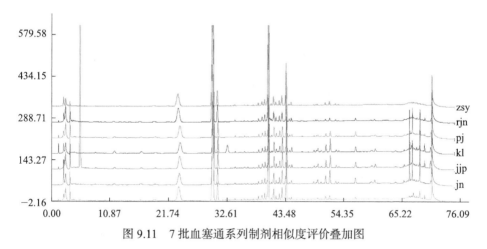

图 9.11　7 批血塞通系列制剂相似度评价叠加图

9.6　小　　结

9.6.1　色谱条件

确定了三七药材五种成分含量测定及指纹图谱的色谱条件,以乙腈为流动相 A,水为流动相 B,按表 9.16 中的规定进行梯度洗脱;检测波长为 203nm,人参皂苷 Rg_1 与人参皂苷 Re 的分离度应大于 1.5,理论板数按人参皂苷 Rg_1 峰计算应不低于 6000 。

表 9.16　梯度洗脱条件

时间（min）	流动相A（%）	流动相B（%）
0~20	20	80
20~45	20→46	80→54
45~55	46→55	54→45
55~60	55	45

对照提取物溶液的制备：取三七总皂苷对照提取物适量，加甲醇溶解并稀释成每 1mL 含 2.5mg 的溶液，即得。

供试品溶液的制备：取该品粉末（过四号筛）1.0g，精密称定，精密加入甲醇 50mL，称定质量，放置过夜，超声处理 40min，放冷，再称定质量，用甲醇补足减失的质量，摇匀，过滤，取续滤液，即得。

9.6.2　结论

从试验结果可以看出：剪口中五种皂苷的含量比主根中五种皂苷的含量高；三七药材及三七药材与血塞通制剂之间，指纹图谱有良好的相关性，两者与三七皂总皂苷对照提取物生成的对照指纹图谱相似度均在 0.98 以上。

9.6.3　展望

血塞通系列制剂药品注册批件较多，标准较为混乱，不同剂型，甚至相同剂型，不同生产厂家标准也不相同。为了标准的易于执行，有必要制订一个相对统一的血塞通系列制剂药品标准。

参 考 文 献

国家药典委员会 . 中华人民共和国药典 .2015 年版 . 一部 .2015: 11-12，393-394.

国家食品药品监督管理局国家药品标准 .YBZ00432004—2010Z.

国家食品药品监督管理局国家药品标准 .YBZ0062011.

国家食品药品监督管理局国家药品标准 .YBZ10892009.

国家食品药品监督管理局国家药品标准 .YBZ12792004—2010Z.

国家食品药品监督管理局国家药品标准 .YBZ22622005—2010Z.

国家食品药品监督管理局国家药品标准 .WS3-B-3590-2001（Z）—2011.

国家食品药品监督管理局国家药品标准 .WS-10986（ZD-0986）—2002—2011Z.

国家食品药品监督管理总局标准 .YBZ00362013.

卫生部药品标准 .1998 中药成方制剂 . 第 17 册 .103.

第10章

三七体内代谢研究

从 20 世纪 40 年代开始，国内外学者对三七进行了一系列研究，揭示了其主要成分及三七在血液系统、心血管系统、神经系统、免疫系统、物质代谢系统，以及抗炎、抗衰老、抗肿瘤等多方面的生理活性，并对三七皂苷中主要成分（R_1、Rg_1、Rb_1）的口服吸收，尤其是各个皂苷在胃肠道内稳定性及其代谢产物分别进行了较为深入的研究（Takino, 1994；Karikum et al., 1991）。迄今国内外对三七总皂苷的研究报道多见于化学成分、药理作用及临床适应证等方面，在其总皂苷口服吸收研究方面尚缺乏较为系统的研究，由于体内三七总皂苷成分复杂和检测手段的限制，总皂苷的药物动力学研究较少，而单体皂苷研究往往会忽视中药多成分间的协同作用。因此，阐明三七总皂苷代谢产物及代谢排泄途径，对其致病机制的探讨，能够更加合理地指导三七皂苷临床用药。

10.1 三七总皂苷药代动力学及体内代谢研究

10.1.1 三七总皂苷药代动力学研究

三七含有一系列活性物质，包括三萜皂苷（人参皂苷、三七皂苷）、多糖、黄酮类和氨基酸等，其中皂苷类是其主要活性物质（赵国强等，1986；王莹等，2015），三七总皂苷（Panax notoginseng saponins，PNS）在三七粉中的百分含量为 8.2%~29.4%（Yu et al., 2007；Zhang et al., 2000）。三七皂苷的药物动力学、体内代谢研究说明其吸收差、消除半衰期较长、生物利用度低，在胃肠道中和许多苷类相同被菌群和酶代谢，其代谢产物多具有较强的抗肿瘤药理活性，对新药研究具有指导意义；另外，三七皂苷无紫外吸收，常用的检测手段灵敏度差、体内分析难度大，随着药效基础研究、药理研究和分析手段的发展，三七皂苷的体内过程将进一步明确，为三七皂苷临床应用开拓广阔的前景。

1. 实验仪器及手术器械

实验仪器及手术器械见表10.1～表10.2所示。

表 10.1 实验仪器

仪器名称	型号	生产厂家
高效液相色谱仪	Agilent 1200	美国安捷伦科技有限公司
反相C_{18}色谱柱	Kromasil 100-5C_{18}	瑞典AKZO NOBEL公司生产
数显恒温超声波清洗仪	LB-180C	上海比朗科学仪器有限公司
高速冷冻离心机	HC-3018R	安徽器械有限公司
涡旋仪	JHX24H	北京京辉凯业科技有限公司
可视氮吹仪	KD200	杭州奥盛仪器有限公司

表 10.2 手术器械

器械名称	型号	生产厂家
手术剪	16cm 直尖	上海医疗器械(集团)有限公司
眼科剪	16cm 弯头	深圳市爱佳医疗器械有限公司
辅料镊	直/平镊	北京新欣众康商贸有限公司
眼科镊	14cm/18cm/25cm圆头	深圳市爱佳医疗器械有限公司
止血钳	蚊式止血钳(直/弯)	上海华每实业有限公司
注射器	1mL/2mL/5mL/10mL/20mL	深圳市爱佳医疗器械有限公司
大鼠灌胃针头	8cm(直/弯头)	东西仪（北京）科技有限公司

2. 试剂

实验试剂如表10.3所示。

表 10.3 实验试剂

试剂名称	规格	来源
人参皂苷Rg_1	标准品	中国药品生物制品检定所
人参皂苷Rb_1	标准品	中国药品生物制品检定所
三七皂苷R_1	标准品	中国药品生物制品检定所
乙腈	色谱纯	德国Merck公司
甲醇	色谱纯	德国Merck公司
甲醇	分析纯	天津市丰川化学试剂厂
乙醇	分析纯	天津市丰川化学试剂厂

续表

试剂名称	规格	来源
乙腈	分析纯	天津市丰川化学试剂厂
乙酸乙酯	分析纯	天津市丰川化学试剂厂

3. 色谱条件

配制 PNS 的水溶液，按分光光度法［《中国药典（二部）》（2010 年版）附录 IVA）］在 200~400nm 波长范围内扫描，在 203nm 处有最大吸收，故确定 203nm 为检测波长。色谱分离，用 Kromasil 100-5C$_{18}$ 反相色谱柱（250 mm×4.6 mm，5μm）。流动相：水溶液（A）/乙腈（B），0~20min，A/B=82/18，20~35min，A 由 82% 降至 65%，B 由 18% 线性升至 40%，35min，A/B=50/50，保持 60min，不需后运行。

（1）溶液的配制

精密称定各个标准品，分别装入 10mL 棕色容量瓶，用以分析纯甲醇定溶，在 0℃避光保存，作为储备液，如需其他浓度标准品溶液，用甲醇稀释即得。所有标准品溶液详细配制浓度见表 10.4。

（2）样品的处理

分别取大鼠空白血浆（0.1mL）至 1mL 的塑料离心试管，10 000 r/min 离心 5min，取血清加入 10μL 的标准溶液。涡旋 10s 混合，含有标准品的血浆样品转移到一个已活化 HLB 柱（Oasis® HLB, Waters Corporation, Milford, Massachusetts USA），装入 10mL 离心管中，洗脱液用 1mL 的甲醇并以 3000r/min 离心 3min。将得到的洗出液置于 1.5 mL 具塞尖底玻璃管中，在 40℃氮气下蒸干，干燥样品重新溶解于 100μL 甲醇，然后涡旋混合，0.45μm 孔径滤膜过滤并转移到一个干净内插管的自动取样器小瓶中。10μL 样品注射到 HPLC 系统。

表 10.4　标准品溶液配制浓度

试剂名称	结构	R$_1$	R$_2$	化学式	浓度（mg/mL）
G-Rg$_1$	Ppt-type	Glc	Glc	C$_{42}$H$_{72}$O$_{14}$	1.397
N-R$_1$		Glc2-1Xyl	Glc	C$_{47}$H$_{80}$O$_{18}$	1.105
G-Rb$_1$		Glc2-Glc	Glc6-Glc	C$_{54}$H$_{92}$O$_{23}$	0.893

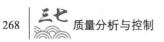

HLB 柱的活化：先用 1mL 甲醇洗脱，然后再用 1mL 的超纯水洗脱，待液体

滴完即可上样。这种方法也适用于其他样品（图 10.1）。

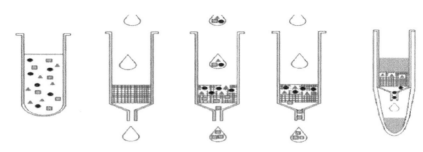

图 10.1　HLB 方法示意图

4. 实验方法

（1）给药方法

SD 雄性大鼠（体重为 160~180g），购于昆明医学院实验动物中心。所有大鼠均保持室温在（23 ± 2）℃，相对湿度 50% ± 10 % 及 12h 日照周期，所有大鼠自由采食（大鼠饲料购于昆明医学院）和供水（大鼠饮用水均为超纯水）。实验前 24h 禁止喂食，自由饮水。

大鼠随机分为 6 组（n=10），分别为空白对照组和制剂组尾静脉给药 100mg/ kg 三七总皂苷，空白组灌服同容积生理盐水。

（2）大鼠血浆的收集

血浆样品：通过大鼠的心脏取血约 0.1mL，在给药 10min、20min、30min、40min、50min、60min、70min、80min、90min、100min 后收集，血浆置于枸橼酸钠管中，10 000 r/min 离心 5min，取上层淡黄色透明血清 -20℃保存。

5. 结果与讨论

（1）药理实验数据处理

实验数据处理以 $\bar{x} \pm s$ 表示，HPLC 数据通过 SigmaPlot、Origin7.5 和 Simcap 软件匹配和分析，进行偏最小二乘判别分析。

（2）分离条件的优化

在实验过程中，对流动相种类和缓冲液比例进行了测试。结果显示梯度洗脱程序：水溶液（A）/乙腈（B），0~20min，A/B=82/18，20~35min，A 由 82% 降至 65%，B 由 18% 线性升至 40%，35min A/B=50/50，保持 60min。显示为各个标准品溶液和样品均能在 203nm 40min 内完全分离（图 10.2）。在该实验中，所有的实验进行 2 次以上平行实验，测得的结果的取平均值。

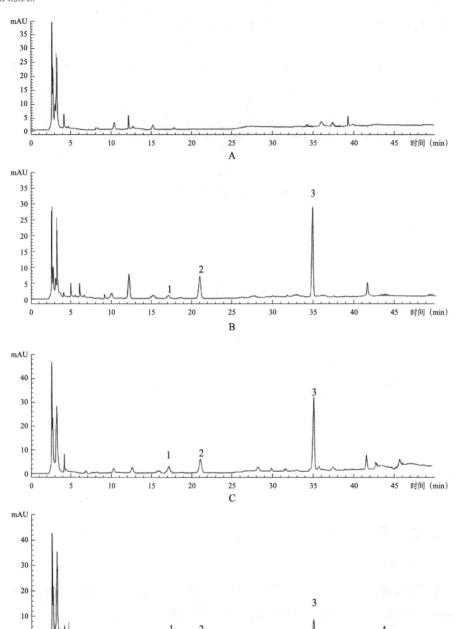

图 10.2　高效液相色谱图

A. 空白对照；B. 混合标准品；C. 大鼠尾静脉注射 100mg/kg 三七总皂苷 1h 后血浆中代谢产物；D. 大鼠尾静脉注射 100mg/kg 三七总皂苷注射剂后 2h 血浆中检测到的代谢产物；1.R_1；2.Rg_1；3.Rb_1

6. 标准曲线与线性范围

（1）特异性

方法学考察的参数为线性、重复性、精密度、准确度及稳定性。以相对标准偏差（RSD％）表征精密度、重复性和稳定性，代表性的色谱图如图 10.2 所示。保留时间分别为：① R_1=16.4 min，② Rg_1=21.1 min，③ Rb_1=35.2 min，该方法无显著干扰峰。

（2）线性

校准曲线是通过分析不少于六种不同浓度的标准溶液制成。其结果是，所研究的浓度范围内呈良好的线性关系（r^2> 0.99）。最低检测限（LOD）为 3 倍的信噪比。定量限（LOQ）为 10 倍的信噪比。血样的皂苷标准品所有详细信息为表 10.5 所示。

表 10.5　血样的皂苷标准品分析的标准曲线，LOQ，回归方程，相关系数（n=6）

样品	分析物	线性范围（μg/mL）	线性方程	r^2	LOQ（μg/mL）
	$G\text{-}Rg_1$	0.001 ~ 1.397	y=120.63x−56.41	0.9980	0.001
血样	$N\text{-}R_1$	0.001 ~ 1.105	y=17.43x+23.88	0.9962	0.001
	$G\text{-}Rb_1$	0.0009 ~ 0.893	y=106.07x−31.52	0.9985	0.0009

注：x 为浓度（μg/mL），y 为峰面积

（3）精密度

不同的浓度 QC 样品被用来评估精密度的检测，所有血样日内精密度和日间精密度 RSD 值均介于 0.23％ ～ 2.11%，见表 10.6。

（4）稳定性试验

所有皂苷 Rg_1、R_1 和 Rb_1 标准品在血样的稳定性进行评估，三次冷冻—解冻循环后，在所有样品中人参皂苷、三七皂苷的稳定性良好，RSD% 值均分别低于 4.29%。

表 10.6　精密度试验（n=6）

样品	分析物	日内精密度(RSD %)	日间精密度(RSD %)
血样	$G\text{-}Rg_1$	0.31	0.33

样品	分析物	日内精密度(RSD %)	日间精密度(RSD %)
血样	N-R$_1$	0.27	0.31
	G-Rb$_1$	0.23	0.28

（5）回收率试验

在回收率试验中，以加标试验，对高中低三个浓度（每个浓度不少于6个样），进行检测。Rg$_1$、R$_1$ 和 Rb$_1$ 中的平均回收率分别为 99.7%、99.4% 和 98.9%，每个浓度回收率的 RSD 值均小于 7.12%。

7. 三七总皂苷药动学研究

大鼠尾静脉注射三七总皂苷后，以血浆当中 R$_1$、Rg$_1$ 及 Rb$_1$ 皂苷总和为参考基准，不同时间点血浆样品经分析及数据处理后得到药 - 时参数（表 10.7）。

三七总皂苷在大鼠血浆的浓度变化过程符合二室模型，属于一级吸收及消化过程，PNS 吸收较快，2.1h 时血浆当中皂苷达到最大吸收。

表 10.7　大鼠尾静脉注射 100 mg/kg 三七总皂苷后主要药动学参数（n=6）

参数	PNS
$t_{1/2\alpha}$ (h)	1.122 ± 0.048
$t_{1/2\beta}$ (h)	54.468 ± 3.54
k_{12} (1/h)	0.345 ± 0.046
k_{21} (1/h)	0.301 ± 0.032
k_{10} (1/h)	0.028 ± 0.003
v (mg/kg)	0.091 ± 0.012
CL [mg/(kg·h)]	0.002 ± 0.000
AUC (h μg/mL)	1895.132 ± 24.351

10.1.2　三七总皂苷在大鼠体内的药理学研究

大鼠灌胃三七总皂苷后，在血浆中 R$_1$、Rg$_1$、Rb$_1$、Rd 及 Re 均可检测到，研究组织分布结果发现，上述皂苷主要分布于胃肠道，在心脏、肝脏、肾脏等脏器中仅少量分布，而脑中仅检测到痕量的 Rb_1 及 Re。冯亮等（2006）研究不同药物浓度和常用吸收促进剂对三七皂苷 R_1 和人参皂苷 Rg_1 在大鼠胃肠道的吸收动力学及吸收速率的影响，发现三七皂苷 R_1 和人参皂苷 Rg_1 在胃中吸收速率较小，而在小肠上段吸收速率较大。原人参二醇型和原人参三醇型皂苷的体内代谢过程均通过肠道细菌阶梯式地从糖苷端切开糖苷配基的 C-3 或 C-20 羟基团的糖苷连接，主要代谢的路径如下，原人参二醇型皂苷：Rb_1 → [M10 → M5 或 M9 → M13] → Ml；原人参三醇型皂苷：Re → Rg_1 → Mll 或 M8 → M4。整个代谢过程由一系列肠道细菌共同完成如 Prevotellaoris，Eubacterium A-44，Bifidobacterium K506，Bacteroides JY6 和 Fusobacterium K-60，且肠道菌之间具有协同作用。人参皂苷 Rg_1 在大鼠肠道内被菌群代谢为 Rh_1、F_1 及 Ppt，在大鼠尿及血中均发现 Rh_1、F_1，说明 Rg_1 经肠内菌代谢后，Rh_1 及 F_1 两个中间产物被吸收入血。而在人体内人参皂苷 Rg_1 被肠道菌群代谢为 Rh_1 及 Ppt，用 HPLC 和 ESI-MS 法在尿中均发现了 Rh_1 的存在，但两种检测方法未能检出血中代谢产物 Rh_1。

对三七皂苷中主要成分（Rg_1、Rb_1）的口服吸收，尤其是药物的胃肠道内稳定性及其代谢产物进行了较为深入的研究，结果发现，Rg_1、Rb_1 在胃液的酸性条件下不稳定，但各自的代谢模式并不相同（Luo et al. ,2013）。另外，两者可被肠道菌丛（主要是大肠厌氧菌）分泌的糖苷酶所水解，Rg_1 在人肠道内的代谢途径为：Rg_1 —（人参皂苷）Rh_1 —原人参三醇 [20（S）protopanaxatriol，Ppt]；在大鼠肠道内的代谢途径为 Rg_1 —（人参皂苷）F_1 —原人参三醇 [20（S）protopanaxatriol，Ppt]，其中人参皂苷 F_1 和 Rh_1 是同分异构体（Akao et al.，1998）。Rb_1 在人和大鼠肠内的代谢途径为：Rb_1 —人参皂苷 Rd —人参皂苷 F_2 — 20-O-β-glucopyranosyl-20（S）-protopanaxaiol（compound K）。Peng 等（2016）运用梯度洗脱液相色谱法，加上电雾式检测器，很好地分离了三七各种原型及代谢产物，为三七总皂苷今后代谢产物的初步研究提供了很好的参考依据（图 10.3）。

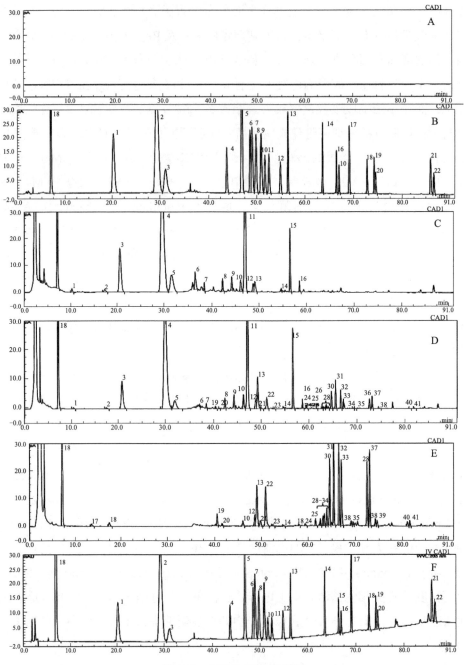

图 10.3 HPLC-CAD 色谱图

A.空白对照；B.标准溶液；C.样品溶液；D.蒸制三七样品 100℃. 3 h；E.蒸制三七样品 120℃. 18 h.；F.标准品

HPLC-UV图谱. B和F.峰数分别表示:1. R_1；2. Rg_1；3. Re；4. Rf；5. Rb_1；6. 20(S)-Rg_2；7. 20(S)-Rh_1；8. 20(R)-

Rg$_2$; 9. 20(*R*)-Rh$_1$; 10. Rb$_2$; 11. Rb$_3$; 12. F$_1$; 13. Rd; 14. F$_2$; 15. 20(*S*)-Rg$_3$; 16. 20(*R*)-Rg$_3$; 17. 20(*S*)-Ppt; 18. 化合物K; 19. 20(*S*)-Rh$_2$; 20. 20(*R*)-Rh$_2$; 21. 20(*S*)-PPD; 22. 20(R)-PPD. (C)、(D) 和 (E) 峰数分别表示：1. 20-*O*-葡萄糖人参皂苷 Rf；2. R$_3$；3. R$_1$；4. Rg$_1$；5. Re；6. 丙二酰人参皂苷 Rg$_1$；7. yesanchinoside D；8. R$_4$；9. Fa；10. 20(*S*)-R$_2$；11. Rb$_1$；12. 20(*S*)-Rg$_2$；13. 20(*S*)-Rh$_1$；14. F$_1$；15. Rd；16. 七叶胆苷 X Ⅶ；17. 20(*S*)-25-OH Rh$_1$；18. 20(*R*)-25-OH Rh$_1$；19. 20(*S*)-Rh$_1$（糖基取代）；20. 20(*R*)-Rh$_1$（糖基取代）；21. 20(*R*)-Rg$_2$；22. 20(*R*)-Rh$_1$；23. 25-OH Rg$_3$；24. 七叶胆苷LXXV；25. 七叶胆苷LXXV异构体；26. T$_5$；27. U；28. T$_5$异构体；29. F$_4$；30. RK$_3$；31. Rh$_4$；32. 20(*S*)-Rg$_3$；33. 20(*R*)-Rg$_3$；34. 未知物 1；35. 未知物 2；36. RK$_1$；37. Rg$_5$；38. 20(*S*)-Rh$_2$；39. 20(*R*)-Rh$_2$；40. RK$_2$；41. Rh$_3$

10.2 三七皂苷类单体成分的代谢研究

10.2.1 人参皂苷Rg$_1$药代动力学参数及代谢产物初步研究

阐明 PNS 生物样品中人参皂苷 Rg$_1$ 的药物浓度及其活性单体的药代动力学过程，为今后的研究方向、重点及进一步研究人参皂苷 Rg$_1$ 的体内代谢提供了参考依据，并可揭示其药动学特性及规律。

1. Rg$_1$ 生物样品中药物浓度的检测方法

陈霞等（2007）采用高效液相色谱（HPLC）法测定单剂量口服血塞通片的驯服家犬血浆中人参皂苷 Rg$_1$ 含量，其回归方程为 $Y=1.295667C-3$（相关系数 $r=0.9969$），线性范围 2.58~51.6 ng/μL，Rg$_1$ 最低检出限为 2.8 ng/μL。Li 等（2004a）利用固相萃取 HPLC 测定口服和静脉注射 PNS 后大鼠尿液的药物浓度，证实高、中、低不同药物浓度的日内和日间精密度均小于 10%，方法的重复性大于 80%，说明此法操作方便量，具有较高的灵敏度、重现性。王毅等（2001）利用薄层色谱（TLC）和电喷雾质谱检测人参皂苷被肠内细菌降解变化情况。马郁琪等（1987）利用同位素标记法检测 Rg$_1$ 在大鼠体内相关药动学参数。

2. Rg$_1$ 生物样品中活性单体的药动学研究

（1）人参皂苷 Rg$_1$ 的吸收与分布研究

冯亮等（2006）采用 Wistar 大鼠在体肠吸收模型研究人参皂苷 Rg$_1$ 在胃肠道

的吸收情况，Rg_1 线性范围 0.0032~1.9760 g/L，最低检测限为 0.0006 g/L，检测发现 Rg_1 肠道吸收速率大于胃，肠道中十二指肠吸收速率又快于空肠和回肠，证实 Rg_1 可由全肠道吸收，吸收速率最高是在十二指肠，最低在胃。杜力军等（2003）研究出人参皂苷 Rg_1 在正常大鼠体内呈二室模型，分布相半衰期 $t_{1/2(\alpha)}$ 为 8 min，消除相半衰期 $t_{1/2(\beta)}$ 为 2 h，平均驻留时间 3.3 h。Liang 等（2005）证实给药剂量为 1mg、10mg、100mg 时，Rg_1 的吸收速率常数分别为 0.1169/h，0.1134/h，0.1089/h。韩旻等（2006）以 PNS 溶液灌胃、十二指肠及门静脉给药后测得，Rg_1 在 SD 雄性大鼠的绝对生物利用度分别为 3.29%、6.60% 和 50.56%，试验证实三七人参皂苷 Rg_1 原形在胃肠吸收较差，生物利用度低，但代谢后吸收却增加，体内分布广泛。

（2）人参皂苷 Rg_1 的代谢研究

王毅等（2001）证实在人类肠菌作用下人参皂苷 Rg_1 可生成人参皂苷 Rh_1 和 20 (S)- 原人参三醇 2 种代谢产物，而通过在大鼠肠菌的作用生成 3 种代谢产物：人参皂苷 Rh_1、人参皂苷 F_1 和 20(S)- 原人参三醇，结果差异较大，推测与采用的检测方法不同有关。Han 等（2006a；2006b）以 Caco-2 细胞模型进行体外模型试验，研究静脉给予大鼠人参皂苷 Rg_1 后，发现 10 h 后 Rg_1 的胆汁排泄累积量为给药剂量的 61.48% ± 18.30%；灌胃给药后 12 h，Rg_1 胆汁排泄累积量为给药剂量的 0.91% ± 0.51%，血浆蛋白结合率分别为 6.56%~12.74%，Rg_1 的胃、肠和肝通过率分别为 49.85%、13.05% 和 50.56%，认为肠壁吸收差是造成 Rg_1 生物利用度低的主要原因，证实 Rg_1 具有较高的胆汁排泄和较低的血浆蛋白结合率。

（3）Rg_1 的药动学参数及房室模型研究

马郁琪等（1987）利用鼠尾静脉注射 ^3H-Rg_1，其 $t_{1/2(\alpha)}$=0.179 h，$t_{1/2(\beta)}$=25 h，灌胃给予后 T_{max}=12 h，C_{max}=4.6 ng/mL，表现为吸收缓慢，残留时间长，2h、4 h 的血浆蛋白结合率分别为 29.8% 与 27.6%，粪、尿排泄总量之比约为 4.4∶1，证实 Rg_1 在体内呈二室模型。通过分析大鼠尾静脉注射人参皂苷 Rg_1 后，对人参皂苷 Rg_1 在大鼠胃肠道的吸收动力学及代谢产物初步研究，并考察不同的药物浓度和常用的吸收促进剂对其吸收速率的影响。何希辉等（2001）分别对正常和脑缺血再灌注大鼠静脉注射 PNS，正常状态下其活性单体 Rg_1 的 $t_{1/2}$、Vd 为（418.7±85.9）mg/kg 和（1.20±0.18）mg/kg，但在脑缺血再灌注病理状态下，Rg_1 的 $t_{1/2}$、Vd 为（416.7±58.9）μg/（mL·min）和（1368.0±186.3）μg/（mL·min），表明人参皂苷 Rg_1 在正常和脑缺血 30 min 后再灌注状态下的药动学变化差异不明显，血药浓度药动学变化几近同步，提示正常和缺血 30min 再灌注状态对 Rg_1 体内代谢影响有限，推测结构相似组分药动学特点相似，Rg_1 药代动力学均呈一室开放模型。Wu 等（2015）对 Beagle 犬口服三七总皂苷制剂后，同时测定人参皂苷 Rg_1、三七皂苷 R_1、人参皂苷 Re 时，发现 Rg_1 的 $t_{1/2}$ 和 AUC ng^{-1}/（L·h）分别为（3.883±0.486）h 和（331.399±129.083）ng^{-1}（L·h），提示 Rg_1 在犬体内呈一室开放模型，Rg_1 血药浓度时间曲线的分析如下（图 10.4）：

Odani 等（1983）给大鼠静脉注射人参皂苷 $Rg_1$15 mg/kg 后，Rg_1 在肝、肾组织中的衰减呈快时相 (A) 和慢时相 (B)，在肝中的 $t_{1/2}$ 分别为 5.3 min 及 34.7 min，在胃中的 $t_{1/2}$ 分别为 5.7min 及 36min。

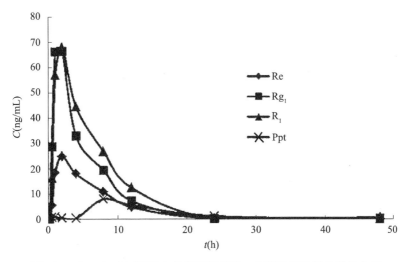

图 10.4　Beagle 犬口服三七总皂苷制剂后，血药浓度时间曲线的分析

3. 人参皂苷 Rg_1 代谢产物的研究

王毅等（2000）发现人参皂苷 Rg_1 在大鼠肠道内被菌群代谢为 Rh_1、F_1 及

Ppt，在大鼠尿及血中均发现 Rh_1、F_1，说明 Rg_1 经肠内菌代谢后，Rh_1 及 F_1 两个中间产物被吸收入血。而在人体内人参皂苷 Rg_1 被肠道菌群代谢为 Rh_1 及 Ppt，用 HPLC 和 ESI-MS 法在尿中均发现了 Rh_1 的存在，但两种检测方法未能检出血中代谢产物 Rh_1。由于尿中的代谢产物来源于血液，故推断出人血中有 Rh_1 存在，Ppt 因错过最佳吸收时期而未被吸收入血。

4. Rg_1 代谢产物的活性研究

（1）抗肿瘤活性

Wskabayashi 等（1997）证明人参提取物和人参皂苷在小鼠整体实验中明显抑制 B16-BL6 黑色素瘤细胞肺转移，在体外无此活性，认为代谢产物可能是有效成分。王毅等（2002）通过生物活性研究显示，人参皂苷 Rg_1 的代谢产物人参皂苷 Rh_1 对 A375、T98G 和 L929 肿瘤细胞具有明显的抗肿瘤活性，而人参皂苷 Rg_1 无此活性。

（2）免疫活性

王毅等（2002）用人参皂苷 Rg_1 和其代谢产物人参皂苷 Rh_1 分别处理脾 T 细胞、B 细胞及腹腔巨嗜细胞，显示人参皂苷 Rg_1、人参皂苷 Rh_1，均能作用于 T 细胞和腹腔巨噬细胞，产生免疫调节作用。

10.2.2 人参皂苷 Rb_1 药代动力学参数及代谢产物初步研究

阐明 PNS 生物样品中人参皂苷 Rb_1 的药物浓度及其活性单体的药代动力学过程，为今后的研究方向及重点及进一步研究人参皂苷 Rb_1 的体内代谢提供了参考依据，并揭示了其药动学特性及规律。

1. Rb_1 生物样品中药物浓度的检测方法

Jiang 等（2011）采用 LC/MS/MS 法测定注射液中人参皂苷 Rb_1 在健康人体的药动学得出，Rb_1 血药浓度 - 时间曲线符合二房室模型，健康受试者单次静脉滴注生脉注射液后，C_{max}=(10.572 ± 8.952)mg/L，$t_{1/2}$=(47.983 ± 7.256)h，$AUC_{0 \sim 144 h}$=(346.668 ± 267.894)（mg·h）/L。说明此法操作方便，具有较高的灵敏度、重现性。杨柳等（2006）采用 LC-MS，TOF 扫描一级质谱，TOF 扫描质量范围：400~1200 amu，选择离子扫描二级质谱测定。在大鼠尿液中共检

出了人参皂苷 Rb_1 的 14 种代谢产物，并系统分析和推断了这些代谢物的转化规律和可能结构。

2. Rg_1 生物样品中活性单体的药动学研究

（1）人参皂苷 Rb_1 的药物动力学研究

Odani 等（1983）给大鼠灌胃人参皂苷 Rb_1 100 mg/kg，吸收率仅为 0.11%，6 h 后在胃和大肠发现了其代谢产物；大鼠静脉注射人参皂苷 Rb_1 15 mg/kg，15 min 后，肾、心、肺及肝脏中 Rb_1 浓度较高，分别为 9.0μg/g、5.3μg/g、2.9μg/g、3.3μg/g，在这些组织中 Rb_1 浓度的衰减与血清浓度的衰减平行，人参皂苷 Rb_1 从尿中排泄大大超过从胆汁排泄，尿中累积排泄人参皂苷 Rb_1，在 120 h 内占剂量的 44.4%，且多数在给药 48 h 后，说明人参皂苷 Rb_1 进入血液后在血清和组织中滞留较长时间，并逐渐排入尿中。Akao 等（1998）证明大鼠口服人参皂苷 Rb_1 后，多数可从肠道，特别是盲肠和粪便回收，也证明人参皂苷 Rb_1 吸收很差。

（2）药物动力学参数方面

Odani 等（1983）证实大鼠静脉注射人参皂苷 Rb_1 5 mg/kg，测得符合两室模型，$t_{1/2(\alpha)}$ 为 11.6 min，$t_{1/2(\beta)}$ 为 14.5 h。可见，Rb_1 胃肠吸收差，组织分布迅速，消除缓慢，有人推测人参皂苷 Rb_1 比人参皂苷 Rg_1 体内滞留时间长的原因是人参二醇系皂苷比人参三醇系皂苷血浆结合率高。

3. 人参皂苷 Rg_1 代谢产物的研究

人参皂苷 Rb_1 在消化道难以吸收，在肠道被迅速代谢分解，代谢部位主要在大肠，其次在胃。Akao 等（1998）给无肠道菌群的大鼠口服人参皂苷 Rb_1 时，在血浆中无法检出 compound K；给肠中有真菌 A-44 的大鼠口服人参皂苷 Rb_1，在盲肠和粪便中检出大量的 compound K，同时 7～15 h 在血浆中检出相当量的 compound K，证明在人肠道菌群中，真菌 A-44 能使人参皂苷 Rb_1 转变成人参皂苷 Rd 和 compound K，从真菌 A-44 分离得到的人参皂苷 Rb_1 水解酶为 β-D 葡萄糖酶。Hasegawa 等（2000）发现，促使人参皂苷 Rb_1 在体内代谢的另一种人类肠菌是普雷沃菌。表明人参皂苷 Rb_1 口服难以吸收，肠道细菌代谢产物 compound K 则易于在肠道的下段吸收。Odani 等（1983）认为，人参皂苷 Rb_1 的肠内菌群代谢终产物是 compound K(CK)。Wang 等（2015）给大鼠注射人参皂苷 Rb_1 后，其血浆和尿中的代谢产物，结果如图 10.5

所示。并将其产物代谢 M1~M10 进行质谱分析，结果如图 10.6 所示。推论 Rb_1 代谢途径如图 10.7 所示。

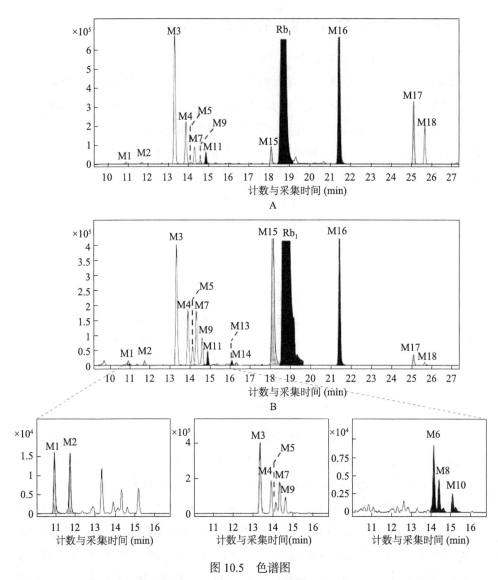

图 10.5　色谱图

A. 大鼠静脉注射 20 mg/kg Rb_1 5min 后，血浆和尿液中代谢产物的剂量为血浆样品

收集后静脉注射代谢物；B.Rb_1 注射剂量 3 ～ 6 h 内，大鼠尿样中收集的代谢产物

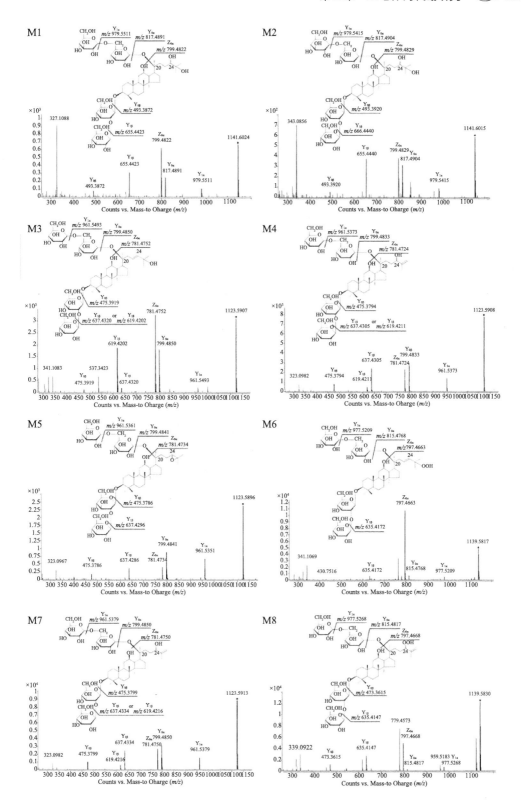

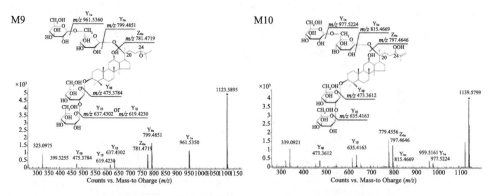

图 10.6　尿样中代谢产物 M1 ～ M10 质谱图结果

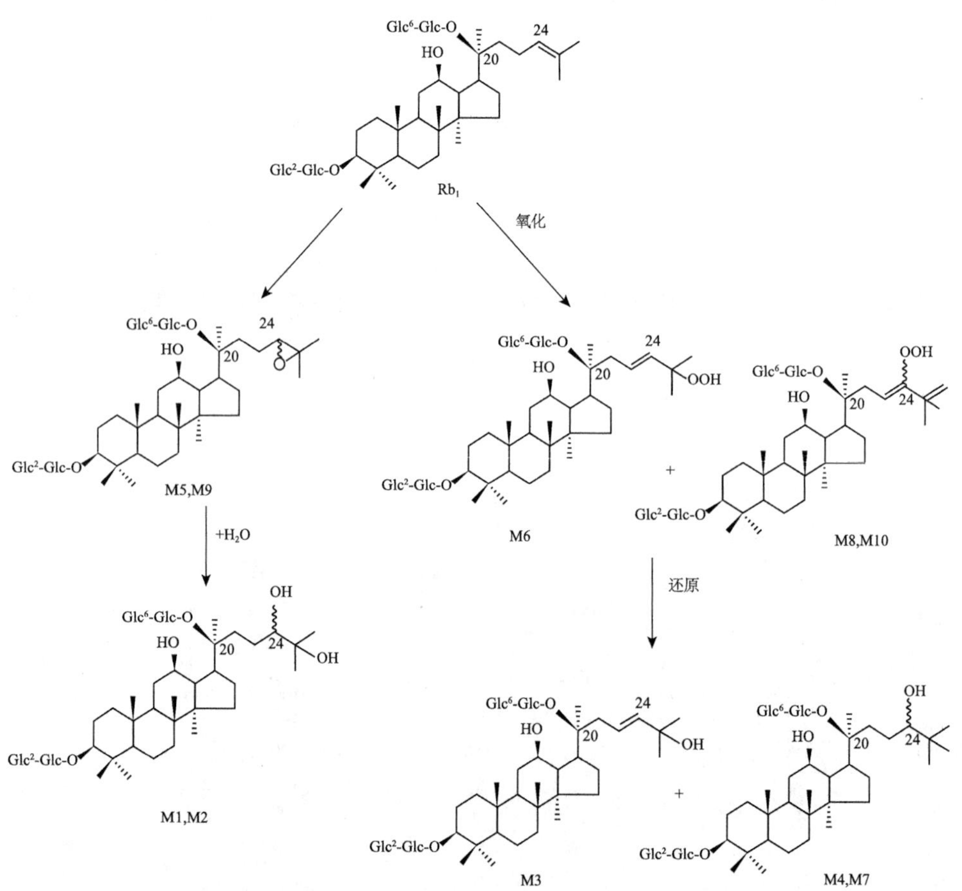

图 10.7　推断人参皂苷 Rb₁ 在大鼠体内代谢产物形成过程

4. Rb$_1$ 代谢产物的活性研究

（1）抗肿瘤活性

Hasegawa 等（2000）研究表明，人参皂苷 Rb$_1$ 抗肿瘤活性与水解潜能成正比，水解潜能越大，抗肿瘤活性越强，人参皂苷 Rb$_1$ 的活性代谢产物 M1 的抗小鼠 Lewis 肿瘤 (LLC) 转移作用比人参皂苷 Rb$_1$ 大，与 5-FU 相当。Byung 等（1998）测试人参原二醇型皂苷 Rb$_1$ 代谢物体外抗基因毒性作用：20-O-(β-D- 吡喃葡萄糖)-20(S)- 原人参二醇 (1H901)，20-O-[α-D- 阿拉伯吡喃糖 (1-6)-β-D- 吡喃葡萄糖]-20(S)- 原人参二醇 (1H902)，20-O-[α- 阿拉伯呋喃糖 (1-6)-β-D- 吡喃葡萄糖]-20(S)- 原人参二醇 (1H903)，证明 1H901、1H903 剂量依赖性抑制苯并芘导致的染色体诱变和断裂，可作为染色体保护剂。

（2）抗肝脏热缺血再灌注损伤作用

近年来发现人参皂苷 Rb$_1$ 可以预防肝脏的热缺血再灌注损伤。Guo 等（2011）研究发现，人参皂苷 Rb$_1$ 处理组小鼠肝脏的功能和形态学损伤显著的减弱，血清丙氨酸氨基转移酶 (ALT) 明显减少，而且 Rb$_1$ 在显著的减少 MDA 浓度的同时，使 NO 浓度、血清中 NO 合成酶的浓度上调，由此说明 Rb$_1$ 可以预防肝脏缺血再灌注损伤的潜能。

（3）对糖尿病的作用

Yang 等（2010）在研究三七总皂苷的降血糖作用中发现，三七皂苷通过提高胰岛素和瘦素的活性来发挥降血糖和抗肥胖作用，而人参皂苷 Rb$_1$ 是 5 种皂苷中负责降血糖作用的最主要的成分。

10.2.3 三七皂苷R$_1$药代动力学参数及代谢产物初步研究

阐明 PNS 生物样品中人参皂苷 R$_1$ 的药物浓度及其活性单体的药代动力学过程，为今后的研究方向及重点及进一步研究人参皂苷 R$_1$ 的体内代谢提供了参考依据，并揭示了其药动学特性及规律。

1. Rb$_1$ 生物样品中药物浓度的检测方法

冯亮等（2006）采用 Wistar 大鼠在体肠吸收模型研究三七皂苷 R$_1$ 在胃肠道的吸收情况，R$_1$ 线性范围为 0.0033~2.0640 g/L，最低检测限分别为 0.0007 g/L，检测发现 R$_1$ 肠道吸收速率大于胃，肠道中十二指肠吸收速率又快于空肠和回肠，

证实 R_1 可由全肠道吸收，吸收速率最高是在十二指肠，最低在胃。

2. R_1 生物样品中活性单体的药动学研究

Liang 等（2005）证实给药剂量为 1mg、10mg、100mg 时 R_1 的吸收速率常数分别为 0.1223/h，0.0946/h，0.0904/h。何希辉等（2001）分别对正常和脑缺血再灌注大鼠静脉注射 PNS，正常状态下其活性单体 R_1 的 $t_{1/2}$、Vd 分别为（21.6±7.9）min 和（418.7±85.9）mg/kg，但在脑缺血再灌注病理状态下，R_1 的 $t_{1/2}$、Vd 分别为（19.2±5.0）min 和（416.7±58.9）μg（mL·min），表明三七皂苷 R_1 在正常和脑缺血 30 min 后再灌注状态下的药动学变化差异不明显，其血药浓度药动学变化几近同步，提示正常和缺血 30 min 再灌注状态对 PNS 体内代谢影响有限，推测结构相似组分药动学特点相似，R_1 药代动力学均呈一室开放模型。

3. 人参皂苷 R_1 代谢产物的研究

陈广通等（2010）发现大鼠口服三七皂苷 R_1 后，大量的原形药物通过粪便排泄出体外，12 h 内能检测到的代谢产物很少，表明三七皂苷 R_1 在体内需要经过肠内菌的代谢，从而导致检测的时限延长。HPLC-ESI-MS/MS 检测结果表明三七皂苷 R_1 在大鼠体内代谢的产物主要有 8 个：20(S)- 三七皂苷 R_2、20(R)- 三七皂苷 R_2、20(S)- 人参皂苷 Rh_1、20(R)- 人参皂苷 Rh_1、人参皂苷 Rh_4、原人参三醇、人参皂苷 F_1、2,4 - 二烯 -6 -O-β-D- 木糖 -(1→2)-β-D- 葡萄糖苷，且与微生物转化的产物基本一致，进一步证明了可以利用微生物转化模型来模拟人参皂苷在人类或动物体内的代谢。Ruan 等（2010）研究发现三七中三七皂苷 R_1 在模拟人肠道细菌环境下 48 h 内，产生四种代谢产物，其中三种确定化学结构的产物分别为 Rg_1、F_1 和 20（S）- 原人参三醇，第四个代谢产物暂定为原人参四环三萜骨架脱氢转化产生（图 10.8）。并对四种代谢产物做出质谱分析，见图 10.9。

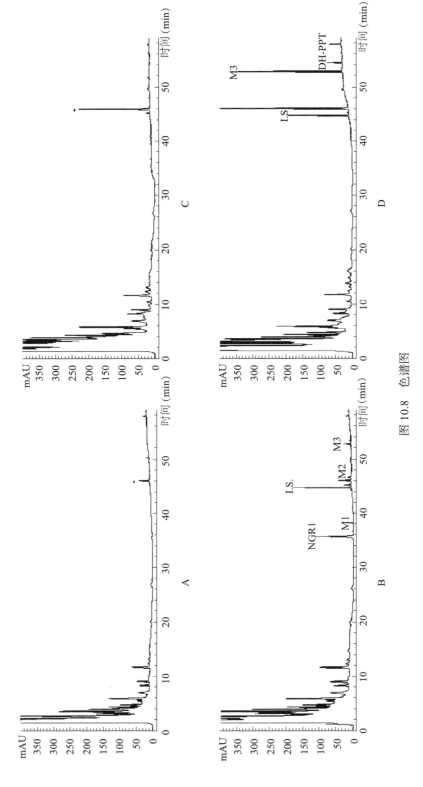

图 10.8　色谱图

A.12h 空白对照；B.R$_1$ 在模拟肠道 12h 后；C.48h 空白对照；D.R$_1$ 在模拟肠道 48h 后

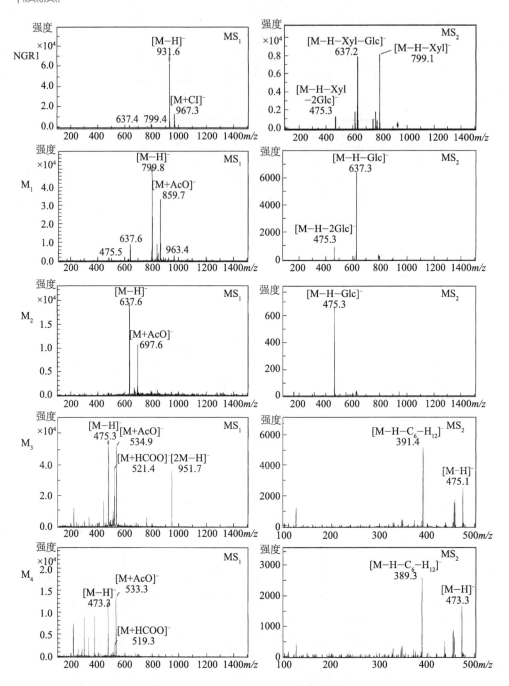

图 10.9　R_1 的 MS_1 和 MS_2 质谱图

M_1: Rg_1；M_2: F_1；M_3: PPT；M_4: DH-PPT

三七皂苷 R_1 是三七的特征性成分，现代药理研究发现（郭钰琪等，2012；Chen et al.，2008）其可通过抑制炎症因子 IL-17 的过度释放减弱与 TNF-α 的协同放大效应，从而降低血管内皮细胞的活化，修护受损的内皮屏障，有效保护血管内皮损伤的发展。

参 考 文 献

陈广通，杨敏. 2010. 三七皂苷 R_1 在大鼠体内的代谢产物分析. 时珍国医国药，21(2)：485-488.

陈霞，吴锋，徐济良，等. 2007. 犬单剂量口服血塞通片的血浆药动学研究. 南通大学学报，27(2)：115-120.

杜力军，邢东明，刘美凤，等. 2003. 脑血管药 CBN 注射剂药代动力学研究. 世界科学技术—中医药现代化基础研究，5(1)：48-52.

冯亮，蒋学华，周静，等. 2006. 三七皂苷 R_1 和人参皂苷 Rg_1 的大鼠在体肠吸收动力学研究. 中国药学杂志，41(14)：1097-1102.

郭钰琪，齐冬梅，郝钰，等. 2012. 三七皂苷 R_1 调节炎性 T 细胞亚群保护血管内皮的实验研究. 中国药理学通报，28(2)：240-244.

韩旻，韩丽妹，王青松，等. 2006. 三七皂苷的口服吸收机制. 药学学报，41(6)：498-505.

何希辉，炎彬，潘卫松，等. 2001. 三七皂苷中 R_1、Rg_1 在正常和脑缺血再灌大鼠中的动力学变化. 中药药理与临床，17(6)：12-14.

马郁琪，李彤，肖建初，等. 1987. ^{3}H- 三七皂苷 Rg_1 在大鼠体内的药物动力学研究. 中草药，18(9)：21-24.

王毅，蒋艳，王本祥，等. 2002. 人参皂苷 Rg_1 及其肠内菌代谢产物 Rha 对小鼠免疫细胞功能的影响. 药学学报，37(12)：927-929.

王毅，刘铁汉，王巍，等. 2000. 人参皂苷 Rg_1 的肠内菌代谢及其代谢产物吸收入血的研究. 药学学报，35(4)：284-288.

王毅，刘铁汉，王巍，等. 2001. 肠内菌群对人参皂苷 Rg_1 的代谢转化作用的研究. 中国中药杂志，26(3)：188-190.

王莹，褚扬，李伟，等. 2015. 三七中皂苷成分及其药理作用的研究进展. 中草药，46(9)：

1381-1392.

杨柳，许舜军，曾星，等 . 2006. 人参皂苷 Rb_1 在大鼠体内的药物代谢研究 . 高等学校化学学报，
27(6)：1042-1044.

赵国强，王秀训 . 1986. 三七止血成分 dencichine . 中草药，17(6)：34-35.

Akao T，Kida H，Kanaoka M，et al. 1998. Intestinal bacterial hydrolysis is required for the
appearance of compound K in rat plasma after oral administration of ginsenoside Rb1 from Panax
ginseng. Journal of Pharmacy and Pharmacology，50(10)：1155-1160.

Byung H L，San J L，Jang H H，et al. 1998. In vitro antigenotoxic activity of Novel Ginseng
Saponin metabolites formed by intestinal bacteria . Planta medica，64(6)：500-507.

Chen W X，Wang F，Liu Y Y，et al. 2008. Effect of notoginsenoside R_1 on hepatic microcirculation
disturbance induced by gutischemia and reperfusion. World Journal of Gastroenterology，14(1)：
29-37.

Guo Y，Yang T，Lu J，et al. 2011. $Rb1$ postconditioning attenuatesliver warm ischemia-
reperfusion injury through ROS-NO-HIF pathway. Life Sciences，88(13-14)：598-605.

Han M，Fang X L. 2006a. Difference in oralabsorption of ginsenoside Rg1 between in vitro and in
vivo models. MedSci Entry for Acta Pharmacologica Sinica，27(4):499-505.

Han M，Sha X，Wu Y，et al. 2006b. Oralabsorption of ginsenoside Rb_1 usingin vitro and in vivo
models. Planta Medica，72(5)：398-404.

Hasegawa，Hideo.2000. Anticarcinogenesis in mice by ginseng-hydrolyzing colonic bacteria.
Microbial ecology in health and disease, 12 (2): 85-91.

Jiang C M，Li G X，Zhang S L，et al. 2011. Pharmacokinetics of ginsenoside Rb_1 of Shengmai
injection in healthy volunteers. Chinese Journal New Drugs，20(9)：803-807.

Karikum M，Miyase T，Tanizawa H，et al. 1991. Comparison of the decomposition modes of
ginsenoside-Rb_1 and Rb_2 in the digestive tract of rats. Chemical & Pharmaceutical Bulletin，
39(9)：2357-2361.

Li L，Sheng Y，Zhang J，et al. 2004a. HPLC determination of four activesaponins from *Panax
Notoginseng* in rat serum and its application topharmacokinetic studies .Biomed Chromatogr，
18(10)：849-856.

Li L，Zhang J，Sheng Y X，et al. 2004. Liquid chromatographicmethod for determinationof four active saponins from Panax notoginseng in rat urine usingsolid-phase extraction. Journal of Chromatography B, Analytical Technologies in the Biomedical and Life Sciences, 808(2): 177-183.

Liang F, Hua J X. 2005. Absorption profiles of sanchinoside R1 andginsenoside Rg1 in the rat intestine. European Journal of Drug Metabolism & Pharmacokinetics, 30(4): 261-268.

Luo S L, Dang L Z, Li J F, et al. 2013. Biotransformation of saponins by endophytes isolated from Panax notoginseng. Chemistry & Biodiversity, 10(11): 2021-2031.

Odani T, Tanizawa H, Takino Y. 1983. Studieson absorption, distribution, excretion and metabolism of ginseng saponins 1I. The absorption, distribution and excretion of ginsenoside Rg_1 in the rat. Chemical & Pharmaceutical Bulletin, 3l(1): 292-298.

Peng M, Zhang T, Ding Y, et al. 2016. Structure-based prediction of CAD responsefactors of dammarane-type tetracyclic triterpenoidsaponins and its application to the analysis of saponin contents in raw and processed *Panaxnotoginseng*. RSC Advances, 6(43), 36987-37005.

Ruan J Q, Leong W I, Yan R, et al. 2010. Characterization of metabolism and in vitro permeability study of notoginsenoside R_1 from Radix Notoginseng. Journal of Agricultural and Food Chemistry, 58(9): 5770-5776.

Takino Y. 1994. Studies on the pharmacodynamics of ginsenoside-Rg_1, -Rb_1 and -Rb_1 in rats. Yakugaku-Zasshi, 114(8): 550-564.

Wakabayashi C, Hasegawa H, Murata J. 1997. In vivo antimetastatic action of ginseng protopanaxadiol saponins is based ontheir intestinal bacterial metabolites after oral administration. Oncology Research, 9(8): 411-417.

Wang J R, Yau L F, Tong T T, et al. 2015. Characterization of oxygenated metabolites of Ginsenoside Rb_1 in plasma and urine of rat. Journal of Agricultural and Food Chemistry, 63: 2689-2700.

Wu H C, Liu H M, Bai J, et al. 2015. Simultaneous determination of notoginsenoside R_1, ginsenoside Rg_1, ginsenoside Re and 20(*S*) protopanaxatriol in beagle dog plasma by ultra high performance liquid mass spectrometry after oraladministration of a *Panax notoginseng* saponin preparation. Journal of Chromatography B, 974: 42-47.

Yang C Y, Wang J, Zhao Y, et al. 2010. Anti-diabetic effects of *Panax notoginseng* saponins and its major anti-hype Rg$_1$ ycemiccomponents. Journal of Ethnopharmacology, 130(2) : 231-236.

Yu K, Ma Y H, Shao Q, et al. 2007. Simultaneously determination of five ginsenosides in rabbit plasma using solid-phase extraction and HPLC/MS technique after intravenous administration of "SHENMAI" injection. Pharmaceutical and Biomedical Analysis, 44(2) : 532-539.

Zhang D S, Zhang J T. 2000. Effects of total ginsenoside on learning and memory impairment induced by transient betaamyloid peptide. Chinese Pharmacy Bull, 16 : 422-425.

附录　地理标志产品　文山三七国家标准

前言

本标准根据《地理标志产品保护规定》与 GB/T 17924《地理标志产品标准通用要求》制定。

本标准代替 GB 19086—2003《原产地域产品　文山三七》。

本标准与 GB 19086—2003 相比主要变化如下：

——标准属性由强制性国家标准改为推荐性国家标准；

——根据国家质量监督检验检疫总局颁布的《地理标志产品保护规定》，将标准名称改为《地理标志产品　文山三七》；

——简化了产品的规格；

——按照《中华人民共和国药典》（2005 年版 1 部）调整了三七的人参皂苷 Rg_1、皂苷 Rg_1、Rb_1 和皂苷 R_1 百分含量；

——补充增加了卫生指标项目；

——补充完善了三七皂苷含量的测定方法。

本标准的附录 A、附录 B、附录 C、附录 D、附录 E、附录 F、附录 G 为规范性附录。

本标准由全国原产地域产品标准化工作组提出并归口。

本标准起草单位：云南省文山州三七科学技术研究所、云南省文山州三七特产局。

本标准主要起草人：崔秀明、雷绍武、王朝梁、陈中坚、冯光泉、陈昱君、张宏春、马成英。

本标准所代替标准的历次版本发布情况为：

——GB 19086—2003。

1　范围

本标准规定了文山三七的地理标志产品保护范围、术语和定义、要求、试验方法、检验规则及标志、包装、运输和贮存。

本标准适用于国家质量监督检验检疫行政主管部门根据《地理标志产品保护规定》批准保护的文山三七。

2　规范性引用文件

下列文件中的条款通过本标准的引用而成为本标准的条款。凡是注日期的引用文件，其随后所有的修改单(不包括勘误的内容)或修订版均不适用于本标准,然而,鼓励根据本标准达成协议的各方研究是否可使用这些文件的最新版本。凡是不注日期的引用文件,其最新版本适用于本标准。

GB 3095　　环境空气质量标准

GB/T 4789.2　食品卫生微生物学检验　菌落总数测定

GB/T 4789.3　食品卫生微生物学检验　大肠菌群测定

GB/T 4789.15　食品卫生微生物学检验　霉菌和酵母计数

GB/T 5009.11　食品中总砷及无机砷的测定

GB/T 5009.12　食品中铅的测定

GB/T 5009.15　食品中镉的测定

GB/T 5009.17　食品中总汞及有机汞的测定

GB/T 5009.19　食品中六六六、滴滴涕残留量的测定

GB/T 5009.136　植物性食品中五氯硝基苯残留量的测定

GB 5084　农田灌溉水质标准

GB/T 14769　食品中水分的测定方法

GB 15618　土壤环境质量标准

SN 0281　出口水果中甲霜灵残留量检验方法

中华人民共和国药典 (2005 年版 1 部)

3　术语和定义

下列术语和定义适用于本标准。

3.1　文山三七　Wenshan sanqi

在中国云南省文山州境内,海拔 1200~2000 m,按规范技术种植、采收的五加科人参属植物三七 *Panax notoginseng* (Burk.) F. H. Chen 的根、茎叶、花及其初加工品的三七粉和三七切片。三七原植物图见附录 A。

3.2　头　main root

俗称,表示三七大小专用规格单位,指质量为 500 g 的干燥三七主根个数。

3.3　剪口　rhizome

经加工后根茎的俗称。

3.4　筋条　branch root

中部直径大于 0.4 cm 支根的俗称。

3.5 毛根 fibre

须根及中部直径小于 0.4 cm 支根的俗称。

3.6 春三七 chun sanqi

摘除花苔后采挖的三七。

3.7 冬三七 dong sanqi

留种后采挖的三七。

3.8 三七花 flower of sanqi

三七花序的干燥品。

3.9 三七茎叶 stem and leaf of sanqi

三七植株茎和叶的干燥品。

3.10 三七粉 sanqi powder

三七根部经粉碎后的初加工制品。

3.11 三七切片 sanqi slice

鲜三七主根经切片干燥后的初加工制品。

4 地理标志产品保护范围

文山三七地理标志产品保护范围限于国家质量监督检验检疫行政主管部门根据《地理标志产品保护规定》批准的范围，见附录 B。

5 要求

5.1 种植环境

5.1.1 空气质量

空气环境质量符合 GB 3095 二级标准规定的要求。

5.1.2 水质

水质应符合 GB 5084 二级标准规定的要求。

5.1.3 土壤

土壤环境应符合 GB 15618 二级标准规定的要求。土壤 pH 值应在 5.5~7.0 之间。

5.1.4 气候环境

日照时数应 >1500 h，≥ 10 ℃有效积温为 5000~6000 ℃，年降雨量 900~ 1300 mm。无霜期应为 300 d 以上。

5.1.5 地理环境

应选择北纬 23° 30' 附近，海拔 1200~2000 m 的特定区域。

5.2 生产用种

应选用海拔 1200~1600 m 范围内生产的三年生三七健康种子作为生产用种。

5.3 栽培技术

5.3.1 建棚

人工搭建荫棚应做到透光均匀一致，透光率为 8%~20%。

专用遮阳网荫棚：选用 8%~20% 透光率的三七专用遮阳网作荫棚材料，支撑柱按 3m×1.8 m 布局，荫棚高 1.8 m 左右。

传统荫棚：选用作物蒿秆、山草或杉树枝等作荫棚材料，支撑柱按 1.7 m×(1.7~2.0 m) 布局，荫棚高 1.6 m 左右。

5.3.2 作床

平地、缓坡地床高为 20~25 cm，坡地床高为 15~20 cm。床宽为 120~140 cm。

5.3.3 播种和移栽

播种和移栽时间为 12 月中下旬至翌年 1 月中下旬。三七种子和种苗应进行优选和分级，并根据种子和种苗质量分级播种和移栽。在播种和移栽前可选用附录 C 规定的一至两种杀菌剂进行种子、种苗浸种处理。

5.3.4 施肥

底肥用充分腐熟的有机肥或细土将三七种子或种苗覆盖，以见不到种子或种苗为宜。追肥以有机肥为主。有机肥包括家畜粪便、灶灰、油枯、骨粉，不包括人粪尿。有机肥在施用前充分腐熟。追肥采用农家肥适量，可用生物肥、硫酸锌于 4 月~6 月追肥一次，8 月~10 月追施第二次，视生长情况追施草木灰适量。三七的整个施肥过程禁止使用硝态氮肥。

5.3.5 农药使用准则

特殊情况下应使用农药时，应严格遵守以下准则：

a) 允许使用植物源农药、动物源农药、微生物源农药和矿物源农药中的硫制剂、铜制剂。

b) 严禁使用剧毒、高毒、高残留或者具有"三致"(致癌、致畸、致突变) 农药 (见附录 D)。

c) 允许有限度地使用部分有机合成化学农药 (见附录 C)。

d) 最后一次施药距采收 (包括根部、花、茎叶) 间隔天数不得少于 20 d 。

e) 应提倡交替使用有机合成化学农药，如生产上实属需要，混配的化学农药只允许选用附录 C 中列出的种类。

f) 在三七栽培中禁止使用化学除草剂。

5.3.6　采收

种苗：种苗收获根据移栽的时间而定，为 12 月中下旬至翌年 1 月中下旬采挖。

三七花：三七花的采收年限为二年生以上，采收时间为 7 月 ~8 月，方法为当花苔生长至 5 cm 左右的花蕾时人工采摘。

果实：当三七果实颜色由绿转为红色并具光泽时即成熟，可分批采摘、分批贮藏。贮藏方法：三七果实采收后即洗去果皮，湿砂保存备用。

根部：三七根部的采收年限为三年生以上，不留种三七根部的采收时间为 10 月 ~11 月，留种三七根部的采收时间为摘除果实后 20~30d 。

三七茎叶：二年生三七茎叶的采收时间为 12 月至翌年 2 月，三年生以上与根部的采收同时进行。

5.4　加工技术

5.4.1　加工工艺流程

三七的整个加工过程在洁净环境中进行，加工工艺流程图见图 1 。

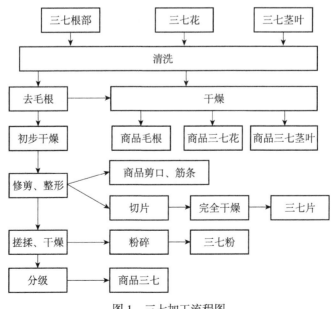

图 1　三七加工流程图

5.4.2　分选

分选出三七根部、三七茎叶、三七花。

5.4.3　清洗

用前净水快速清洗，除去泥沙等杂物。

5.4.4　三七花的干燥

三七花清洗后晾晒或烘烤至含水量 13% 以下。

5.4.5　三七茎叶的干燥

三七茎叶清洗后，晾晒至含水量 13% 以下。

5.4.6　三七根部的干燥和分级

5.4.6.1　去毛根。

5.4.6.2　初步干燥：将鲜三七晾晒至含水量 40%~50%，或在 30~40℃条件下烘烤干燥至含水量 40%~50%。

5.4.6.3　修剪：用剪刀将支根、根茎及过长的主根剪下。

5.4.6.4　干燥：将三七主根、根茎、支根、毛根分别晾晒至含水量 13% 以下，或在 40~45℃条件下烘烤干燥至含水量 13% 以下。

5.4.6.5　分级：干燥后按附录 E 的要求分级。

5.5　感官指标

5.5.1　三七主根呈类圆锥形或圆柱形，长 1~6 cm，直径 1~4cm。表面本色为黄褐色至棕褐色或灰褐色、灰黄色，有断续的纵皱纹及支根痕。顶端有茎痕、周围有瘤状突起。体重，质坚实，断面呈灰绿色、黄绿色、墨绿色，木质部微呈放射排列(习称菊花心)。气微，味苦回甜。

5.5.2　春三七外形饱满，表面皱纹细密而短或不明显。断面常呈灰绿色，木质部菊花心明显，无空穴。

5.5.3　冬三七外形不饱满，表面皱纹多且深长或呈明显的沟槽状。断面常呈黄绿色，木质部菊花心不明显，多有空穴。

5.5.4　筋条呈圆柱形，长 1~6 cm，上端直径约 0.8 cm，下端直径约 0.3 cm。

5.5.5　剪口呈不规则皱缩块状及条状，表面有数个明显的茎痕及环纹，断面中心呈灰白色，边缘灰色。

5.5.6　三七花呈半球形、球形或伞形，直径 0.5~2.5 cm，总花梗长 0.5~4.5 cm，圆柱形，常弯曲，具细纵纹。展开后，小花柄长 0.1~1.5 cm。基部具鳞毛状苞片。花萼黄绿色，顶端 5 齿裂。剖开观察，花瓣 5，黄绿色。花药椭圆形，背着生，内向纵裂，花柱 2 枚，基部合生。质脆易碎。气微，味甘微苦。

5.5.7 三七茎叶长 25~50 cm。茎常皱缩扁平或类方形，纵棱明显，近基部 2~3 cm 处黄白色，上部灰绿色，直径 1.5~2 cm，顶端轮生 3~4 枚掌状复叶，总叶柄长 5~10 cm，具纵棱。小叶片 3~7 枚。展开后，小叶片呈圆状倒卵形或椭圆形，长 3~12 cm，宽 1.5~4 cm，中央叶片较大，两侧 2 片较小，顶端长尖，基部圆形或偏斜，边缘有锯齿，齿端或两齿间有刺状毛，两面沿叶脉有小刺状毛，黄绿色。质脆易碎，味苦回甜。

5.5.8 三七粉为灰黄色或浅黄色的细粉，细度 350 μm 以下。

5.5.9 三七切片的纵切片呈长类圆形或不规则片状，横切片呈圆形。

5.6　质量分级

5.6.1 文山兰七质量分级应符合附录 E 的规定，合格品应无杂质、无虫蛀、无霉变、无异味。

5.6.2　等级与规格

5.6.2.1 规格：分为 10 头、20 头、30 头、40 头、60 头、80 头、无数头、剪口、筋条、毛根、花、茎叶 12 个规格。

5.6.2.2 等级：分为优等品和合格品 2 个等级。

5.7　理化指标

理化指标应符合表 1 的规定。

表 1　理化指标

项　目			优等品	合格品
皂苷含量/%	主根（Rg_1＋Rb_1＋R_1）	≥	5.5	5.0
	剪口（Rg_1＋Rb_1＋R）	≥	8.0	7.0
	筋条（Rg_1＋Rb_1＋R）	≥	5.5	5.0
	毛根（Rg_1＋Rb_1＋R）	≥	3.0	2.5
	花（Rb_1＋Rb_3）	≥	3.0	2.0
	茎叶（Rb_1＋Rb_3）	≥	1.3	1.0
	三七粉（Rg_1＋Rb_1＋R_1）	≥	5.5	5.0
	三七切片（Rg_1＋Rb_1＋R_1）	≥	5.5	5.0
总灰分含量/%	主根	≤	4.5	6.0
	剪口	≤	6.0	7.5
	筋条	≤	5.0	7.0
	毛根	≤	12.0	14.5
	花	≤	9.0	10.0
	茎叶	≤	7.0	8.0
	三七粉	≤	5.0	7.0
	三七切片	≤	4.5	6.0
酸不溶性灰分/%		≤	3.0	3.0
水分含量/%		≤	12.0	13.0

注：Rg_1，Rb_1，Rb_3 为人参皂苷，R_1 为三七皂苷。

5.8 卫生指标

各项卫生指标应符合表 2 的规定。

表 2 卫生指标

项 目			指 标
农药残留量	六六六（总BHC）/（mg/kg）	≤	0.1
	滴滴涕（总DDT）/（mg/kg）	≤	0.1
	五氯硝基苯/（mg/kg）	≤	0.02
	甲霜灵/（mg/kg）	≤	0.05
重金属含量	铅（以Pb计）/（mg/kg）	≤	5.0
	镉（以Cd计）/（mg/kg）	≤	0.5
	汞（以Hg计）/（mg/kg）	≤	0.1
	砷（以As计）/（mg/kg）	≤	2.0
微生物指标	菌落总数/（个/g）	≤	30000
	大肠菌群/（个/100 g）	≤	30
	霉菌数（个/g）	≤	100

注：微生物指标仅限于三七粉。

6 试验方法

6.1 样品制备

样品经粉碎至细度 350 μm 以下，干燥密封备用。

6.2 感官指标

6.2.1 用显微镜对照附录 F 进行显微鉴别。主根末灰黄色。淀粉粒甚多，单粒圆形、半圆形，直径 4~30 μm；复粒由 2~10 粒分粒组成。树脂道碎片含黄色分泌物，梯纹、网纹及螺纹导管 15~55 μm。草酸钙簇晶少见，直径 50~80 μm。

6.2.2 采用相应感量的计量器具测量三七的各个部位，观察其外观，尝其昧，并与 5.5 的要求相比较。

6.3 质量分级

6.3.1 头数测定方法

取适量（不少于 200 g）的平均样，称取质量（精确到 0.1 g）后，准确计数三七个数，按式 (1) 计算：

$$三七头数 = 500\,g \times 样品三七个数 / 样品质量\,(g) \tag{1}$$

6.3.2 其他按照附录 E 的规定执行

6.4 理化指标

6.4.1 理化鉴别

6.4.1.1 取样品粉末 0.5 g，加水 5 mL，60℃ ± 1 ℃ 温浸 30 min(或冷浸振摇 1 h)，

过滤，取滤液适量，置试管中，塞紧，用力振摇 1 min，产生持久性泡沫。

6.4.1.2　取样品粉末 2 g，加甲醇 15 mL，温浸 30 min(或冷浸振摇 1 h)，过滤。取滤液 1 mL，蒸干，加醋酐 1 mL，硫酸 1~2 滴，显黄色，渐变为红色、紫色、青色、污绿色。所得滤液数滴，点于滤纸上，干后置紫外灯 (365 nm) 下观察，显淡蓝色荧光，滴加棚酸饱和的丙酮溶液与 10% 枸橼酸溶液各 1 滴，干后置紫外灯下观察，有强烈的黄绿色荧光。

6.4.1.3　图谱鉴别 (仲裁法) 按 6.4.4.1 的方法操作 (图谱见附录 G)。

6.4.2　水分测定方法

按 GB/T 14769 的规定。

6.4.3　总灰分和酸不溶性灰分测定方法

按《中华人民共和国药典》(2005 年版 1 部) 附录 Ⅳ K 的规定。

6.4.4　皂苷含量测定方法

皂苷测定采用高效液相色谱法。

6.4.4.1　色谱条件与系统适用性试验

用十八烷基硅烷键合硅胶为填充剂；以乙腈和水为流动相，按表 3 进行梯度洗脱；流速每分钟 1.0 mL；检测波长 203 nm。理论板数按人参皂苷 Rg_1 峰计算应不低于 6000；人参皂苷 Rg_1 峰和三七皂苷 R_1 峰的分离度应大于 2.0。

表 3　色谱条件

时间（min）	A：乙腈（%）	B：水（%）
0	20	80
6	30	70
14	40	60
20	30	70
30	20	80

6.4.4.2　对照品溶液的制备

精密称取对照品人参皂苷 Rg_1、Rb_1、Rb_3 及三七皂苷 R_1 加 70% 甲醇制成含对照品 1 mg/mL 的溶液。

6.4.4.3　供试样品溶液的制备

称取三七粉末样品 2 g(花为 4 g，茎叶为 8 g)，加入 8~10 倍量甲醇，超声提取 60 min，离心，重复提取 3 次，合并上清液，浓缩，然后用 0.5 μm 滤膜过滤，定容至 50 mL。

6.4.4.4　测定和计算

分别精密吸取上述四种对照品溶液 20 μL 与供试样品 20 μL，注入高效液相色谱仪，测定，三七皂苷含量按式 (2) 计算，三七花皂苷含量按式 (3) 计算，三七茎叶皂苷含量按式 (4) 计算。

$$三七皂苷含量 (\%)=2.5\times C_标 \times A_样/A_标 \qquad (2)$$

$$三七花皂苷含量 (\%)=1.25\times C_标 \times A_样/A_标 \qquad (3)$$

$$三七茎叶皂苷含量 (\%) = 0.625\times C_标 \times A_样/A_标 \qquad (4)$$

式中：

$C_标$——对照品溶液浓度，单位为毫克每毫升 (mg/mL)；

$A_样$——样品峰面积；

$A_标$——对照品峰面积。

6.5 卫生指标

6.5.1 农药残留量测定方法

6.5.1.1 六六六、滴滴涕按 GB/T 5009.19 的规定。

6.5.1.2 五氯硝基苯按 GB/T 5009.136 的规定。

6.5.1.3 甲霜灵按 SN 0281 的规定。

6.5.2 重金属含量测定方法

6.5.2.1 铅按 GB/T 5009.12 的规定。

6.5.2.2 镉按 GB/T 5009.15 的规定。

6.5.2.3 汞按 GB/T 5009.17 的规定。

6.5.2.4 砷按 GB/T 5009.11 的规定。

6.5.3 微生物指标

6.5.3.1 菌落总数测定方法

按 GB/T 4789.2 的规定。

6.5.3.2 大肠菌群测定方法

按 GB/T 4789.3 的规定。

6.5.3.3 霉菌测定方法

按 GB/T 4789.15 的规定。

7 检验规则

7.1 组批

同一经销商的同一产区产品可作为一个检验批。

7.2　抽样方法

检验从每一货批中随机抽取 2 kg，取 1 kg 样品作为制备实验室样品，1 kg 样品作为备样保存。

7.3　检验项目

对理化指标和卫生指标及质量分级 (附录 E 所列项目) 做全项检查。

7.4　判定规则

经检验按相应等级判定。其中卫生指标不复测，其他指标不合格允许加倍取样复检，以复检结果判定相应等级。

8　标志、包装、运输和贮存

8.1　标志

包装物上应标注地理标志产品专用标志、注明品名、产地、规格、等级、毛重、净重、生产者、生产日期或批号、产品标准号。

8.2　包装

包装物应洁净、干燥、无污染，符合国家有关卫生要求。

8.3　运输

不得与农药、化肥等其他有毒、有害物质混装。运载容器应具有较好的通气性，以保持干燥，应防雨、防潮。

8.4　贮存

加工好的文山三七产品应有仓库进行贮存，不得与对三七质量有损害的物质混贮，仓库应具备透风、除湿设备，货架与墙壁的距离不得少于 1 m，离地面距离不得少于 20 cm，入库产品注意防霉、防虫蛀。水分超过 13% 不得入库。

附录A
（规范性附录）
三七原植物图

三七原植物见图 A.1。

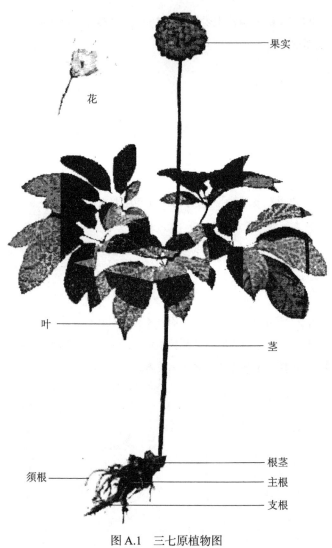

图 A.1　三七原植物图

附录B

（规范性附录）

文山三七地理标志产品保护范围围圈

文山三七地理标志产品保护范围见图 B.1。

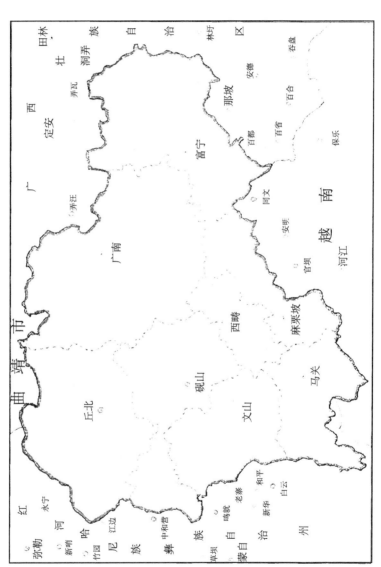

图 B.1　文山三七地理标志产品保护范围图

附录C

（规范性附录）
三七栽培中允许使用的化学农药

三七栽培中允许使用的化学农药见表 C.1。

表 C.1

种类	农药名称	施用方法及一年最多使用次数	常用药量	最后一次施药距采挖间隔期/天
杀虫剂	辛硫磷	50%乳油、喷雾、1次	15mL/次~20mL/次	30
	抗蚜威	50%可湿性粉剂、喷雾、1次	10g/（次·667m²）~20g/（次·667m²）	30
	敌百虫	90%晶体、喷雾、1次	75g/（次·667m²）~100g/（次·667m²）	30
	溴氰菊酯	2.5%乳油、喷雾、1次	1500~800倍	20
杀螨剂	克螨特	73%乳油、喷雾、1次	800~500倍	30
	复方浏阳霉素	20%乳油、喷雾、1次	500~300倍	20
杀菌剂	代森铵	50%水剂、喷雾、1~2次	800~500倍	20
	代森锌	80%可湿性粉剂、喷雾、3~5次	150g/（次·667m²）~250g/（次·667m²）	
	代森锰锌	70%可湿性粉剂、喷雾、2~3次	50g/（次·667m²）~75g/（次·667m²）	20
	克霉灵(乙磷铝)	40%可湿性粉剂、喷雾、2~3次	50g/（次·667m²）	20
	甲基托布津	70%可湿性粉剂、喷雾、2~3次	600~400倍	20
	乙烯菌核利(农利灵)	50%可湿性粉剂、喷雾、2~3次	500~300倍	20
	甲霜灵锰锌(瑞毒霉锰锌)	58%可湿性粉剂、喷雾、3~5次或拌种	0.4g/50kg种子	20
	杀毒矾锰锌	64%可湿性粉剂、喷雾、3~5次	1000~500倍	20
	福美双	50%可湿性粉剂拌种	75g/（次·667m²）~100g/（次·667m²）	20
	三唑铜(粉锈宁)	20%可湿性粉剂、喷雾、1~2次	1000~500倍	
	扑海因	50%可湿性粉剂、喷雾、2~3次	100g/（次·667m²）~150g/（次·667m²）	20
	百菌清	75%可湿性粉剂、喷雾、1~2次	500~300倍	20
	菌核净	40%可湿性粉剂、喷雾、3~5次	30g/（次·667m²）~60g/（次·667m²）	20

续表

种类	农药名称	施用方法及一年最多使用次数	常用药量	最后一次施药距采挖间隔期/天
杀菌剂	富士一号	40%可湿性粉剂、喷雾、1~2次	500倍	20
	腐霉利	50%可湿性粉剂、喷雾、2~3次	600~500倍	20
	大生	80%可湿性粉剂、喷雾、2~3次	500倍	20
	靠山	56%可湿性粉剂、喷雾、2~3次	500倍	20
	菌克	45%可湿性粉剂、喷雾、2~3次	1000倍	20
	敌克松	70%可湿性粉剂、喷雾、1次或土壤处理	1500倍	20
	噻枯唑(叶枯宁)	20%可湿性粉剂、喷雾、2~3次	600~400倍	20
	世高	10%世高水分散颗粒剂、喷雾、2~3次	1200~800倍	20
	安克-锰锌	69%可湿性粉剂、喷雾、3~4次	450~360倍	20
	病毒净	20%可湿性粉剂、喷雾、1次	600~400倍	20
	多抗霉素	1.5%可湿性粉剂、喷雾、2~3次	150倍	20
	农用链霉素	72%可湿性粉剂、喷雾、2~3次	3000倍	20
植物生长调节剂	云大—120(三七专用型)	50%水剂、喷雾、2~3次	1000倍	30

注：表内系目前允许使用的农药品种,新农药的使用应经有关技术部门试验并经过批准。

附录D

（规范性附录）

三七栽培中禁用的化学农药

三七栽培中禁用的化学农药见表 D.1。

表 D.1　三七栽培中禁用的化学农药

种　　类	农　药　名　称	禁　用　原　因
有机氯杀虫剂	滴滴涕(DDT)、六六六、林丹、甲氧高残毒 DDT、硫丹、艾氏剂、狄氏剂	高残毒
有机氯杀螨剂	三氯杀螨醇	工业品中含有一定数量的滴滴涕
有机磷杀虫剂	甲拌磷、乙拌磷、久效磷、对硫磷、甲基对硫磷、甲胺磷、甲基异柳磷、治螟磷、氧化乐果、磷胺、地虫硫磷、灭克磷(益收宝)、水胺硫磷、氯唑磷、硫线磷、杀扑磷、特丁硫磷、克线丹、苯线磷、甲基硫环磷	剧毒、高毒
氨基甲酸酯杀虫剂	涕灭威、克百威、灭多威、丁硫克百威、丙硫克百威	高毒、剧毒或代谢物高毒
二甲基甲脒类杀虫剂	杀虫脒	慢性毒性、致癌
卤代烷类熏蒸杀虫剂	二溴甲烷、环氧乙烷、二溴氯丙烷、溴甲烷	致癌、致畸、高毒
有机砷杀菌剂	甲基砷酸锌(稻脚青)、甲基砷酸钙(稻宁〉、甲基砷酸铵(田安)、福美甲砷、福美砷、退菌特	高残毒
有机锡杀菌剂	三苯基醋酸锡(薯瘟锡)、三苯基氯化锡、三苯基羟基锡(毒菌锡)	高残留、慢性毒性
有机汞杀菌剂	氯化乙基汞(西力生)、醋酸苯汞(赛力散)	剧毒、高残毒
取代苯类杀菌剂	五氯硝基苯、稻瘟醇(五氯苯甲醇)	致癌、高残毒
2,4-D类化合物	除草剂或植物生长调节剂	杂质致癌
二苯醚除草剂	除草醚、草枯醚	慢性毒性
植物生长调节剂	有机合成的植物生长调节剂	
除草剂	各类除草剂	

注：表内系目前禁用或限用的农药品种,将随国家新规定而修订。

附录E
（规范性附录）
文山三七感官分级

E.1 文山三七感官分级见表 E.1。

表 E.1　文山三七感官分级

品种和规格	个数	优等品	合格品
10头	≤10		
20头	11~20		三七外观不饱满、可有沟槽状，体形较长、无病斑、无异味
30头	21~30	三七外观饱满、光滑、体形较圆、无病斑、无异味的春三七	
40头	31~40		
60头	41~60		
80头	61~80		
无数头	>80	—	无病斑、无异味
剪口	—	体形较大，外观饱满无病斑、无异味的春三七剪口	无病斑、无异味
筋条	—	洁净、较粗、均匀、无病斑、无异味	洁净、较细、无病斑、无异味
毛根	—	洁净、干燥、较粗、断根少、无异味	较细、干燥、可有较多断根、无异味
三七花	—	三年生花、颜色深绿、干燥、花序完整、小花未开放、柄长小于2cm。无杂质、霉变、异味	两年生或三年生花、颜色深绿-黄绿、花序较完整、可有少数小花开放，干燥、柄长2~4.5cm。无杂质、霉变、异味
茎叶	—	颜色绿、干燥、无杂质、无霉变、无异味	颜色黄绿、干燥，无杂质、霉变、异味
三七粉	—	120头以上三七或筋条加工的细粉，细度为150~250μm，灰黄色或浅黄色，味苦而微甘，干燥，无杂质、霉变	120头以上三七或筋条加工的细粉，细度为150~350μm，灰黄色或浅黄色，味苦而微甘，干燥，无杂质、霉变
三七切片	—	纵切片长约4~5cm，宽1~2cm，厚0.1~0.2cm，横切片直径1~2cm，厚0.1~0.2cm，切角呈黄绿色或灰绿色。质脆而坚实，味苦而微甘，干燥，无杂质、霉变	纵切片长约4~5cm，宽1~2cm，厚0.1~0.2cm，横切片直径1~2cm，厚0.1~0.2cm，切角呈黄绿色或灰绿色。质脆而坚实，味苦而微甘，干燥，无杂质、霉变

附录F

（规范性附录）

三七显微鉴别图

三七显微鉴别见图 F.1。

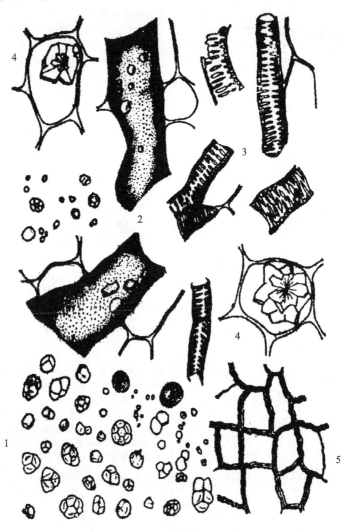

图 F.1　三七显微鉴别图

1.淀粉粒；2.树脂道；3.导管；4.草酸钙簇晶；5.木栓细胞

附录 G

（规范性附录）

三七的图谱鉴别

三七的图谱鉴别见图 G.1。

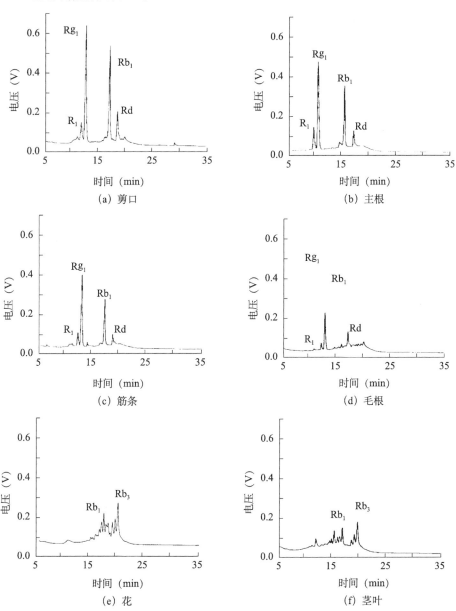

图 G.1　三七不同部位的高效液相色谱图